最优健康食物
排行榜
速查全书

于雅婷　　孙　平 主编

健康养生堂编委会 编著

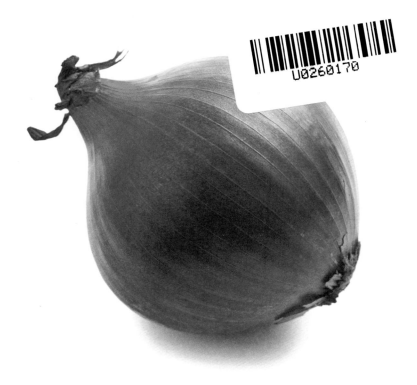

江苏凤凰科学技术出版社

健康养生堂编委会成员

（排名不分先后）

健康的秘密

俗话说"民以食为天"，食物是人类维持生存和不断发展的最基本的物质。规律饮食对身体健康至关重要，食物养生也成为中医养生学的重要组成部分。

中医认为：精生于先天，而养于后天。众所周知，精藏于肾而养于五脏，精气足则胃气盛，肾气充则体健神旺，这是益寿、抗衰的关键。合理安排饮食，选择适合自身健康的食物，保证机体营养的供给，可以使人体气血充足、五脏六腑功能旺盛。随着人体新陈代谢活跃、生命力旺盛，那么人体抵御疾病的力量就会强大。

那么如何做到中医上的健康饮食呢？首先要选择适合自己的健康食物。例如老年人可以选择多食用一些具有防老抗衰作用的食物，像芝麻、核桃、山药、桂圆等都含有抗衰老的物质，有很好的抗衰延寿作用。

其次，饮食要做到定时、定量。在我国很早就有"早饭宜好,午饭宜饱,晚饭宜少"的说法，这是很有道理的。饮食一定要有节制，无论什么食物，多么美味又营养，食多了就会伤身。

此外，饮食健康，还要有正确的进食方式，进食时要细嚼慢咽。大快朵颐虽然尽兴，但是不利于消化，时间长了，会造成肝失条达、抑郁不舒，进而影响食欲、妨碍消化功能。

本书语言简练、条理清晰，从营养学、现代医学和中医的观点出发，对健康饮食做了详细的阐述。书中没有很高深的理论，浅显易懂地向读者阐释了健康饮食需要做到的方方面面，是一本集理论、实践为一体的实用书籍。相信读者按照书中建议，养成健康的饮食习惯，将获得最佳的健康效果。

前言
Preface

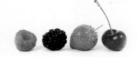

食物是人们每天不可缺少的，维持人类生命的最基本的物质，在我们的生活中发挥着极其重要的作用。

我们的祖先在很早的时候，就对食物有了一定的要求。早在两千年前，一些权贵阶层的生活中就有专门的"食医"，为权贵们精选食物，供他们食用。我国最早的医学书《神农本草经》里面就有关于食疗养生的记载。孔夫子也曾经提过"食不厌精，脍不厌细"的饮食见解。

人们要保持身体健康，不仅要吃饱肚子，还要注意食物的合理搭配，保证人体摄入的各种营养物质均衡，并被人体全面吸收。

要做到营养均衡，首先要养成良好的饮食习惯。每天定时定量进食，不可暴饮暴食，更不可偏食。在注意饮食卫生的同时，还要根据自身的身体状况，选择适合自己的食物。只有这样，才能防止疾病的入侵，并有利于健康长寿。

但是食物世界浩渺如海，究竟什么食物是最健康、最适合自己的呢？本书将为您解决这一难题。

本书专门请资深营养师和中医师从多领域出发，评选出了100种营养健康的食物，详细地说明了每种食物的营养成分、营养价值和健康功效，并提供了各种食物的最佳搭配和饮食宜忌，为您的饮食提供最佳的参考。读者所关心的该吃什么、如何吃、吃多少等问题，在本书中均能找到答案。

本书还精心为读者打造了一些健康食谱，让读者在轻松享受食物精华的同时，使食物的功效得到最大的发挥，健康得到良好的呵护。书中还专门介绍了一些食物的防病治病功效，对一些常见病提供了食疗建议。不同的人群，可以挑选适合自己的内容阅读，并在实际生活中得到运用。

目录
Contents

推荐序 ……………………………… 3

前言 ………………………………… 4

目录 ………………………………… 5

本书导读 …………………………… 10

10种最健康的食物 ……………… 12

第一章 吃对了食物，身体才不会生病

健康食物的概念 …………………… 32

食物属性知多少 …………………… 34

食物的五色 ………………………… 35

食物的五味 ………………………… 37

食物营养成分分析 ………………… 38

四季饮食注意事项 ………………… 40

食物搭配禁忌 ……………………… 41

吃些黑色食物好处多 ……………… 43

注意食用的食物 …………………… 46

隔夜忌食的食物 …………………… 49

食物营养烹调技巧 ………………… 51

各种体质选食宜忌 ………………… 56

第二章 美容养颜食物Top20，吃出好气色

前20名美容养颜食物排行榜 …………………… 60

西红柿 保持皮肤白皙的"爱情果" ………… 62

黄瓜 滋润肌肤的补水佳品 ………… 64

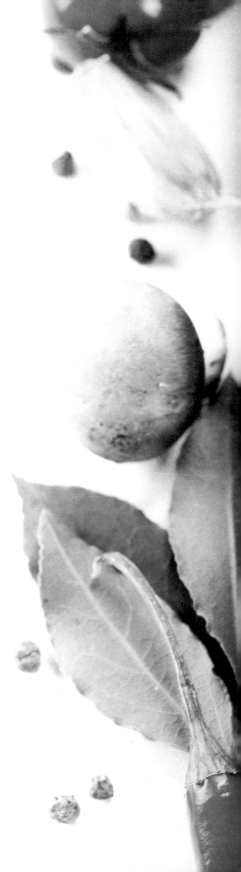

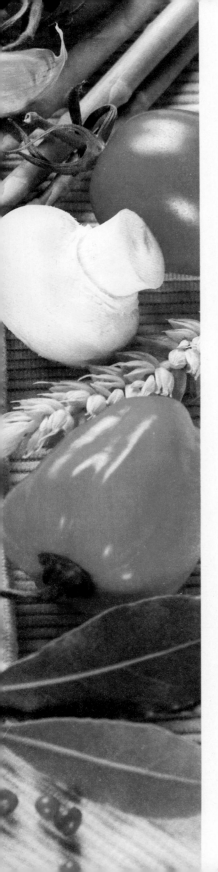

芹菜 润肠通便、改善肤色的佳蔬 …………………… 66
苦瓜 排毒养颜的食用药材 ……………………………… 68
胡萝卜 清肝明目的蔬菜上品 ………………………… 70
猪蹄 延缓衰老的美容食品 …………………………… 72
苹果 养心益气的全方位健康水果 ………………… 74
草莓 肠胃消化不良、贫血者宜食用 …………… 75
菠萝 帮助消化的热带水果 …………………………… 76
莲子 预防皮肤干燥的滋补食材 …………………… 77
猕猴桃 排毒健体的果中之王 ………………………… 78
鸡肝 补肝明目、养血祛淤之佳品 ……………… 80
猪血 解毒清肠的理想食物 …………………………… 82
鸡蛋 病后体虚、营养不良者宜多食 …………… 83
海参 美容养颜的海中"人参" …………………… 85
草鱼 淡化皱纹的鱼中佳品 …………………………… 86
海带 延缓衰老的长寿食品 …………………………… 87
薏仁 消除肤斑的天然保养品 ………………………… 89
黑芝麻 须发早白、大便秘结者宜食用 ……… 90
燕麦 排毒养颜的天然美容食品 …………………… 91

第三章 强身健体食物Top20，养出好体格

前20名强身健体食物排行榜 …………………… 94
鸽肉 养肝强肾、益气补血的美食 ……………… 96
驴肉 补气血、养心神的健身良药 ……………… 97
羊肉 养肝明目的高蛋白食物 ………………………… 98
鹌鹑蛋 益气补血的"卵中佳品" …………… 100
虾 益气壮阳的补钙美味 ……………………………… 101
泥鳅 延缓衰老的"水中之参" …………………… 103
鲫鱼 健脾胃、通气血的滋补食品 ………… 104
平菇 补虚活络、强身抗癌的营养品 ……… 105
花菜 健脾补肾的抗癌食品 ………………………… 106

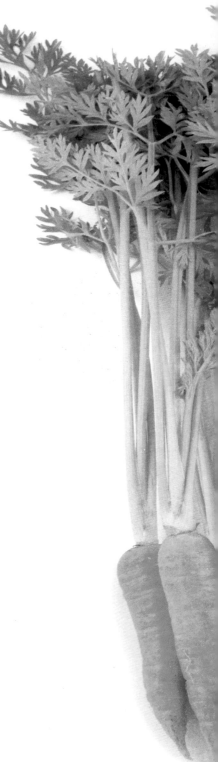

韭菜 通便固精的"壮阳草" ………………… 107

洋葱 祛痰解毒的"蔬菜皇后" ……………… 108

白萝卜 清热去火的"廉价小人参" ………… 109

葡萄 健脾开胃的"晶明珠" ………………… 110

石榴 生津固涩的美味水果 ………………… 111

芒果 止呕健胃的"热带果王" ……………… 112

木瓜 降压顺气的"百益果王" ……………… 113

紫菜 清热化痰的"海洋蔬菜" ……………… 115

黄小米 滋阴养神的养生佳品 ……………… 116

粳米 益气养阴的滋补之物 ………………… 117

小麦 滋养五脏的营养主食 ………………… 118

第四章 排毒瘦身食物Top20，练就轻美人

前20名排毒瘦身食物排行榜 ……………… 122

白菜 清热利水的健康蔬菜 ………………… 124

茼蒿 肤色暗沉、虚胖者最宜食 …………… 125

香蕉 通肠利便的"开心水果" ……………… 127

柠檬 人体糖分和热量的"分化剂" ………… 128

菠菜 减肥者最宜食的营养蔬菜 …………… 130

冬瓜 水肿型肥胖者的减肥食材 …………… 131

金针菇 低热量的健康食材 ………………… 133

柚子 扫除人体垃圾的"清洁工" …………… 135

火龙果 美白祛斑的"吉祥果" ……………… 136

杨梅 健脾开胃的保健果 …………………… 138

海蜇 瘦身美体的美味海产 ………………… 139

绿豆 便秘的肥胖者最宜食 ………………… 140

扇贝 高脂血症肥胖者最宜食 ……………… 142

田螺 富含营养的减肥食材 ………………… 143

玉米 加快新陈代谢的粗粮 ………………… 144

红薯 让人有饱腹感的食材 ………………… 145

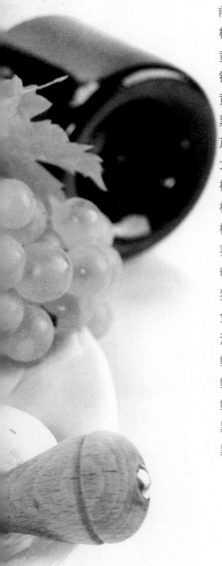

糙米 降低脂肪的上佳食材 …………………………… 146

鸡肉 脂肪相对少的美味肉品 …………………………… 148

瘦猪肉 肥胖者可以食用的肉类 …………………………… 149

牛肉 让人体健美不臃肿的肉类 …………………………… 150

第五章 补脑益智食物Top20，吃好变聪明

前20名补脑益智食物排行榜 …………………………… 154

核桃 减压提神的"益智果" …………………………… 156

黄豆 预防大脑老化的"豆中之王" …………………………… 158

银耳 补脑提神的"菌中之冠" …………………………… 160

黄豆芽 清心健脑的低热量食品 …………………………… 161

黑木耳 补血补脑的"素中之荤" …………………………… 162

芦笋 促进人脑发育的"蔬菜之王" …………………………… 163

大蒜 提高记忆力的补脑佳品 …………………………… 164

桃子 强脑力的"天下第一果" …………………………… 165

桂圆 安神健脑的良药 …………………………… 167

樱桃 补元气的益智美味 …………………………… 169

葵花子 养心神的美食 …………………………… 170

鹌鹑肉 健脑益智的"动物人参" …………………………… 171

猪肝 增长智力的温补佳品 …………………………… 172

兔肉 补脑健脑的"保健肉" …………………………… 174

沙丁鱼 降压养心的"聪明食品" …………………………… 175

鲈鱼 补气血、养神经的美味 …………………………… 177

鳝鱼 益气养血的"赛人参" …………………………… 178

鲳鱼 安神补脑的美味佳肴 …………………………… 180

黑豆 提高记忆力的"植物蛋白肉" …………………………… 181

黑米 养心补血的"黑珍珠" …………………………… 182

第六章 防病治病食物Top20，吃对百病消

前20名防病治病食物排行榜 ………………………………… 186

百合 防癌抗癌的"花中仙子" ……………………………… 188

红枣 养血补血的天然维生素丸 …………………………… 190

乌鸡肉 抗衰抗癌的滋补"药鸡" ………………………… 192

马齿苋 凉血止痢的"保健菜" …………………………… 194

山药 补虚养身的"神仙之食" …………………………… 195

板栗 腿脚无力的老年人宜食用 …………………………… 197

梨 化痰止咳、润肺之佳果 ……………………………… 198

红豆 健脾养胃的佳品 …………………………………… 200

螃蟹 活血祛痰的海中珍品 ……………………………… 201

花生 滋养补益的"长生果" …………………………… 203

蜗牛肉 强身健体的美味食品 …………………………… 204

鲤鱼 产后少乳、体虚者最宜食 ………………………… 205

高粱米 健脾益胃的谷物杂粮 …………………………… 207

南瓜 补中益气的"菜粮" ……………………………… 208

莲藕 清热凉血的水中蔬菜 ……………………………… 210

荸荠 生津润肺的"土中雪梨" ………………………… 212

茄子 清热止血的紫色蔬菜 ……………………………… 214

鸭蛋 病后体虚者宜多吃 ………………………………… 216

糯米 健脾养胃的养生食材 ……………………………… 217

鱿鱼 骨质疏松者宜多食 ………………………………… 219

附录：

附录1：100种健康食物速查表 …………………………… 222

附录2：健康食物营养功效速查表 ………………………… 227

附录3：营养元素分类表 ………………………………… 233

附录4：100种健康食物拼音索引 ………………………… 236

本书导读

　　本书分为六章，以"健康饮食"为主题，以"最新中国居民膳食指南"为参考，精心筛选了100种健康食物组成了排行榜，分别从补血养颜、强身健体、排毒瘦身、补脑益智、防病治病等五大方面进行了图解式介绍。

食物介绍
介绍了食物的别称、性味、食用功效、适宜人群和不适宜人群等食物的常识。

食物的成分
这一栏主要让读者了解入榜食物的主要营养成分及其健康功效。

食物的选购、保存技巧
食物如何选购、处理和保存，一看你就明白了。

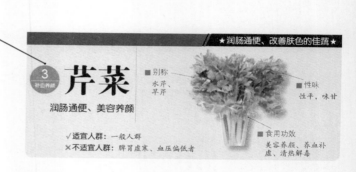

★润肠通便、改善肤色的佳蔬★

3 补血养颜

芹菜
润肠通便、美容养颜

- 别称 水芹、旱芹
- 性味 性平，味甘
- 食用功效 美容养颜、养血补虚、清热解毒

√适宜人群：一般人群
✗不适宜人群：脾胃虚寒、血压偏低者

☀ 芹菜的美容养颜成分

1 铁元素
　　芹菜中含铁量较高，有补血养颜的功效。经常食用芹菜，可以避免皮肤苍白干燥、神色黯淡无光，可以使人气色红润、头发光亮。

2 膳食纤维
　　芹菜中含有丰富的膳食纤维，它可以加快胃和肠的蠕动，让废物尽快排出体外，有清理肠道毒素的作用，从而达到排毒养颜的目的。

3 挥发性物质
　　芹菜的叶、茎中含有一种挥发性物质，这种物质不仅芳香，而且有助于促进人体的消化，加快人体的新陈代谢，将人体的毒素排出体外，有美容养颜的功效。

4 维生素C
　　芹菜中含有的维生素C，在促进胶原纤维合成的同时，还能清除自由基，是美容养颜不可缺少的物质。

⟳ 芹菜的食用宜忌

○ 一般人群皆可食用。
○ 尤其适合高血压、高脂血症患者食用。
○ 肝火过旺者、心烦气躁者宜食。
✗ 不宜丢掉芹菜叶，它所含的胡萝卜素和维生素C比茎多，含铁量也十分丰富。
✗ 芹菜有降血压作用，因此血压偏低者慎食。
✗ 芹菜性凉质滑，故脾胃虚寒者不宜食用。
✗ 芹菜与黄瓜、南瓜、蛤蜊、鸡肉、兔肉、鳖肉、黄豆、菊花均相克。

选购技巧：选购芹菜时，应选择叶子较嫩、茎干清脆的芹菜，避免选择颜色发黄的芹菜。

储存秘籍：将买来的芹菜放在塑料袋中，然后再放入冰箱冷藏室内，可以放置4~5天。蔬菜放置时间长了，水分易流失，最好随买随吃。

食物食用宜忌

食物食用有什么宜忌？哪些人适合食用？哪些人不适合食用？从这里你将找到答案。

食物搭配宜忌

食物搭配有什么宜忌？和什么食物搭配营养价值最好？和什么食物搭配食用对人体有害？从这里你将找到答案。

第二章 美容养颜食物TOP20，吃出好气色

芹菜的搭配宜忌

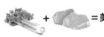

+ = 美容减肥 √

芹菜清热利尿，并含有大量的膳食纤维，有美容减肥的作用；牛肉含有丰富的蛋白质以及钙、铁等营养元素。两者搭配食用，既营养又有瘦身作用，很适合爱美和需要减肥者食用。

+ = 预防高血压 √

芹菜和香干搭配食用，营养丰富，对预防高血压、动脉硬化等都十分有益，并有辅助治疗作用。

+ = 排毒养颜 √

芹菜有润肠通便、美容减肥的作用；豆腐可以生津解毒。两者搭配食用，能起到排毒养颜、美容瘦身的作用，是减肥食谱中的一道上佳食品。

+ = 降低营养 ×

芹菜和黄豆搭配，虽然作为凉菜很美味，但是芹菜中所含铁质会跟黄豆中含有的元素发生反应，影响人体对铁的吸收，造成营养流失。因此，应尽量避免将芹菜和黄豆放在一起食用。

食物的营养吃法

食物如何烹调才能营养而又美味，这里将有美味的食谱供你参考。

芹菜的营养吃法

芹菜炒香干

材料:
香芹2棵，香干300g，蒜5瓣，食用油、盐、酱油、鸡精各适量。

做法:
蒜切末，芹菜去叶切段；香干切成细条；将适量的油倒入锅中，烧热后放入蒜末爆香，接着将芹菜倒入锅中，煸炒至8成熟，将香干放入锅中同炒，烹入盐、酱油，翻匀至熟；关火，将味精撒入锅中，翻匀即可盛出食用。

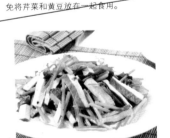

功效:美容养颜、养血补虚

芹菜的营养元素表(每100g)

★ 碳水化合物 4.8g	★ 铁 0.2mg
★ 蛋白质 0.6g	★ 膳食纤维 2.6g
★ 脂肪 0.1g	★ 钾 15mg
★ 维生素C 12mg	

食物所含营养成分

食物主要含有哪些营养成分？每100g所含量是多少？这里将会给你答案。同时这也是食物排名的重要依据之一。

英文名：Brown Rice	别名：胚芽米、玄米	性味：味甘、性温

糙米

保健食品、瘦身养颜

糙米是稻谷脱壳之后的全谷粒大米，与普通的精制米相比，糙米的质地更紧密，吃起来感觉有些粗糙，且不易煮熟，但它的营养更加丰富，含有众多的维生素、矿物质和食物纤维，对人体有很好的滋养作用，是公认的绿色健康食品。因为糙米仍然保留着外皮、糊粉层和胚芽，所以在特定条件下仍可发芽，并产生一些有益于人体的成分。日本的一项研究证明，经常食用糙米饭有助于均衡血糖，吃等量的糙米饭比白米饭更容易让人产生饱腹感，适合肥胖者减肥期间食用。

排行榜：第1名
适宜人群：肠胃功能弱、贫血、便秘、肥胖症患者适宜食用。

每100g糙米含有：

热量	332kcal
碳水化合物	77.9g
脂肪	1.85g
蛋白质	8.07g
膳食纤维	2.33g
维生素E	0.46mg
钙	13mg

走近糙米

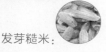

发芽糙米：

健脾益肾、止泻除烦

糙米糠

富含维生素，促进血液循环，提高免疫力

糙米茶

糙米翻炒后熬茶饮用，有清血和分解胆固醇的作用。

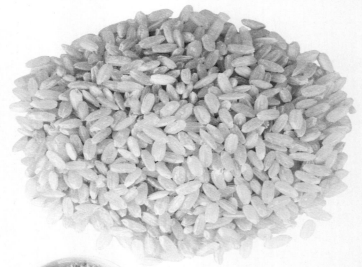

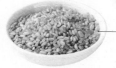

食用功效
调和五脏、降压健脾

专家提醒

糙米比一般的精制米质地更密，口感更粗，不容易煮熟。所以在烹煮之前，最好先用清水充分浸泡，但不能用力搓洗，以免导致糙米中营养成分的大量流失。

药膳食谱

糙米	+ 大麦	+ 胡萝卜	+ 菠菜	+ 牛肉	▶ 熬粥食用，促进代谢，提高免疫。
糙米	+ 红米	+ 黑米	+ 燕麦	+ 玉米	▶ 熬粥食用，可调经、减肥。
糙米	+ 黑米	+ 黑豆	+ 薏米	+ 冰糖	▶ 熬粥食用，可去脂、补血。

养生功效大搜索

降低三高、安神抗癌

润肠通便、提高免疫力、

糙米富含膳食纤维，可以促进肠道有益菌的增加，促进大肠蠕动，软化粪便，提高肠胃的功能，从而预防便秘和肠癌，经常便秘的老年人可以适量食用。

糙米中的纤维素进入人体后，会迅速与人体内胆汁中的胆固醇相结合，能促使胆固醇代谢，降低人体中的胆固醇，并能帮助高脂血症患者降低血脂。如果经常食用糙米，还有降血压的作用。

糙米含有维生素E和B族维生素，有助于提高人体的免疫功能，糙米还可以与防止有害物质进入人体，起防癌、抗癌的作用。

药典百科

《本草纲目》中记载："谷芽"，气味甘、温，具有"快脾开胃、下气和中、消食化积"的功效，同时具有"和五脏、好颜色"的妙用。梁代的陶弘景在《名医别录》中称糙米能"益气止渴止泄"。唐代著名中药学家孟诜在《食疗本草》中说，糙米有"止痢、补中益气、坚筋骨、和血脉"之功效。

糙米减肥茶

准备200g糙米、1500g水。具体做法是：用没沾过油的锅，翻炒糙米而不要使之爆裂，至黄褐色时盛出，再在锅内放水并煮开，后放进炒过的糙米，马上停火，五分钟后，将糙米过滤当茶喝。

特别介绍

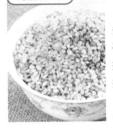

糙米在一定的温度条件下会发芽，同时产生很多具有健美、保健功能的成分。有关专家经过实验研究发现，发芽糙米有着很好的健美功效，如果能把发芽糙米作为一种主食食用，能有效地增强体质，提高免疫力，起到防病抗病、滋补养生的效果。

发芽糙米富含阿魏酸和抗活性氧植酸等成分，能抑制黑色素的产生，使肌肤美白、光滑，还能促进人体的新陈代谢，对动脉硬化、内脏功能障碍以及癌症都有一定的预防作用。另外，经常食用发芽糙米，还有补脑、抗衰之功效。

食用方法

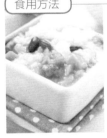

糙米可以直接蒸熟作为主食食用，也可以与其他一些食材搭配在一起或熬成粥食用，不仅味道鲜美，营养也十分丰富，对人体有很好的滋补效果。

糙米还可以用来煮茶饮用，有促进血液循环、缓解心理压力、润肠通便之功效。如果能经常饮用糙米茶，不但可以降低血压，还有减肥、美容的作用。在熬制糙米粥的时候，还可以加入枸杞等一些药材，有防病祛病、增强体质的功效。

糙米药用知识

治脚气水肿：

糙米180g，大蒜35g。将大蒜去皮，然后用清水冲洗一下，切成碎粒；将糙米冲洗干净后，与蒜粒一起放入锅中，加入适量的清水，先用大火煮沸，再转小火慢煮，熬成米粥即可食用。

治胃下垂：

糙米100g，香菇适量。食用前先将糙米放到清水中浸泡6个小时左右，然后将其捞出放

入榨汁机榨成汁；把香菇洗干净之后切成丝，放入锅中煮熟，再倒入糙米汁搅成糊状即可。每天食用半碗，也可根据个人口味加入适量的盐或白糖。

防癌抗癌：

糙米100g，海米10g，排骨适量。将排骨用清水冲洗干净，放入沸水氽烫后和糙米、海米一起放入锅中，再加入适量的清水熬成粥即可。每天服用一次。

红枣糙米粥

▶ 滋阴补血、润肺化痰

材料：

糙米100g，红枣8枚，花生18粒，玉米50g，冰糖30g。

制作方法：

1. 将糙米洗净，放到水中浸泡5个小时；将红枣洗净并放入水中浸泡半个小时，取出沥干水分，去掉枣核；花生仁、玉米洗净后，入水浸泡。
2. 锅中加水，倒入糙米，用大火煮沸，加入红枣、花生仁、玉米，换小火焖煮。
3. 粥将煮熟时，放入冰糖搅拌均匀，即可食用。

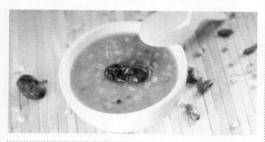

红薯鸡肉糙米粥

▶ 润肠排毒、安神养肝

材料：

糙米100g，鸡肉50g，红薯100g，芹菜50g，葱30g。

制作方法：

1. 糙米放水中浸泡半个小时；鸡肉、红薯用清水洗净并切块；芹菜、葱洗净，切成段。
2. 锅中倒入油，烧热后放入葱花爆香，再放入鸡肉、芹菜翻炒几下，盛出备用。
3. 汤锅中加水，倒入糙米煮沸，再加入红薯、鸡肉、芹菜，用小火煮熟即可食用。

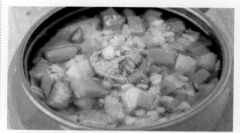

大米糙米糊

▶ 通便排毒、美容养颜

材料：

大米100g，糙米100g，黑芝麻20g，花生仁50g，冰糖50g。

制作方法：

1. 将大米、糙米浸泡2个小时左右，取出并沥干水分备用。将黑芝麻入锅炒熟，花生仁煮熟。
2. 把大米、糙米、熟芝麻、熟花生仁倒入豆浆机打成豆浆，放入冰糖搅拌直至化开即可食用。

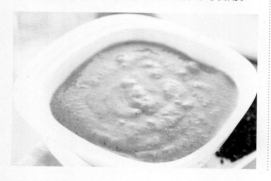

糙米豆浆

▶ 补脑益智、排毒养颜

材料：

糙米50g，核桃2个，花生仁50g，黄豆50g。

制作方法：

1. 黄豆浸泡6个小时，取出沥干备用；将核桃仁、糙米、花生仁入水浸泡后取出沥水。
2. 将泡好的核桃仁、糙米、黄豆、花生仁一起倒进豆浆机，加入清水，打好煮熟即可。

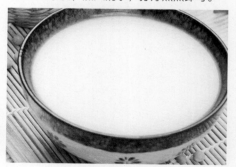

英文名：Onion	别名：球葱、圆葱、玉葱、葱头	性味：性温、味甘辛

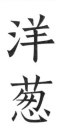

排行榜：第2名

主产地：山东、甘肃、内蒙古、新疆等地

适宜人群：一般人均可食用

每100g洋葱含有：

热量..............39kcal

碳水化合物............9g

脂肪..............1.85g

蛋白质............1.1g

胡萝卜素..........20μg

维生素E........0.14mg

钙..................24mg

抗癌良药、蔬菜皇后

洋葱又名球葱，原产于亚洲中部和西部地区，20世纪初传入我国，在大江南北普遍种植，成为主产国之一。根据其皮色可分为白皮、黄皮和红皮三种，汁多辣味淡的白皮洋葱最为常见和最适宜生食。洋葱的食用价值较高，具有发散风寒的作用，可以抑菌防腐、增强食欲、降压消脂等，同时还有助于消除身心疲劳、促进生长发育，有"蔬菜皇后"之美誉。洋葱中含有的抗癌物质能够抑制和破坏癌细胞的合成与生长，是集养生保健、医疗于一身的优秀蔬菜。

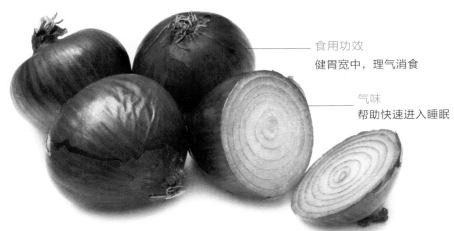

食用功效

健胃宽中，理气消食

气味

帮助快速进入睡眠

保存方法

洋葱应存放在一个开放的容器内，且应远离潮湿的环境；最好的保存方法是吊在干燥、通风，且阳光不会直射的地方。

选购方法

挑选洋葱时应该从形状、表皮、完整程度、干燥程度、紧实程度等方面进行。洋葱以葱头肥大，洋葱球体完整、球型漂亮，外皮光泽，鳞片紧密，辛辣和甜味浓的为佳。

药膳食谱

专家提醒

洋葱不可过量食用，否则会产生胀气和排气过多。

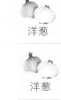

  洋葱 + 玉米 + 胡萝卜 + 土豆 + 黄豆 ▶ 熬汤食用，可祛痰祛寒。

   洋葱 + 木耳 + 鸡蛋 + 盐 + 油 ▶ 做菜食用，可降糖消脂。

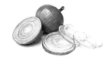 洋葱 + 鸡蛋 + 胡萝卜 + 姜 + 蒜 ▶ 做菜食用，可宁心安神。

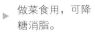

英文名：Sweet Potato	别名：地瓜、山芋、白薯、甜薯	性味：味甘、性平

红薯

宽肠通便、防癌抗癌

　　红薯为一年生旋花科植物，是人们所喜爱的一种药食兼用的健康食品。红薯中含有丰富的蛋白质、淀粉、果胶、纤维素、氨基酸、维生素等多种营养物质，并具有宽肠通便、防癌抗癌等药效，享有"长寿食品"美誉。

　　红薯营养丰富，可提供大量的营养物质，如膳食纤维、胡萝卜素、维生素 A、B 族维生素、维生素 C 等。红薯能阻止糖类变为脂肪，有利于减肥。红薯有宽肠胃、通便秘的功能，多食红薯，对便秘患者有一定的疗效。

排行榜：第3名
适宜人群：肠燥便秘、夜盲症、肥胖症者。

每100g红薯含有：
碳水化合物.......24.7g
脂肪.................0.2g
蛋白质..............1.1g
纤维素..............1.6mg
硫氨酸..........0.04mg
镁..................1.2mg
钙..................23mg

走近红薯

红薯皮
含碱量较多，食用过多会导致人体肠胃不适，应少食

红薯果肉
味美甘甜，但食用宜适量，糖尿病患者更应少食或不食

红薯粉
红薯粉能起到预防便秘的作用。

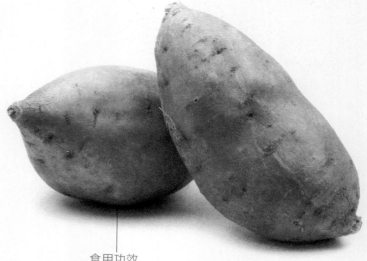

食用功效
宽肠胃、通便秘、防癌抗癌

专家提醒

　　红薯最好在蒸熟的情况下食用，不然会难以消化。红薯最好在午餐时食用，这样可以保证红薯中含有的钙质能被人体充分的吸收。

药膳食谱

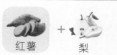 红薯 + 梨 + 西红柿 + 蜂蜜 + 杨梅 ▶ 熬汤食用，增强皮肤抵抗力。

 红薯 + 毛豆 + 鸡蛋 + 鸡肉 + 胡椒 ▶ 熬汤食用，预防动脉血管硬化。

 红薯 + 燕麦 + 牛奶 + 白糖 + 松子 ▶ 熬粥食用，利于减肥。

养生功效大搜索

润肠通便，防癌抗癌，保护血管，养肝强身

红薯含有的膳食纤维比较多，对促进胃肠蠕动和防止便秘非常有益，可用来治疗痔疮和肛裂等，经常食用，可预防直肠癌和结肠癌。膳食纤维可阻止糖分转化为脂肪，因此红薯还有减肥的作用。

脱氢表雄酮在红薯中的含量较高，它能有效预防乳腺癌和结肠癌的发生。

红薯对人体器官黏膜有特殊的保护作用。它可抑制胆固醇的沉积，保持血管弹性，还有助于预防或缓解心脑血管疾病。

红薯的蛋白质质量高，经常食用可提高人体对主食中营养的利用率，使人身体健康、延年益寿。

选购方法

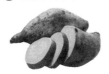

红薯的挑选一定要细心。好的红薯一般外表光滑、干净、色泽发亮，而且果实比较坚硬。表皮有伤的红薯不耐保存，如果不立即食用就不要挑选表皮有伤的红薯。若是红薯表面上有小黑洞，说明红薯内部已经腐烂了，不能食用，建议不要挑选这样的。

保存方法

储存红薯时，应注意室内温度。温度过低，会让红薯受冻，形成硬心，不宜蒸煮。温度高时，红薯又会发芽。所以，室内温度最好控制在15℃左右。将红薯放置在透气的木板箱内，红薯上再盖些东西，防止红薯受潮。

特别介绍

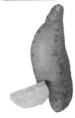

红薯又称番薯，相传最早由印第安人培育，后来传入菲律宾，被当地统治者视为珍品。16世纪传入中国福建，经过500多年的栽植和培育，红薯遍布中国广大地区。红薯喜光喜温，属不耐阴植物。红薯味道甜美，富含大量的淀粉、蛋白质、维生素，既能促进肠胃的蠕动，又能阻止多余的糖类转变成脂肪，是便秘者和肥胖者首选的食疗食品。

此外，红薯中还含有大量的类固醇，可以防癌抗癌，是一种延年益寿的食物。不过，若是红薯长有黑斑，是不能食用的。

食用方法

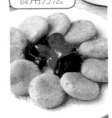

红薯中的蛋白质和脂肪的含量不高，不能单独作为主食食用。食用红薯时最好搭配馒头或者大米，有助于营养的利用和吸收。单独食用红薯的时候，可以和咸菜或者咸汤搭配食用。

煮红薯的时候可以在水中放少量的碱，或者将红薯放到盐水里浸泡10分钟左右再蒸煮，蒸煮时间大致控制在20分钟左右，这样能够减少红薯中含有的氧化酶，不至于引起食用者腹胀。

红薯药用知识

调理便秘：

红薯200g。将红薯洗净，去皮切成小块；炒锅放油置于火上，油热后加入红薯块翻炒，炒熟即可。每日食用2次。

调理失眠：

红薯200g，小米120g，枸杞12g。将红薯洗净，去皮切成小块；小米和枸杞分别用清水冲洗干净。汤锅置于火上，然后将红薯、小米、枸杞放入锅中，大火煮沸，然后转成小火熬成粥即可。

调理消化不良：

红薯180g，鸡蛋2个，橙汁少量。将红薯洗净，去皮切成小块，鸡蛋打碎。将红薯和橙汁倒入锅中一起煮沸，红薯煮熟即可，然后将打碎的鸡蛋淋入锅中即可。

英文名：Kelp	别名：昆布、江白菜、海带菜、海草　性味：味甘、性凉

海带

海上佳蔬、保健食品

　　海带是海藻类植物之一，又称"昆布"，生长在海底的岩石上，形状像带子，全年有产，是全球食用最多的海藻类，各种营养成分含量高，被当作保健食品。海带有一定的药用价值，含碘非常丰富，对甲状腺功能减退即"大脖子病"有很好的疗效。海带不但可以为人们补充营养，而且可以防治食物中毒、肾功能减退、水肿等。

排行榜：第4名
适宜人群：一般人都能食用。尤其适宜高血压、高脂血症、精力不足、缺碘的人群食用。

每100g海带含有：

热量..............12kcal
碳水化合物..........2.1g
纤维素.............1.5g
蛋白质.............1.2g
锌................0.16mg
烟酸..............1.3mg
钙................46mg

食用功效
健胃宽中、理气利水

海带蜂蜜面膜

　　干海带20g，蜂蜜8g，矿泉水适量。将海带泡发洗净，搅拌成糊状，然后盛入面膜碗中，加入蜂蜜和适量矿泉水调匀。洁面后，取适量面膜均匀敷于脸部，15分钟后洗净。每周2次，坚持使用，对皮肤有很好的滋养作用。

海带叶片
性寒、味咸，清热软坚、化痰利水、润肠通便

海带根
清热化痰、止咳

专家提醒

　　海带中含有丰富的铁，在吃海带后不要立即喝茶，也不要立即吃酸的水果，否则会影响铁质的吸收。海带中含有丰富的钙，有利于补充钙质，强健骨骼。

药膳食谱

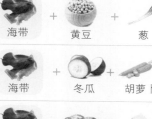

海带 ＋ 黄豆 ＋ 葱 ＋ 姜 ＋ 盐 ▶ 煮汤食用，可消痰平喘。

海带 ＋ 冬瓜 ＋ 胡萝卜 ＋ 葱 ＋ 姜 ▶ 煮汤食用，可通便利水。

海带 ＋ 羊肉 ＋ 豆腐 ＋ 葱 ＋ 姜 ▶ 煮汤食用，可调理肠胃。

排行榜：第5名

适宜人群：一般人群均可食用。

每100g鸡蛋含有：

碳水化合物..........2.8g

热量..............114kcal

蛋白质..............13.3g

脂肪................8.8mg

胆固醇............585mg

维生素A 234μg

钙...................56mg

营养宝库、理想食品

鸡蛋，又名鸡卵、鸡子，是母鸡所产的卵，其外有一层硬壳，内则有气室、卵白及卵黄部分，鸡蛋营养丰富，是人体获取营养、维持基本生理的重要食品之一。鸡蛋几乎拥有人体需要的所有重要营养物质，有促进人体生长发育、维护神经系统、活化脑力的作用，还有助于延缓衰老、养颜护肤、镇静安神等。

鸡蛋

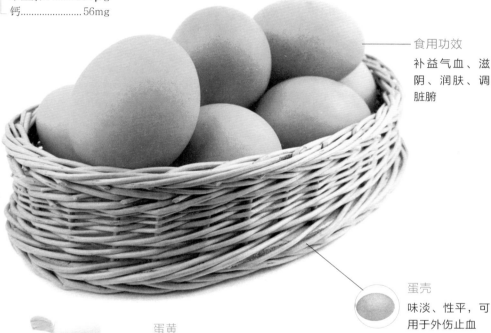

食用功效

补益气血、滋阴、润肤、调脏腑

蛋壳

味淡、性平，可用于外伤止血

蛋黄

性温、味甘，有滋阴、宁心安神的作用

专家提醒

老年人每天吃1～2个比较好；对于从事脑力劳动的青年和中年人，每天吃2个鸡蛋也比较合适；少年和儿童，由于长身体，代谢快，每天可吃2～3个。

药膳食谱

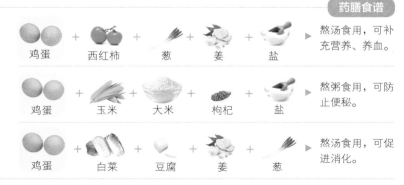

鸡蛋 + 西红柿 + 葱 + 姜 + 盐 ▶ 熬汤食用，可补充营养、养血。

鸡蛋 + 玉米 + 大米 + 枸杞 + 盐 ▶ 熬粥食用，可防止便秘。

鸡蛋 + 白菜 + 豆腐 + 姜 + 葱 ▶ 熬汤食用，可促进消化。

英文名：Yam	别名：山芋、山薯、薯蓣、淮山药、药蛋、玉延、土薯	性味：味甘、性平

山药

补脾益气、养肾益精

山药营养丰富、物美价廉，是一种大众化的补虚养身保健品。山药既能当作主食，又可以当作蔬菜食用，当然药用价值也相当高。民间流传着"五谷不收也无患，只要二亩山药蛋"的说法，更肯定了山药的价值。清代名医傅青主以山药为主料，发明"八珍汤"，使其母长寿，这证实了山药延年益寿的作用。

排行榜：第6名
适宜人群：腹胀、病后体虚和慢性肾炎、长期腹泻者适宜食用。

每100g山药含有：

热量..............56kcal
碳水化合物......12.4g
脂肪..............0.2g
蛋白质..........1.9g
纤维素..........0.8g
维生素E......0.24mg
胡萝卜素........20μg

山药根
性凉，无毒，味辛

食用功效
益智安神、补中益气、益肾养阴、消渴生津

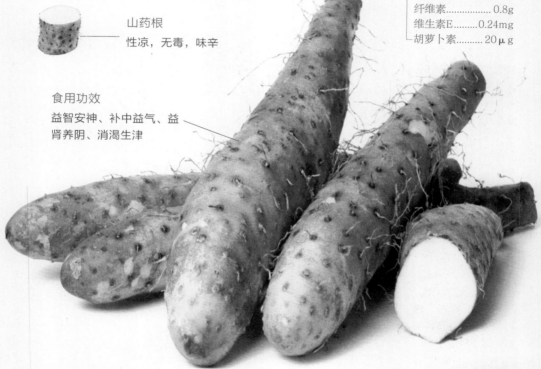

专家提醒

在患感冒的情况下，最好不要食用山药。另外，大便燥结者和肠胃积滞者不要食用山药，以免加重症状。在处理山药的时候，最好套上手套削皮。

药膳食谱

 山药 + 莲子 + 百合 + 薏仁 + 白糖 ▶ 煮汤食用，调理体虚脾弱。

 山药 + 羊排 + 白萝卜 + 葱 + 苹果 ▶ 煮汤食用，调理心腹冷痛。

 山药 + 薏仁 + 柿子 + 大米 + 冰糖 ▶ 煮粥食用，调理食少虚热。

养生功效大搜索

健脾养胃，补肾润肺，降低血糖、瘦身美容

山药中含有丰富的淀粉酶、多酚氧化酶，有助于提高脾胃的功能，促进人体的消化和吸收，常食用可有健脾益胃、帮助消化的作用，临床上常用来防治脾胃虚弱和泄泻。

山药含有皂甙和黏液质，食时可起到润滑和滋润的作用，补气养肺，可辅助治疗肺虚咳嗽，山药的营养素还有滋肾益精的作用。

山药富含黏液蛋白、维生素和微量元素，有助于消除血管壁上的血脂沉淀。山药中含有黏蛋白，可防止脂肪沉积在血管壁上，有利于减肥，但山药中的蛋白质可以补充人体的营养，因此山药对于肥胖的人来讲有减肥作用，对体瘦者有增肥作用。

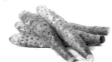

李时珍说：如果将山药做成药，野生的最好；如作食物，当然是家种的好。山药在四月蔓延生苗。茎紫叶绿，叶有三尖，像白牵牛却也更光润。在五六月开花成穗，淡红色，结一簇的荚，荚是由三个棱合成，坚硬无果核。子则长在一边，形状像雷丸，大小不一。

🍴 清洗妙招

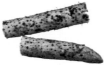

山药如果要蒸食，清洗时洗掉表皮上的泥土即可。如果需要削皮入汤食用，清洗后削皮时，最好带上一次性塑料手套，可以预防手痒。

特别介绍

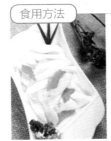

山药原名薯蓣，系缠绕草质藤本植物，喜光、耐寒。山药可分为毛山药和光山药两种。

《神农本草经》里面将山药列为食物之"上品"，深受人们喜爱。据说唐代宗名为李豫，为避其讳，将薯蓣改为薯药，后因宋英宗叫赵曙，为避讳而改为山药。著名的医学家李时珍对山药就有很高的评价，他认为山药特别是野生的山药，是很好的药材。

现在中国已经有四个地方的山药申请为国家地理标志保护产品，分别是：长山山药、铁棍山药、陈集山药和佛手山药。

食用方法

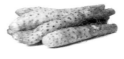

生的山药中含有毒素，所以山药不能生吃，可以将山药在沸水中焯熟，凉拌食用。也可以搭配粳米煮粥食用，有养胃的作用。

山药可以搭配一些肉类炖汤食用，滋补效果更佳，比如山药和鸭肉搭配，有助于降低人体的胆固醇，预防心血管疾病，平衡血压。

山药皮含有大量的黏液蛋白，有养肺阴、益气的作用。可以将山药皮清洗干净晒干熬汤或者煮粥食用。

山药药用知识

调理腹泻：

将山药洗净后，去皮，切成丁，然后捣成碎末；将山药末放入锅中，倒入适量的冷开水，调成山药浆；开小火煮，一边煮一边搅拌，煮5分钟放入蛋黄，煮熟。每天早晚各服用一次，空腹热服。

调理食欲不振：

羊肉40g，山药25g，大米40g，生姜8g。羊肉切碎和大米一起放入清水中煮，半熟时放入切成小块的山药，将熟时放入生姜片，煮成粥食用。

防治糖尿病：

山药100g，大米50g。将大米洗净放入锅内煮至半熟，然后加入洗净切片的山药用小火熬制成粥。

菠菜

蔬菜之王、食疗佳蔬

菠菜属一年生草本植物，原产于波斯，后经西班牙引进传播于整个欧洲，唐朝时传入中国。菠菜食用后极易被消化，特别适合老、幼、病、弱者以及电脑工作者、爱美的人食用。菠菜不仅营养丰富，而且还具有较高的食疗价值，菠菜中富含膳食纤维、维生素 A、维生素 K、叶酸和矿物质，被营养学家誉为"维生素的宝库"。

排行榜：第7名
适宜人群：一般人群均可食用，尤其适宜便秘、肠胃消化不好的人群食用。

每100g菠菜含有：

碳水化合物..........3.1g
热量................24kcal
蛋白质................2.4g
纤维素.............1.7mg
胡萝卜素.........3.87mg
镁...................34.3mg
钙.....................72mg

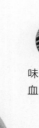

茎叶
味甘、性凉，养血止血，滋阴

菠菜根
味甘、性凉，治疗高血压和便秘

食用功效
补血止血、通肠润燥、滋阴平肝

专家提醒

菠菜草酸含量较高，一次食用不宜过多；生菠菜不宜与豆腐共煮，影响消化和疗效，将其用沸水焯烫后便可与豆腐共煮。

药膳食谱

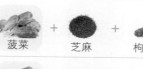 + + + + ▶ 拌菜食用，可益智健脑。
菠菜　芝麻　枸杞　白糖　盐

 + + + + ▶ 熬粥食用，可补中益气。
菠菜　牛肉　大米　姜　盐

 + + 鸡蛋 + 玉米 + 葱 ▶ 熬粥食用，可利肠胃、通便。
菠菜　大米　鸡蛋　玉米　葱

选购方法

菠菜全年有售，春季的菠菜短嫩，秋季的菠菜则比较粗大。在购买菠菜时，要挑选叶子肥厚宽大、有弹性，菜梗红短的新鲜菠菜。如叶部有变色现象，要予以剔除。菠菜正常的颜色为自然的暗绿色，如果太过鲜绿，有可能添加了色素物质，尽量不要购买。

保存方法

菠菜在采摘后如果在自然条件下存放，其中的叶酸和胡萝卜素会很快流失减少，温度越高，营养成分流失越快，保存的时间越短，所以购买后最好在3天之内食用完。如果没有食用完，可以用报纸包起来，放进冰箱冷藏，这样可以在很大程度上减少营养成分的流失。

养生功效大搜索

理气补血，通便清热、养颜润肤，防病抗衰。

菠菜中含有丰富的铁质，铁是人体造血的物质，常吃菠菜可以预防缺铁性贫血，也可以作为治疗胃肠出血的辅助食品。

菠菜含有大量的植物粗纤维，具有促进肠道蠕动的作用，利于排便，且能促进胰腺分泌，帮助消化。对于慢性胰腺炎、痔疮、便秘、肛裂等病症有辅助治疗作用。

菠菜中含有大量的抗氧化剂，如维生素E和硒元素，具有抗衰老、促进细胞增殖作用，既能激活大脑功能，又可增强青春活力，有助于防止大脑老化。菠菜中还含有丰富的维生素A和胡萝卜素，可降低患视网膜退化的危险，从而保护视力。

特别介绍

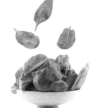

菠菜有很多别名，因其根是红色的，所以人们叫菠菜为红根菜，有些地方也称其为鹦鹉菜。菠菜是二千多年前波斯人栽培的菜蔬，也叫作"波斯草"，后在唐朝时由尼泊尔人带入中国。唐代贞观二十一年（公元641年），尼泊尔国王那拉波提把菠菜从波斯拿来，作为一件礼物，派使臣送到长安，献给唐皇，从此菠菜在中国落户了。当时中国称菠菜产地为西域菠薐国，这就是菠菜被叫作"菠薐菜"的原因，后简化为"菠菜"；潮汕等地念做 "bo ling"，翻译为飞龙，所以又叫飞龙菜。

食用方法

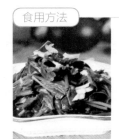

菠菜可以炒、拌、烧、做汤和当配料用，如"凉拌菠菜"、"芝麻菠菜"、"菠菜面条"等。很多人都爱吃菠菜，但一定要注意，菠菜不能直接烹调，因为它含有草酸较多，有碍机体对钙的吸收。故吃菠菜时宜先用沸水烫软，捞出再炒。

生菠菜不宜与豆腐共煮，以碍消化影响疗效，将其用沸水焯烫后便可与豆腐共煮。菠菜不能与黄豆同吃。因为同吃会对铜的释放量产生抑制作用，导致铜代谢不畅。

菠菜药用知识

治缺铁性贫血：

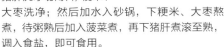

菠菜250g，猪肝100g，粳米100g，大枣50g。菠菜洗净切段；猪肝洗净切薄片；粳米、大枣洗净；然后加水入砂锅，下粳米、大枣熬煮，待粥熟后加入菠菜煮，再下猪肝煮滚至熟，调入食盐，即可食用。

治习惯性便秘，痔疮：

鲜菠菜500g，猪血500g，生姜3片。菠菜洗净切段，猪血煮凝切条；烧热油锅，下姜、葱与猪血一起煸炒，洒入绍酒，煸炒至水干，再加入肉汤、菠菜，煮滚至菜熟，调入适量食盐即可。

健脾胃，止久泻：

菠菜500g，鸭内脏1副，生姜3片。菠菜洗净；鸭杂洗净，置油锅中下盐炒熟，铲起；锅中加清水煮沸，下菠菜、鸭杂，调入盐即可。

英文名：Soybean	别名：黄大豆、菜用大豆　性味：味甘、性平

黄豆

豆中之王、田中之肉

黄豆也叫作大豆，原产我国，至今有5000年的种植历史。黄豆中的蛋白质含量较高，每100g黄豆的蛋白质含量，相当于200g瘦猪肉或300g鸡蛋或1200g牛奶的含量，所以有"植物蛋白之王"、"绿色奶牛"等美誉。另外，黄豆中的脂肪含量是豆类植物中最高的，其中大部分是不饱和脂肪酸。

排行榜：第8名
适宜人群：一般人均可食用，尤其是中老年人和脑力工作者。

每100g黄豆含有：

热量..............359kcal
碳水化合物.......34.2g
蛋白质...................35g
脂肪....................16g
胡萝卜素........220μg
镁.....................199mg
钙.....................191mg

走近黄豆

黄豆壳
性平，味甘，无毒；对延缓卵巢衰老有很好的功效

黄豆渣
可以做面膜，对消除皮肤黑头、滋润皮肤有很好的作用

黄豆芽
味甘、性凉，入脾、大肠经；具有清热利湿、祛黑痣、润肌肤的功效

食用功效
宽中下气、调理肠胃、健脾养血

专家提醒

黄豆在消化过程中会产生气体，引起腹胀，所以肠胃消化功能不好或有慢性消化道疾病的人群应少吃。黄豆是脑力劳动者和减肥者的佳品。

药膳食谱

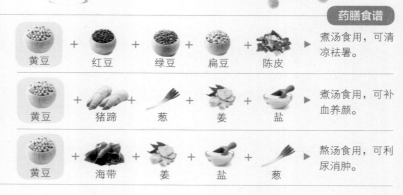

黄豆 + 红豆 + 绿豆 + 扁豆 + 陈皮 ▶ 煮汤食用，可清凉祛暑。

黄豆 + 猪蹄 + 葱 + 姜 + 盐 ▶ 煮汤食用，可补血养颜。

黄豆 + 海带 + 姜 + 盐 + 葱 ▶ 熬汤食用，可利尿消肿。

养生功效大搜索

健脑益智，养脾解郁，排毒

养颜，防癌抗癌

黄豆中含有不饱和脂肪酸和大豆磷脂，它有助于增加大脑的营养，青少年多吃大豆有助于大脑的发育、智力的开发，而老年人食用大豆可预防阿尔茨海默病。

黄豆中的蛋白质属于植物性蛋白，食用后会提升人体的免疫力，缓解沮丧抑郁的情绪。

黄豆含有类似人体的雌激素，是治疗女性更年期综合征的最佳辅助食物。它可以促进肌肤的新陈代谢，促使机体排毒，令肌肤永葆青春。

黄豆中含有抗癌成分—皂角苷、蛋白酶抑制剂、异黄酮、钼、硒等，对乳腺癌、前列腺癌、皮肤癌、肠癌、食道癌有抑制作用。

🍴 药典百科

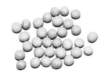

李时珍说：大豆有黑、青、黄、白几种，只有黑大豆入药用，而黄色、白色大豆炒食或做成豆腐，制作酱油或榨豆油，广为应用，不可不识别其性味。周定王说：黄豆苗高一二尺，叶像黑大豆叶，但比黑豆叶大，结的豆角比黑豆角略微肥大些，其荚、叶嫩时可以食用。

🍴 黄豆泡发小窍门

黄豆清洗干净，控干水分，放在准备好的保温壶内；烧开一锅热水，将热水倒入保温壶内，水量要淹没黄豆，然后盖上保温壶盖，2个小时左右，黄豆就会泡发充足。

特别介绍

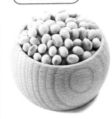

大豆起源于中国，这是世界各国所公认的，在我国许多古代文献中都有记载，是我国最古老的作物之一。现在，大豆主要产于美国、加拿大、巴西、阿根廷、中国等国家，我国的黄豆以东北的质量最优。黄豆的营养价值最丰富，素有"豆中之王"之称，被人们叫作"植物肉""绿色的乳牛"。干黄豆中含高品质的蛋白质约40%，为其他粮食之冠。黄豆是我们生活中最常见到的豆类作物，营养丰富，吃法多样，深受人们的喜爱，同时在医学上黄豆的食疗保健价值也备受推崇。

食用方法

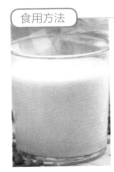

大豆充分浸泡后，可以炒菜食用，也可当作配料煮饭用，还可以加工成豆浆饮用，将大豆泡至发芽，作为豆芽炒食也是不错的食用方式。

多豆制品，如豆豉、豆汁等，都是黄豆发酵后制成的。黄豆经过微生物发酵以后，维生素B12的含量有所增加，一些抑制营养的因子会被消除，从而更加容易被人体消化吸收。

黄豆药用知识

脾虚、营养不良性水肿：

黄豆20g，花生10g，大麦10g，糙米10g，小米10g。将各食材放入自动煲汤锅中，加水2升，自动挡煲汤6小时以上，汤代茶饮，渣当粥吃，每日一副。

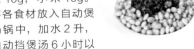

治缺铁性贫血：

黄豆20g，莲藕50g，大枣10g。将各食材放入自动煲汤锅中，加水2升，自动挡煲汤6小时以上，汤代茶饮，渣当粥吃，每日一副。

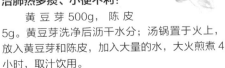

治肺热多痰、小便不利：

黄豆芽500g，陈皮5g。黄豆芽洗净后沥干水分；汤锅置于火上，放入黄豆芽和陈皮，加入大量的水，大火煎煮4小时，取汁饮用。

五香黄豆

▶ 养心润肺、增强免疫

材料:

黄豆500g，香菜1棵，茴香1g，桂皮2g，盐5g，香油3g。

制作方法:

1. 黄豆用清水洗净，浸泡8小时后捞出沥干水；香菜洗净备用。
2. 将茴香、桂皮、盐放入锅内，加适量水，放入泡发好的黄豆，用小火慢煮至黄豆熟透。
3. 待水基本煮干后，锅离火，揭盖冷却，将黄豆装入盘中，放上香菜加入香油调味即可。

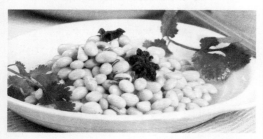

清炒黄豆芽

▶ 清热利湿、健脾消食

材料:

黄豆芽100g，蒜苗50g，葱10g，红辣椒1个，盐3g，鸡精2g，花椒、醋、香油各5g。

制作方法:

1. 将黄豆芽洗净，蒜苗切段，葱切葱花，红辣椒切丝。
2. 油锅置于火上，油烧热，放入花椒、葱花、红辣椒和蒜苗爆香。
3. 倒入豆芽翻炒至熟，然后放入香油、鸡精翻炒均匀出锅即可。

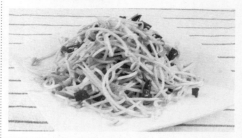

豆花

▶ 降压降脂、保护心脏

材料:

黄豆50g，内酯1g，香油、醋、酱油各5g，葱或香菜5g。

制作方法:

1. 提前将黄豆在清水中浸泡8小时以上，捞出，放入豆浆机中打成豆浆。
2. 豆浆滤渣盛出，冷却5分钟。同时将内酯用少量清水融化，放入豆浆中，迅速搅拌均匀。
3. 20分钟后就成豆腐脑了，加入适量的香油、酱油、醋等，吃的时候放点香菜或葱就可以了。

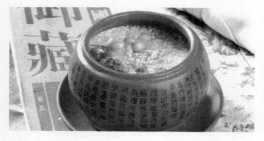

黄豆芽炒肉

▶ 清热明目、补气养血

材料:

黄豆芽300g，猪肉100g，红辣椒1个，酱油、葱、蒜各5g，盐3g，鸡精2g。

制作方法:

1. 将黄豆芽洗净捞出沥水；猪肉切成片，红辣椒切丝，葱切末，蒜切末。
2. 油锅置于火上，放入猪肉翻炒1分钟，然后放入葱和蒜爆香。
3. 最后放入豆芽和红辣椒，翻炒至熟后放入盐、酱油、鸡精。

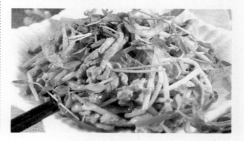

排行榜：第9名
适宜人群：一般人群均可食用，尤其适宜便秘、肠胃消化不好的人群食用。

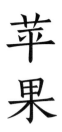

苹果

平安之果、营养丰富

苹果又叫滔婆，是一种营养丰富、酸甜可口、老少皆宜的水果。苹果原产于欧洲，后来传入中国，经过培育、改良、淘汰，现在在我国东北、华北和华东地区已广泛栽培，并培育出了很多新品种，如鸡冠、国光、富士等。苹果的营养价值和医疗价值都很高，被称为"大夫第一药"。

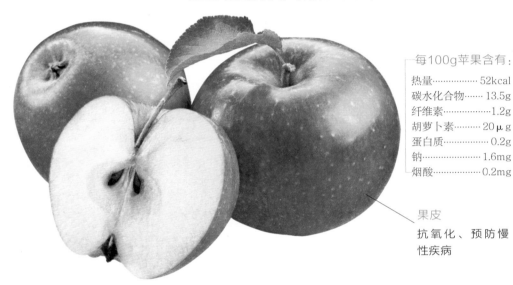

每100g苹果含有：

热量	52kcal
碳水化合物	13.5g
纤维素	1.2g
胡萝卜素	20μg
蛋白质	0.2g
钠	1.6mg
烟酸	0.2mg

果皮
抗氧化、预防慢性疾病

保存方法

苹果很容易保存，冬季在常温下能保存10天左右，要干燥保存，如果表面有水容易冻坏。

选购方法

苹果一般应选择表皮光洁无伤痕、色泽鲜艳、味正质脆者；用手握试苹果的硬软情况，太硬者未熟，软则过熟，软硬适度为佳。

专家提醒

苹果皮中含有丰富的酚类、二十八烷醇、黄酮类等抗氧化成分及生物活性物质。国外研究表明，苹果皮较果肉具有更强的抗氧化性，苹果皮的抗氧化作用较其他水果蔬菜都高，普通大小苹果的果皮抗氧化能力相当于800mg维生素C的抗氧化能力。

食用禁忌

脾胃虚寒者，尽量少食；一次不要食用太多，以免伤害脾胃；饭前不可食用苹果，以免影响正常进食；糖尿病、肾病患者不宜多吃。

药膳食谱

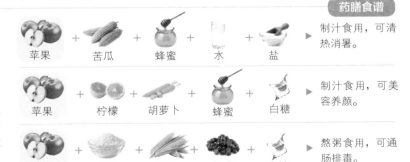

苹果 + 苦瓜 + 蜂蜜 + 水 + 盐 ▶ 制汁食用，可清热消暑。

苹果 + 柠檬 + 胡萝卜 + 蜂蜜 + 白糖 ▶ 制汁食用，可美容养颜。

苹果 + 大米 + 玉米 + 红枣 + 白糖 ▶ 熬粥食用，可通肠排毒。

苹果柳橙柠檬汁

材料:

苹果1个,柳橙1个,柠檬1个。

制作方法:

1. 苹果洗净去皮,切成小块;柳橙去皮切成小块;柠檬洗净切成片。
2. 把苹果、柳橙、柠檬放入榨汁机中榨成汁。倒入杯中即可。

功效:

苹果、柳橙中含有的糖类,有缓解疲劳的作用;柠檬有提神、瘦身的功效。三者搭配饮用,不仅营养,还能瘦身减肥。

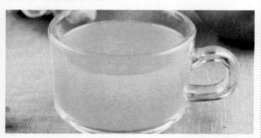

苹果橘子汁

材料:

苹果1个,橘子2个,蜂蜜10克。

制作方法:

1. 苹果洗净,去皮、核切成块;橘子去皮分瓣。
2. 将苹果、橘子放入榨汁机榨成汁。
3. 过滤果汁中的残渣,加入蜂蜜调味即可。

功效:

此果汁有开胃健脾、美容养颜的功效,很适合爱美的女性饮用。

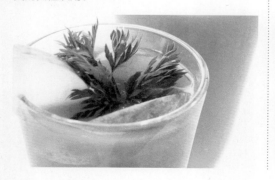

苹果胡萝卜草莓汁

材料:

苹果1个,胡萝卜1个,草莓6颗,蜂蜜10g。

制作方法:

1. 将苹果洗净,去皮去核,切成小块;胡萝卜洗净切成小块,草莓洗净。
2. 胡萝卜、苹果和草莓放入榨汁机中榨汁。
3. 倒入杯子中,加入蜂蜜即可。

功效:

此饮品中碳水化合物、水分、纤维、钾含量都较高,减肥时可适量食用,有嫩肤美白、生津解毒、除斑纹、帮助消化的功效。

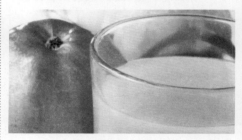

苹果西芹柠檬汁

材料:

苹果1个,西芹20克,柠檬1个。

制作方法:

1. 苹果去核,切成小块,西芹去叶清洗干净,切成小段;柠檬洗净切成小块。
2. 将上述材料放入榨汁机中榨汁。
3. 滤去残渣,将果汁倒入杯中即可饮用。

功效:

此果汁适合高血压患者夏季饮用。

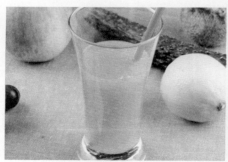

排行榜：第10名
适宜人群：一般人群均
可食用。尤其适合营养
不良、水肿、产后缺乳
者食用。

每100g鲫鱼含有：

热量..............108kcal
碳水化合物..........3.8g
蛋白质..............17.1g
维生素A......17μg
脂肪....................2.7g
镁....................41mg
钙....................79mg

肉质鲜美、鱼中上品

鲫鱼俗称鲫瓜子，是我国重要的食用鱼类之一，肉味鲜美，肉质细嫩，它营养全面，含蛋白质多，脂肪少，食之鲜而不腻，略感甜味。鲫鱼属于鱼中上品，适应能力特别强，在水草丰茂的浅滩、河湾、沟汊、芦苇丛中均能生存。鲫鱼药用价值极高，有和中补虚、除湿利水、温胃化滞、补中益气之功效，能利水消肿、益气健脾。

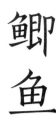

鲫鱼

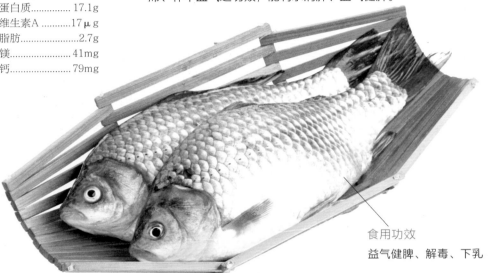

食用功效
益气健脾、解毒、下乳

选购方法

鲫鱼最好买鳞片完整、体表无创伤、体色青灰、体型健壮的新鲜活鱼，现吃现杀。如果购买的是死鱼，要看其眼睛，判断大概死多长时间。如果闻到鱼身已有腥臭味，不要购买。

保存方法

鲫鱼最好买活的，如果暂时不吃，可以养在水桶里。如果是鱼肉，可以用保鲜膜密封，然后放进冰箱中冷藏，不过不宜太长时间，因为鱼肉放久了鱼腥味就会很重，影响口味。

专家提醒

鲫鱼含有丰富的优质蛋白质，且易于被人体消化吸收，常食可增强抗病能力，肝炎、肾炎、高血压、心脏病、慢性支气管炎等疾病患者可经常食用。

药膳食谱

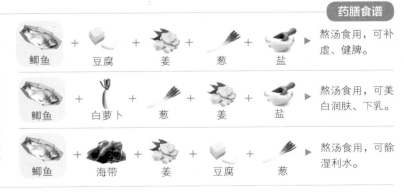

鲫鱼 + 豆腐 + 姜 + 葱 + 盐 ▶	熬汤食用，可补虚、健脾。
鲫鱼 + 白萝卜 + 葱 + 姜 + 盐 ▶	熬汤食用，可美白润肤、下乳。
鲫鱼 + 海带 + 姜 + 豆腐 + 葱 ▶	熬汤食用，可除湿利水。

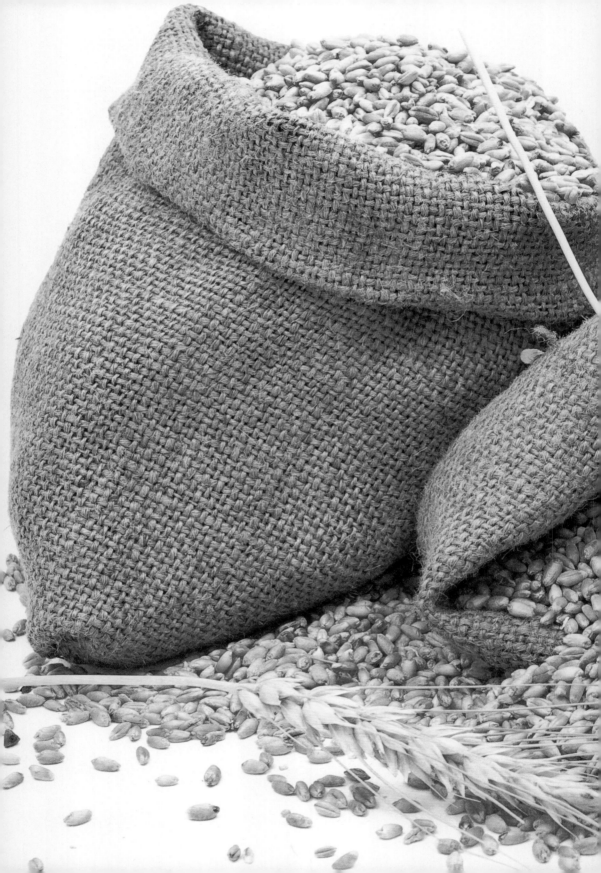

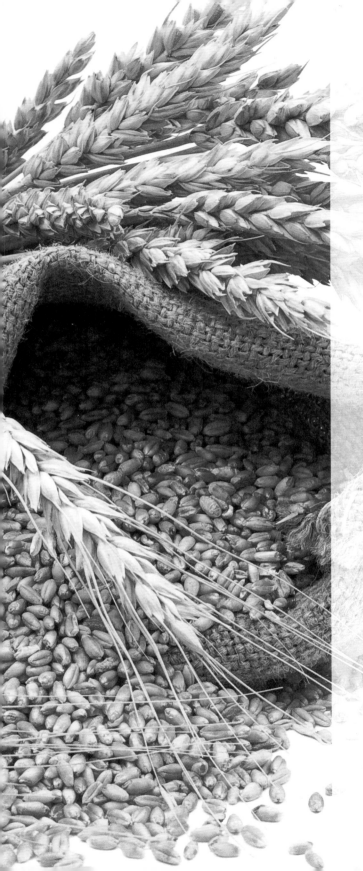

第一章 吃对了食物，身体才不会生病

饮食健康已经成为整个社会关注的话题，健康食品能够让人的身体更加强壮。

但是，如何才能做到饮食健康呢？哪些食物是健康食物呢？健康饮食需要注意哪些问题呢？

Part1 健康食物的概念

随着人们生活水平的提高，人们在吃饱的同时，对食品的健康问题日益重视。那么，什么样的食物才是健康的食物呢？

健康食物是指食物是天然的动植物，经过健康卫生的工艺加工，将食物的营养功效发挥出来，满足人体需要，供人享用的食物。但是，是不是任何人食用任何健康食物都能保证健康呢？答案是否定的，因为食物的功效属性不同，不同的人体需要的健康食物种类也会有所不同。这就需要了解一些食物的知识。

■ 常食绿色天然食物

随着农业科技的发展，人们在提高农作物产量的同时，也带来一些负面的影响。例如大量运用农药、化肥，这些物质渗入到农产品当中，给人们的身体带来危害。另外在加工食物的过程中，一些厂家和商户为了使食物更加美味，加入了一些添加剂和膨化剂，这些化学物质对人体的健康都是一种威胁。

为了人体的健康，需要我们返璞归真，食用一些绿色天然的食物。那么，什么样的食物是绿色天然食物呢？

绿色天然食物，是指在种植、生产的过程中，不用农药、化肥，按照绿色食物生产技术操作规程进行加工，不使用任何食品添加剂、防腐剂、抗生素等化学物质而生产出来的食物。

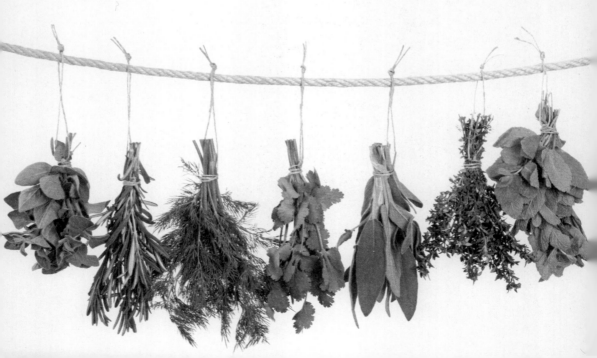

■ 多样性饮食

食物所含的营养物质虽然多，但是没有一种物质能够含有人体所需要的全部营养。因此，为了让身体获取全面的营养，我们需要多样性饮食，选择多种食物食用。那么，怎样才能使饮食达到多样性呢？

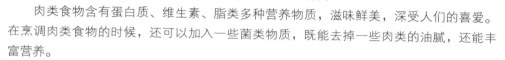

这就要求人们注意食物的搭配食用。在饭食中，中国有把谷类食物作为主食的习惯。为了食用多种谷类食物，可以用多种谷类食物煲粥，还可以在米饭中加入一些豆类，这样既美味又能补充多种营养。

绿叶蔬菜中含有丰富的营养，在做菜的时候，可以搭配一些绿叶蔬菜，既清爽美味，又能补充更多的营养。

肉类食物含有蛋白质、维生素、脂类多种营养物质，滋味鲜美，深受人们的喜爱。在烹调肉类食物的时候，还可以加入一些菌类物质，既能去掉一些肉类的油腻，还能丰富营养。

另外，海产品含有一些其他食物所没有的营养，在做汤的时候，可以放一些海产品，例如海带、虾仁等。

■ 选择适合自己的食物

每种食物都含有不同的营养，有不同的营养价值。但由于人体的差异性，并不是任何食物都适合每个人。为了人体的健康，要选择适合自己食用的食物，避免食用不利于自己健康的食物。

例如高血压患者，尽量避免食用胆固醇含量高的猪肉、鱿鱼等食物，应该经常吃一些芹菜、香蕉、兔肉等食物。

而一些爱美想减肥者，可以选择一些热量、脂肪含量少的食物，避免选择高热量、高脂肪的食物。

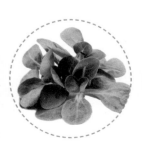
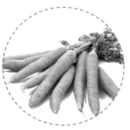
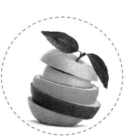
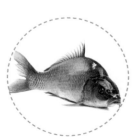

Part2 食物属性知多少

中医认为食物有不同的属性，属性不同的食物，食用方法和营养价值也不同。为了人体的健康，应根据食物属性的不同，选择有利于自己健康的食物。例如脾胃虚弱者，应尽量避免食用一些寒性食物，以免加重病情。

食物的属性一般分为五级：寒性、热性、温性、凉性，而有些食物性平和，又称平性食物。

食物类型	蔬菜	果品	肉蛋	水产	谷类
寒凉性食物 **注**：寒性食物在民间一般称为"冷"食物，有去火解毒、清热解暑、减少燥热的作用。一般适合燥热体质的人食用	黄瓜 西红柿 苦瓜 白萝卜 菠菜 冬瓜 黄豆芽 芦笋 马齿苋 百合 莲藕 茄子	猕猴桃 草莓 芒果 香蕉 柚子 火龙果 梨 花生	驴肉 兔肉 鸭蛋 蜗牛肉	海带 紫菜 扇贝 田螺 螃蟹 鱿鱼	薏仁 小麦 黄小米 绿豆
温热性食物 **注**：温性食物一般称为"热、燥"食物，有驱寒保暖的作用。一般适合体质虚寒的人食用	洋葱 韭菜 平菇 茼蒿 金针菇 大蒜 南瓜	石榴 木瓜 杨梅 核桃 桃子 桂圆 樱桃 葵花子 板栗 红枣	鸡肝 猪血 羊肉 猪肉 牛肉 猪肝	海参 草鱼 虾 沙丁鱼 鳝鱼	燕麦 黑米 糯米 高粱米

食物类型	蔬菜	果品	肉蛋	水产	谷类
平性食物 **注：** 平性食物介于寒性和温性之间，除了过敏体质者，一般人均可食用	芹菜 胡萝卜 花菜 白菜 银耳 黑木耳 山药	苹果 菠萝 莲子 葡萄 柠檬 花生	猪蹄 鸡蛋 鹌鹑蛋 鸽肉 猪肉 鹌鹑肉 乌鸡肉	泥鳅 鲫鱼 海蜇丝 鲈鱼 鲳鱼 鲤鱼	黑芝麻 粳米 玉米 红薯 糙米 黄豆 黑豆 绿豆 荞麦面

Part3 食物的五色

食物根据颜色的不同，可分为黑色、绿色、红色、黄色、白色五种。不同颜色的食物其营养物质含量和营养价值也不同。

绿色食物——补肝

■ 常见的绿色食物有：

芹菜、菠菜、花菜、黄瓜、苦瓜、空心菜、茼蒿、青椒、香葱、芦笋、猕猴桃等。

■ 营养成分：

维生素C、膳食纤维、钾等。

■ 对人体的益处：

绿色食物含有丰富的膳食纤维，能够促进人体消化，加快人体的新陈代谢，有排毒养颜、除燥热、促进人体生长发育的作用。

红色食物——补心

■ 常见的红色食物有：

苹果、山楂、红椒、草莓、猪肉、牛肉、羊肉、红枣、西红柿、胡萝卜、南瓜、猪肝、猪血、猪心等。

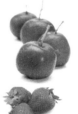

■ 营养成分：

维生素、铁、胡萝卜素、茄红素等。

■ 对人体的益处：

红色食物含有丰富的铁质，有补血活血的功效。常食红色食物能够消除人体的自由基，从而起到延缓衰老、提高人体免疫力的作用。

黄色食物——补脾

■ **常见的黄色食物有：**

香蕉、黄小米、菠萝、芒果、杨桃、黄豆、木瓜、玉米、柑橘、柚子、橙子、红薯等。

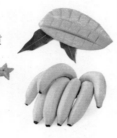

■ **营养成分：**

维生素A、维生素C、类胡萝卜素等。

■ **对人体的益处：**

黄色食物含有丰富的维生素C和类胡萝卜素，具有很好的抗氧化作用，能够预防人体衰老，同时对于胃肠疾病还有很好的预防作用。

白色食物——补肺

■ **常见的白色食物有：**

大米、面、杏仁、莲子、山药、牛奶、鱼肉、冬瓜、豆腐、椰子、豆浆、梨、白糯米等。

■ **营养成分：**

钙、蛋白质、糖类。

■ **对人体的益处：**

白色食物大多具有润肺止咳的作用，对人体的呼吸系统有很好的保健功效。另外，很多白色食物，例如蒜、葱白等，还有很好的杀菌消毒作用，能够提高人体的免疫力，起到强身健体的作用。

黑色食物——补肾

■ **常见的黑色食物有：**

紫菜、黑米、黑木耳、黑豆、茄子、桑葚、香菇、乌鸡肉、海带、黑芝麻、栗子、黑枣、乌梅、葡萄、发菜、海苔等。

■ **营养成分：**

铁、钙、锌、镁、维生素等。

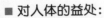

■ **对人体的益处：**

黑色食物含有丰富的维生素E和矿物质，有美容养颜、乌发、延缓衰老等作用，对于防治心血管疾病以及癌症也有很好的功效。

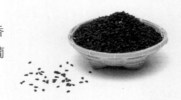

另外，黑色食物一般含有丰富的粗纤维和矿物质，能够加快人体的新陈代谢，将人体的毒素排出体外。肤色暗淡或便秘者不妨多吃一些黑色食物。

Part4 食物的五味

食物根据味道的不同，又分为酸、咸、苦、甘、辛五种。味道不同，其营养价值属性也会有不同。

酸味——入肝

■ 功效：

能够增加食欲，健脾开胃、养肝。

■ 常见的酸味食物：

山楂、醋、杨梅、桃子、李子等。

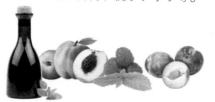

咸味——入肾脏

■ 功效：

有助于补肾。

■ 常见的咸味食物：

猪肉、鸭肉、螃蟹、盐、紫菜、海带、田螺、牡蛎等。

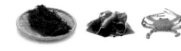

苦味——入心

■ 功效：

有助于面色红润。

■ 常见的苦味食物：

苦瓜、杏仁、茶叶等。

甘味——入脾

■ 功效：

有助于强身健体、提高免疫力。

■ 常见的甘味食物：

苹果、梨、甘蔗、蜂蜜、糖、薏仁、芒果等。

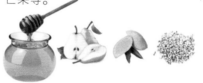

辛味——入肺

■ 功效：

有助于血液循环和新陈代谢。

■ 常见的辛味食物：

辣椒、姜、大葱、蒜、洋葱、白酒、韭菜、芹菜等。

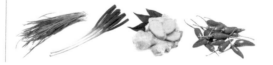

Part5 食物营养成分分析

食物含有多种营养成分，不同的营养成分对人体发挥着不同的作用。缺少或者摄取过多这些营养成分，都会对人体健康带来不利的影响。

蛋白质

蛋白质是构成和修补细胞、组织的主要物质，也是维持人体生长发育、调节基本生理功能的重要物质。

★富含蛋白质的食物

鱿鱼、沙丁鱼、猪肉、大虾、鸡肉、鸭肉、黄豆、螃蟹、花生、松子、核桃、鸡蛋等。

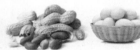

脂肪

脂肪是提供能量的主要物质以及细胞和血液构成的主要成分，对于保护皮肤、内脏、维持体温、帮助脂溶性维生素吸收发挥着重要的作用。人体脂肪缺乏，会出现生长发育迟缓、生育能力下降和皮肤粗糙等症。

★富含脂肪的食物

芝麻、花生、核桃、牛奶、腰果、大豆、奶酪、牛肉、鸭肉、鹅肉等。

维生素

维生素是维持人体正常生理功能所必需的营养物质，在人体生长、代谢、发育中发挥着重要的作用。人体虽然对维生素的需要量很少，但如果缺乏，会对健康造成损害。

★富含维生素A的食物

猪、牛、羊肝脏、牛奶、鸡蛋、苹果、香蕉、梨、黄瓜、菠菜等。

★富含维生素B_1的食物

大豆、核桃、瘦猪肉、猪牛羊肝脏、鱼类、虾类等。

★富含维生素B_2的食物

瘦肉、猪牛羊肝脏、牛奶、蛋类、绿叶蔬菜等。

★富含维生素B_{12}的食物

猪牛羊肝脏、鱼类、扇贝、牛奶、蛋类、肉类等。

★富含维生素C的食物

辣椒、西红柿、苹果、草莓、猕猴桃、菠菜、茼蒿等。

★富含维生素D的食物

猪牛羊肝脏、鸡蛋、香菇、奶酪、鱼类等。

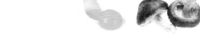

★富含维生素E的食物

小麦、核桃、葵花子、松子、绿色蔬菜、植物油等。

★富含维生素K的食物

猪牛羊肝脏、绿叶蔬菜、蛋黄等。

微量元素

微量元素是维持正常生理功能的重要物质，影响着人的智力、情绪等方面，是人体心理健康的物质基础。其中的钙、铁、磷、镁、锌等元素对人体健康起着很重要的作用。

★富含钙的食物

牛奶、鸡蛋、带鱼、大豆及深绿色蔬菜等。

★富含铁的食物

猪牛羊肝脏、瘦肉、大豆、牛奶、海藻类、绿叶蔬菜等。

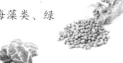

★富含磷的食物

肉类、谷类、奶类、鱼类等。

★富含镁的食物

牛奶、大豆、核桃、葵花子、干枣、绿叶蔬菜等。

★富含锌的食物

肉类、豆类、海鲜、海藻、坚果等。

膳食纤维

膳食纤维又称粗纤维，有水溶性纤维和非水溶性纤维之分。它可以帮助清洁人体的消化道，预防结肠癌，是健康饮食中不可缺少的一部分。

★富含膳食纤维的食物

豆类、燕麦、蔬菜、水果、海藻类、虾蟹等。

Part6 四季饮食注意事项

春季

春天春回大地，人体气血旺盛，是恢复肝脏功能的良好时机。饮食上，多吃一些绿色蔬菜、水果以及一些汤类。少食用辛辣易上火的食品，以免出现大便干燥、消化不良等症状。

■ 多吃一些助阳食物

春季是需要阳气生发的季节，应适当吃一些助阳的食物，例如韭菜、蒜苗、大蒜等。

■ 饮食要注意清淡

春季天气干燥，人容易上火，出现舌苔发黄、咽喉肿痛等症状。这时候如果饮食过于肥腻，容易加重病情。因此，饮食上要注意清淡。多喝些汤类，例如绿豆汤、莲子银耳汤、菊花茶等。

■ 多吃一些蔬菜、水果

春季干燥，并且人体易困乏，应多吃一些红黄色和深绿色的蔬菜水果来补充能量。例如胡萝卜、南瓜、青椒等。

■ 少酸多甜

春季是需要补肝的季节，应适当多吃些甜味、升温的食物，少食一些酸味的食物。

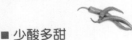

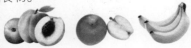

夏季

夏季天气燥热，人体易出现烦闷、食欲不振等现象，这时候的饮食要注意清淡，多吃一些寒凉性食物，注意水分的补充。

■ 寒凉性食物

西瓜、黄瓜、梨、兔肉、海带等。

■ 注意水分的补充

夏季炎热易出汗，要注意水分的补充。因为体质的差异，每个人需要补给的水分也会不同。应根据自己的需求，尽可能多地补充水分。

秋季

秋季天气干燥，容易伤肺，引起肺燥病变。因此，秋季饮食要注意养肺。冰糖炖银耳或者黑木耳是养肺的良好食品。

■ 避免热量过剩

秋季凉爽，人的食欲也很旺盛，如果不加以节制，很容易因为饮食过多、热量过剩而造成人体肥胖。因此，秋季饮食要尽量少食高热量、肥腻的食物，同时要避免不加节制地大吃大喝。

■ 多吃一些蔬菜水果

秋季天气干燥，人也很容易上火。应多吃一些蔬菜水果，可以多吃一些梨、萝卜等滋阴养肺的食物。其中，萝卜猪蹄汤是一道既缓解秋燥又可补身体的好食谱。

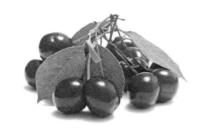

冬季

冬季天气寒冷，要注意饮食丰富，以满足身体需要的能量。

■ 应吃一些热性食物

冬季寒冷，人体容易受寒，血液循环变慢，易引发心脑血管疾病，需要食用一些取暖御寒的食物。热性食物就是不错的选择，例如羊肉、牛肉、桂圆、红枣等。

■ 应吃一些补肾食物

冬季气温下降，人的精气受损，身体虚弱，容易手脚发凉，这就需要补肾。因此，应该吃一些益肾强身的食物，例如黑米、黑豆、黑芝麻、黑木耳等。

Part7 食物搭配禁忌

随着人们健康意识的增强，食补已经成为人们美食养生的一部分。但是食补也要讲究科学，根据中医相生相克的原理，食物搭配也存在着一定的禁忌。很多食物虽然富有营养，但如果搭配不当，不但影响其营养，有时还会对人体健康带来危害。

■ 维生素C和含维生素C分解酶

富含维生素C的食物和含有维生素C分解酶的食物，最好不要搭配在一起食用。因为维生素C分解酶会将维生素C分解掉，降低食物的营养。

例如：富含维生素C的西红柿最好不要和富含维生素C分解酶的黄瓜搭配食用。

■ 维生素A和生物活性物质

生物活性物质会影响人体对维生素A的吸收。因此，富含维生素A的食物不可与富含生物活性物质的食物搭配食用。

例如：胡萝卜和螃蟹。

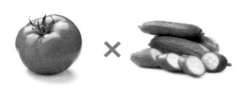

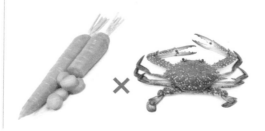

■ 维生素C和铜元素

维生素C和铜元素发生反应，会使维生素C被氧化，失去食物的营养。因此，富含维生素C的食物不可与富含铜的食物搭配。

例如：鸡肝和西红柿。

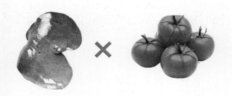

■ 钙和醛糖酸残基

钙和膳食纤维中的醛糖酸残基发生反应，会产生人体不易消化的物质，引起人体腹胀、腹泻。

例如：鲜榨豆浆和猪蹄。

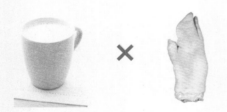

■ 铁和植酸

铁和植酸发生反应，会影响人体对铁质的吸收。因此，应避免将富含铁质的食物和富含植酸的食物搭配。

例如：猪肝和山楂。

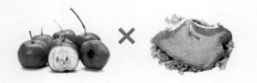

■ 蛋白质和植酸

蛋白质和植酸容易发生反应，影响人体对蛋白质的吸收。因此，富含蛋白质的食物和富含植酸的食物不适宜搭配。

例如：鸡蛋和未全熟豆浆。

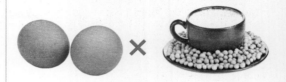

■ 有机酸和叶绿素

有机酸和叶绿素发生反应，会降低食物的营养。因此，应避免将富含有机酸的食物和富含叶绿素的食物搭配食用。

例如：菠菜和醋。

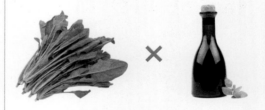

■ 钙和磷

大量的磷会影响人体对钙质的吸收。因此，应避免将富含钙的食物和富含磷的食物搭配食用。

例如：牛奶和可乐。

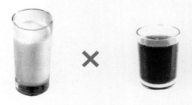

Part8 吃些黑色食物好处多

■ 了解黑色食物

什么叫黑色食物？目前国内外的学者还没有一个很明确的概念。国内认为，黑色食物是一种自然颜色为黑色，能够调节人体某些生理功能的食物。这种看法的重点是强调食物的自然属性和作用，经过加工而呈现黑色的食品不属于这个概念的范围，例如酱油等。国外则认为，颜色较黑或者含有大量粗纤维的食物就是黑色食品。

在这里，我们所说的黑色食物一般指自然颜色为黑色的、含有黑色素的黑豆、黑芝麻、黑米等食品。

■ 黑色食物的作用

黑色食物中富含蛋白质、脂肪、氨基酸和维生素，具有很好的保健功效，其中的黑色素类物质也发挥了独特的作用。具体来说，黑色食物具有以下几种功效。

1. 延缓衰老

有的人看起来衰老较快，就是人体内的自由基会引起过氧化反应，产生的有害物质会加速机体的衰老。而黑色食物中的黑色素和花青素等物质能够减少自由基在氧化反应中的产生物，有效地清除人体内的自由基。

2. 预防贫血

一般黑色食物中的矿物质含量都很丰富，其中包括对造血有重要作用的"铁"，经常食用黑色食物能预防缺铁性贫血，并起到改善营养性贫血的作用。所有贫血患者以及月经量过多的女性可以多吃一些黑色食品。女性常食黑色食物不仅可以补血，还有美容养颜的作用，爱美女士可以多食的黑色食物中，黑米对预防贫血的功效是最显著的，所以人们又将它称为"补血米"。

3. 防癌抗癌

黑色食物之所以能起到防癌抗癌的作用，主要原因有两点：第一点就是它能有效地清除自由基，减少了自由基过氧化反应导致人体内形成肿瘤的可能性；第二点就是因为它能有效预防强致癌物质亚硝胺的形成。

4. 益智补脑

黑色食物中还含有花青素，它的抗氧化能力特别强，这样就能保护大脑不会受到有毒物质的侵害，从而保持正常的生理活动。

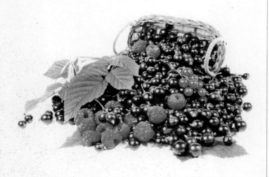

5. 降压降脂

黑色食物对高脂血症和高脂血症引起的粥样动脉硬化有很好的治疗作用，因为这些食物具有能够降低血脂的元素，对治疗心脑血管系统疾病很有疗效。

6. 滋养肾脏

从中医角度上看，黑色食物最主要的作用就是益气补肾，经常吃能够滋养肾脏。

7. 滋养头发

如果头发中的黑色素不足，头发就会发黄、发白，这时候可以多吃一些黑色食物，补充黑色素，让头发重新散发出黑亮光泽。

8. 凝神静气，促进睡眠

睡眠质量的高低，也是衡量一个人健康与否的重要指标之一。因为睡眠是人体每天必须经历的生理过程。如果一个人的睡眠质量不好，机体得不到充分的休息，就可能引起病变。多吃些黑色食物，能够让大脑神经快速镇静下来，从而起到宁神静气的功效，对促进睡眠有很好的作用。

9. 提高免疫力

黑色食物富含多种矿物质元素和氨基酸，经常吃有助于强身健体，提高人体的免疫能力。

10. 抵抗过激反应

众所周知，适当的过激反应对人体有益，但是如果过激反应过度，对人体会有很大的损害。常食黑色食物，能够提高人体的免疫力，还能够镇静安眠，对于频繁的过激反应有很好的抵抗效果。

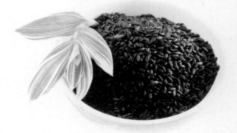

■ 常见的黑色食物

在日常生活中，黑色食物种类有很多，粮食中常见的黑色食物有黑豆、黑米、黑玉米、黑芝麻等；水产品中常见的黑色食物有黑鱼、青鱼、泥鳅、乌贼、海参、海带、紫菜、菱角等；常见的禽畜类黑色食物有乌骨鸡等；蔬菜中的黑色食物有黑木耳、蘑菇、紫苏、蕨菜等；果品中的黑色食物有乌梅、黑枣、黑加仑、桑葚等。

七大黑色食物及其功效	
黑米	富含各种B族维生素和钙、铁、磷等微量元素，能益气补肾、活血补脑，具有很好的补虚功能，对贫血、神经衰弱等疾病均有很好的疗效。
黑豆	富含维生素、核黄素、黑色素和其他微量元素，能利水解毒，养肾补肝，同时还是美容养颜、滋补秀发的佳品。
黑芝麻	富含卵磷脂、蛋白质、钙和铁，尤其是维生素E，能防止动脉硬化和冠心病等疾病的发生，还能强健筋骨、延缓衰老。
海参	富含蛋白质、多种维生素和微量元素，而且没有胆固醇，是动脉硬化、高血压等疾病的治疗佳品，其中的海参素还具有抗癌的功效。
海带根	海带根中富含碘、钙、磷、铁和各种维生素、粗纤维，是治疗甲状腺肥大、高血压和冠心病的佳品。
紫菜	含有碘、镁、钙、铁、硒等多种微量元素，被誉为"微量元素宝库"，属于高蛋白、低脂肪和多维生素的食品，可预防心脑血管疾病。
黑木耳	被誉为"素中佳肉"，因为其吸附力很强，所以能促进消化，清理肠道毒素。另外，黑木耳还能起到补血的作用。

Part9 注意食用的食物

生活中我们会接触各种各样的食物，但是在种类繁多的美食中，有很多却含有有毒物质，危害人体健康。所以，这看似美味的食品，我们在吃的时候一定要慎重。下面，就介绍一些生活中常常被大家所忽略的有毒食物。

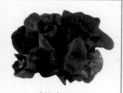

鲜木耳

注： 含有啉类光感物质，会引起日光皮炎。

原因：

新鲜的木耳含有对光线非常敏感的卟啉类光感物质，如果食用后遭遇太阳光的照射，有可能引起日光皮炎，甚至还可能引发咽喉水肿和呼吸困难。因此，食用木耳的时候，尽量不要选择新鲜的木耳。

解毒妙招：

喝点淡盐水黑豆汤。

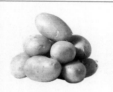

发芽土豆

注： 土豆发芽部位含有的茄碱有毒物质是其他部位的几十倍，会引起中毒。

原因：

土豆是家庭食用频率较高的蔬菜，营养非常丰富，但是千万不要食用发了芽的土豆，因为其中含有茄碱这种有毒物质。虽然土豆都含有这种毒素，但是成熟之后的土豆一般不会引起中毒，如果土豆发了芽，芽的部位就会集中很多茄碱，这时候的毒素就是其他部位的几十倍甚至更高。

解毒妙招：

在存放土豆的时候，一定要放在阴凉干燥的地方，以免土豆发芽。如果在吃的时候发现土豆已经发芽或者皮呈现青绿色时，最好不要食用。一旦吃中毒，大量喝水。

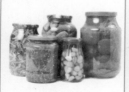

咸菜

注： 咸菜中的亚硝酸盐会导致人体缺氧。

原因：

咸菜中含有亚硝酸盐，如果人体摄入过多的话，就会让血液中的血红蛋白发生氧化反应，变成高铁血红蛋白。而且，它还能阻止血红蛋白释放氧气，导致人体缺氧，产生中毒反应。因此，食用咸菜不要过多，正在长身体的儿童尽量不要食用。

解毒妙招：

最好食用比较新鲜的蔬菜，做成腌菜也要在一个月之后，彻底清洗干净才可以食用。

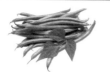

四季豆

注：四季豆若未煮熟，其中含有皂素等有毒物质，可引发中毒。

原因：

　　没有煮熟的四季豆含有有毒物质——皂素，这种物质会刺激人体肠道，而且其中的亚硝酸盐和胰蛋白酶也会刺激人体肠道，使人出现食物中毒现象，出现胃痛、肠胃炎等症状。因此，食用四季豆的时候，一定要煮熟之后再食用。

解毒妙招：

　　在烹制四季豆的时候，只需要将它彻底炒或煮熟即可。

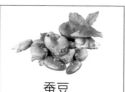

蚕豆

注：未煮过的蚕豆中含有有毒物质，容易诱发蚕豆病。

原因：

　　蚕豆是很多人喜爱的一种小零食，但是它会导致有些体内缺乏葡萄糖-6-磷酸脱氢酶的人产生蚕豆病。因此，食用蚕豆的时候要慎重，最好煮熟之后再食用。家中有这类遗传疾病的，无论生、熟蚕豆都不能吃。

解毒妙招：

　　蚕豆必须要煮熟之后才能吃，不要吃刚采摘回来的蚕豆，以免中毒。

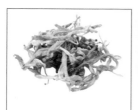

有秋水仙碱，氧化后会产生剧毒，危害健康。

原因：

　　黄花菜又叫作金针菜，其中含有秋水仙碱。虽然这种物质本身无害，但是当它在人体内发生氧化反应后，就会产生有剧毒的二秋水仙碱。二秋水仙碱能对人体的消化系统和泌尿系统带来危害，严重威胁健康。

解毒妙招：

　　不要食用新鲜的黄花菜，一个成年人每天食用鲜黄花菜的量不能超过50g，否则就会导致中毒。

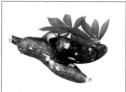

木薯

注：新鲜的木薯块根中含有有毒物质，食用后易诱发中毒。

原因：

　　木薯除了块根中富含淀粉之外，其他的部分都含有有毒物质，尤其是新鲜的木薯块根，所以在食用木薯的时候一定要谨慎。如果不慎吃了没有煮熟的木薯，木薯中的有毒物质经过胃酸的分解之后就会产生剧毒物质氢氰酸，使人中毒。如果食用超过150~300g的生木薯，就可能导致人体死亡。

解毒妙招：

　　木薯在食用之前可以先将皮去掉，然后在清水中浸泡一天，再经过煮熟加工之后，就可以清除有毒物质。

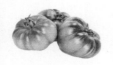

青西红柿

注：未成熟的西红柿经胃酸分解后会导致人体中毒。

原因：

青西红柿或是还没有成熟的西红柿中含有非常稳定的碱性物质，经过胃酸分解之后，就会感到嘴里发麻，严重的就会导致中毒。因此，应尽量避免食用青西红柿。

解毒妙招：

等青西红柿变红之后就可以食用了。另外青西红柿烹调熟后就可以食用了。

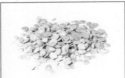

杏仁

注：未加工过的杏仁中含有氰化物，容易使人中毒。

原因：

杏仁的味道非常独特，而且深受大家的喜爱，成为很多馅饼的主要成分，但是杏仁中却含有氰化物，食用不当，很容易引起人体中毒。因此，食用杏仁的时候一定要谨慎，最好将杏仁煮熟之后再食用，避免食用生杏仁。

解毒妙招：

避免食用生杏仁，杏仁在食用之前必须先经过加热，这样才能够去除毒性。

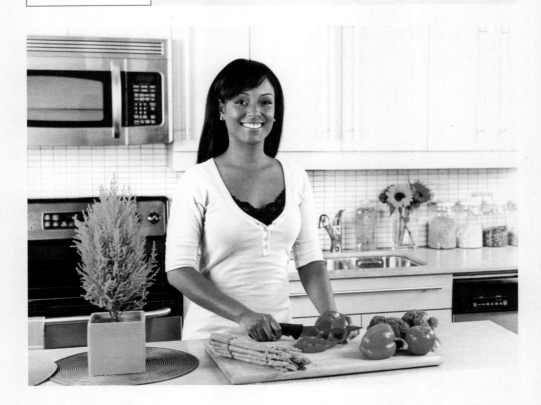

Part10 隔夜忌食的食物

有时候，由于各种原因，总会有些剩饭剩菜吃不完，倒掉又觉得浪费，所以不知不觉就养成了吃剩饭剩菜的习惯。还有的是由于不想麻烦，所以一次会做很多，吃不完下顿就直接吃了。其实这些隔了夜的食物吃起来不仅口感不好，还会对消化造成影响，严重的还会危害身体的健康。所以，尽量不要吃剩饭剩菜，尤其是隔夜的食物。

■ 鸡蛋

很多人说鸡蛋可以隔夜吃，例如茶叶蛋，但是也有很多人说鸡蛋不能隔夜吃，尤其是男人。至于鸡蛋究竟能不能隔夜吃不能一概而论。如果鸡蛋没有煮熟的话，隔夜之后，就很容易滋生细菌，吃了之后就很可能导致肠胃不适。如果在鸡蛋已经煮熟的情况下，只要密封之后放在冰箱中保存，第二天是可以继续食用的。

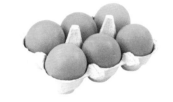

也就是说，鸡蛋究竟能不能隔夜吃，不能只加热，而是要看在第一次煮的时候究竟有没有煮熟，只有第一次把鸡蛋煮熟了，隔夜热透之后才能继续吃。

■ 茶

隔夜茶是一定不能喝的，因为过了一夜之后，茶叶中的维生素已经基本没有了，而且其中的蛋白质、糖类等营养元素还会成为细菌滋生的温床。也就是说，隔夜茶中已经是细菌多于营养了，所以不宜饮用了。

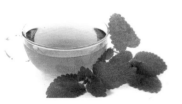

■ 银耳汤

银耳汤具有很好的滋补作用，但是隔夜之后，营养就会流失，生成硝酸盐类和亚硝酸盐等有害物质。如果喝了隔夜的银耳汤，亚硝酸盐就会和血红蛋白中的氧气发生氧化反应，造成机体缺氧，影响人体正常的造血功能。所以，银耳汤最好是现做现喝，不要隔夜。

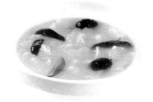

■ 茎叶蔬菜

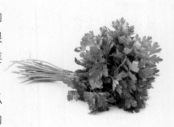

很多蔬菜中都含有硝酸盐，如果长时间放置，在细菌的分解作用下，就会形成亚硝酸盐。亚硝酸盐对人体的危害很大，即便是第二天再经过加热，也不能去除，所以最好不要吃隔夜的茎叶蔬菜。

如果想多做一点儿放在第二天热着吃，可以多做一些瓜类和根类的蔬菜，因为这类蔬菜中的硝酸盐含量比茎叶类的蔬菜要少很多。

■ 汤

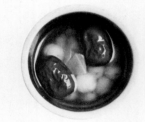

很多人喜欢将喝不完的汤放在冰箱里，第二天再喝，但是喝这种隔夜汤并不健康。汤最好的保存方法就是不放盐，如果当天喝不完，也不要用不锈钢锅和铝制的金属锅具存放，最好还是在瓦罐等陶瓷器具和玻璃器具中存放。

■ 鱼和海鲜

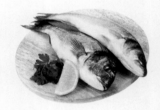

吃了隔夜的鱼和海鲜之后，会伤害肝肾，因为这些食物隔夜之后，营养成分会流失，由于海鲜烹煮时间一般较短，有些耐高温的细菌并没有完全被杀死，一旦冷却就可能再生，所以千万不要吃隔夜的鱼和海鲜。

■ 卤味

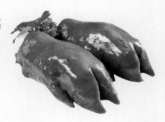

很多人喜欢将吃不完的卤味放在冰箱里面保存，但是隔夜的卤味却并不适合食用，尤其是春夏季节。所以，购买卤味时应该适量，以现买现吃为宜。

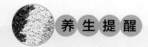 养 生 提 醒

为了身体健康应尽量避免食用隔夜食物。除了以上所列食物外，一般食物隔夜后，最好经加热后食用。尤其是一些汤类，最好重新煮开后再食用，这样可以起到杀菌消毒的作用。

Part11 食物营养烹调技巧

食物中含有各种各样能满足人体需求，使人体保持健康的营养素，但是如果采用了不正确的处理方法或者烹制方法，就很有可能导致营养流失，所以在了解了食物本身所含的营养之后，还应该掌握一些保留食物营养的烹调技巧，让食物更美味、更健康。

■ 同种类食物的烹制方法

要想尽可能保留食物的营养，就应该根据食物的种类选择适合的方法来烹调。因为毕竟食物的种类不一样，里面的营养成分和结构也不一样，这就需要我们了解几种主要食物的烹制方法。

1. 米面类食物

做米饭时，一般需要先淘米。在淘米的时候，浸泡的时间不宜过长，淘洗的次数也不宜太多，不然其中的水溶性维生素和无机盐就会流失。而且米汤中含有大量的无机盐、碳水化合物和蛋白质，所以不要随便丢弃。

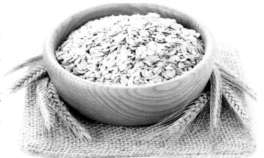

在蒸馒头或者熬粥的时候千万不要放碱，因为这样会破坏其中的B族维生素和维生素C。

2. 肉类食物

1 冷冻前最好分成块

肉类食物不宜一大块地放入冰箱冷冻，也不宜用热水加速化冻，因为鱼肉这类食物经过反复冷冻会导致营养物质的流失，还会影响口感。最好是先将肉类分成小块，这样每次要吃的时候拿出一小块即可。

2 选择合适的烹调方式

肉类食物中的蛋白质、脂肪、无机盐等营养成分比较稳定，在烹制的过程中损失较少，但是不同的烹调方式，损失的营养成分还是不一样的，最好是选用快炒。这样，营养成分流失最少。而且，炒肉类食物时间不宜过长，不然肉质就会老化，不利于消化吸收。

3 烹饪肉食时起锅前调味

肉类中含有丰富的蛋白质，在烹制过程中，如果过早调入食盐，会使肉中的蛋白质凝固，降低食物的营养，同时影响食物的味道。所以，烹制肉类时，要在熄火前调入食盐。

3. 蔬菜类食物

1 蔬菜应该先洗后切

蔬菜清洗和刀切的顺序与营养成分的保留有很大的关系。如果先将蔬菜切好了再清洗，蔬菜和空气的接触面积就会增加，很多营养成分就容易氧化，很多水溶性的营养元素也会随水而逝。所以，蔬菜最好是先洗后切，这样营养成分的流失是最少的。

2 炒菜的时候尽量不要加水

炒蔬菜最好是用大火爆炒，避免长时间炖煮，即便炖煮也要盖上锅盖，避免水溶性营养元素随着水蒸气流失。而且，在炒菜的过程中尽量不要加水，避免水溶性维生素的流失。可以适当地加一点醋，这样既能调味，又能保护维生素C，避免其流失。

3 加热时间不宜太长

很多蔬菜在加热的过程中，营养成分都会流失，因为蔬菜中的很多营养成分都怕热，当温度超过80℃就会受到破坏，所以，蔬菜应该避免长时间加热。

4 变质或腐败的食物不宜食用

变质腐败的食物不宜食用，食用后会引起食物中毒。

■ 不同的烹调方法对食物营养的影响

食物的烹调方法多种多样，采用不同的烹调方法，食物营养流失多少也会受到影响。

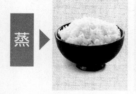
★这种方法能够完整地保存食物的颜色、营养结构，是最有效的保留营养的烹制方法。蒸制的食物有很多种，像大米、馒头、包子等，都很受人们喜爱。需要注意的是，蒸制食物的时候，注意添加水要适量。

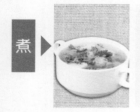
★煮食物也能很好保留食物的颜色和营养，但是如果煮的时间太长，很多营养素就会分解到水中。而且，很多水溶性的维生素也会伴随着水蒸气流失。食物切得越碎，和水接触得越多，营养流失就会越严重。

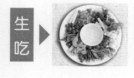
★很多绿叶蔬菜、水果、能生吃的就尽量生吃，这样能最大限度地获得它们的营养。像生菜如果烹调食用，不仅影响美味，还易造成营养流失。

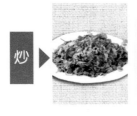

炒 ▶ ★炒是比较常用的烹调方法，因为用油量和油温都没有煎炸的多和高，所以只要能够控制用油量，多翻炒，保证食物受热面均匀即可。需要注意的是，炒菜的时候，油温不要过高，这样会破坏食物营养成分，还会产生过氧化物，影响健康。

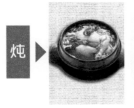

炖 ▶ ★很多食物的营养在炖汤的时候都会溶解在汤中，蛋白质和维生素也比较容易消化。但是如果炖汤的时间太长，维生素C和很多B族维生素就会遭到破坏，所以炖汤的时候要避免高温炖汤，最好选用文火慢炖。

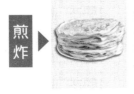

煎炸 ▶ ★煎炸的食物口感很好，但是食物中的抗氧化物会被破坏殆尽，还会增加过氧化物和致癌物质。在煎炸的过程中，食物中的维生素会大量流失。

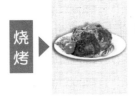

烧烤 ▶ ★烧烤和煎炸一样，会破坏肉中的B族维生素，尤其是用明火烧烤的食物，产生的过氧化物和致癌物质会附在烧烤的肉上面。所以，最好是在烧烤之前先涂上一层橄榄油或其他食用油，其中的维生素E能中和一部分自由基，所以能有效减少自由基含量。

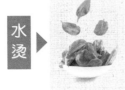

水烫 ▶ ★用水烫食物一定要等水开之后再放食物，时间不能太长，也可以分几次分开下锅，这样可以减少维生素C的损失。像菠菜等一些很容易熟的蔬菜，水烧开之后，在水里烫一下即可捞出，否则很容易煮烂，影响其口感。

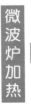 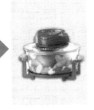

微波炉加热 ▶ ★对于短时间加热的食物影响不大，但是如果时间较长，就会因温度过高而影响食品的营养。

吃对了食物，身体才不会生病　53

■ 正确使用各种调味料

很多食物在烹调加工过程中营养流失，但是合理地使用各种调味料不仅能提高食物的口感，还有利于保留食物的营养，提高膳食质量。

1. 醋

在食物烹制的过程中，稍微加点醋，可以保护食物中的维生素免受氧化反应的破坏。尤其是在凉拌蔬菜或者是烹制鱼肉的时候，提前加一点醋，能保护维生素，减少它的损失。

2. 上浆挂糊

先把食物用淀粉和鸡蛋上浆，这样在烹调的时候，表面就会形成一层保护膜，减少营养元素和空气的接触，就能有效保护营养元素，而且这种方法还能有效防止蛋白质过分变质。

3. 酵母发酵

用这种方法能够增加食物的美味和营养，并有利于消化吸收。

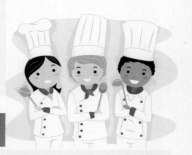

4. 勾芡

勾芡所使用的淀粉中含有硫氢基，这种物质具有保护维生素C的作用。

5. 不要太早加盐

食物在用旺火快炒的时候不要太早放盐，若过早加盐会使食物中的渗透压提前增加，使水溶性的营养素流失或者发生氧化反应。

■ 其他能保留食物营养的烹调方法

要想在烹调过程中保留食物的营养，除了上面的几种方式之外，还有一些食物需要与众不同的烹调方式来保留营养。而且，食物储存的时间长短和使用的烹制器具也会对食物的营养产生影响，这些也是需要特别注意的。

◎存放时间忌太长

每次购买食物的量不要太多，因为食物存放的时间越长，其中的营养素流失的就越多。一旦食物长时间存放，和空气、阳光的接触面就会增加，很多具有抗氧化作用的维生素就会流失。所以，最好是现买现吃，吃多少买多少。

◎最好是用铁锅

用铁锅烹调食物的时候放一点西红柿或者柠檬，能够提升铁的吸收量。如果将富含铁质的食物和酸性食物一起煮，可以将铁的吸收量提升将近10倍。

◎ **大蒜不要太早下锅**

　　大蒜具有很强的保健作用，但是其中的抗癌物质会被高温破坏。所以，将大蒜拍碎之后，等菜要出锅前再放，这样就能有效地降低营养素被破坏的程度了。

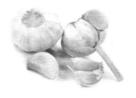

◎ **胡萝卜要先煮后切**

　　先将整个胡萝卜用水煮熟之后再切，其中的抗癌物质会比先切后煮多出四分之一。如果先切后煮，胡萝卜中的营养素会流失在水中，反之，则能锁住营养素，让胡萝卜吃起来更加美味。因为胡萝卜整个水煮的时候，里面的糖分含量也比较高。所以胡萝卜最好先煮后切。

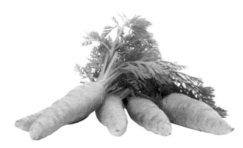

◎ **胡萝卜宜和肉炖**

　　胡萝卜的营养丰富，被誉为"小人参"，其中含有大量的β-胡萝卜素，这种物质只有经过切碎、煮熟和咀嚼之后才能被人体利用。所以，胡萝卜不宜直接生吃或者烧汤，最好的方式就是和肉一块炖20分钟左右，这样最有利于人体吸收胡萝卜的营养。

◎ **花菜用微波炉加热**

　　花菜经过水煮之后，里面的抗癌物质会被破坏殆尽，其中的维生素C也会大量流失，与其用水煮出没有营养的花菜，还不如用微波炉直接加热，这样花菜中的维生素C就能保留90%以上。

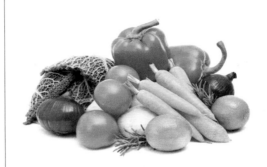

◎ **别急着去掉果皮**

　　很多蔬果的果皮中都含有丰富的营养元素，例如茄子、苹果和土豆等。表皮本身就是预防营养素流失的第一道屏障。所以，只要是食物的表皮在烹调之后能够被人体消化的，都要尽可能保留表皮。例如茄子最好带皮烹制，在处理土豆的时候，可以将表皮刮洗干净，然后进行烹调。

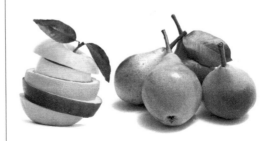

各种体质选食宜忌

体质类型	判断标准
阴寒型	平时四肢发凉，怕冷，喜暖，很少出汗。经常有关节疼痛、舌苔厚白、腹痛腹泻等现象，容易患伤风感冒、风湿性关节炎等疾病。
阴虚型	多表现为形体消瘦，容易心烦，手心、足心易发热、出汗，经常感到口干舌燥，头晕耳鸣，咽干目涩，大便干结，睡眠质量也很差。
阳亢型	经常面红耳赤，喜冷怕热，容易出汗、口渴，爱吃冷食，染病之后身体容易发热，大便干结，小便发黄，舌苔厚且呈深黄色，脉搏跳动有力。
阳虚型	多表现为手足发凉，体温偏低，喜暖怕冷，经常感到精神疲倦，四肢酸软无力，睡眠时间偏长，脉搏跳动虚弱无力，容易患肿胀、阳痿、腹泻等疾病。
气郁型	多表现为胸闷胀满，精神失落，性格忧郁，多愁善感，形体消瘦，没有食欲，时有嗳气、咽部阻塞、痛经、乳房胀痛等现象，易受惊吓，经常失眠。
气虚型	多表现为面色发白，没有光泽，气短无力，寡言少动，食量较小，容易感到疲劳，舌红肥大，脉搏跳动缓慢无力，容易患感冒，而且不易痊愈。
血淤型	多表现为面色晦暗无光泽，刷牙时牙龈易出血，口唇发暗、发紫，眼眶发黑，眼睛有血丝，运动时容易胸闷，经常肢体疼痛，记忆力较弱，情绪不稳定。
血虚型	多表现为面色枯黄或惨白、无血色，口唇干燥无光泽，头晕目眩，肢体麻木，脉搏虚弱无力，健忘，精神恍惚，易受惊吓，经常失眠。
痰湿型	多表现为体态肥胖，皮肤多油，经常出汗，眼睛肿胀，稍作运动便会感到胸闷气喘，肢体酸软无力，容易疲倦，性格多稳重、温和，善于隐忍。
湿热型	多表现为面部易生油垢，多痤疮粉刺，舌苔黄而腻，容易感到困倦，大便黏滞，小便浓黄，性格暴躁，男性阴囊潮湿，女性白带发黄、有异味。

宜选饮食	忌选饮食
应常食温性食物，以祛寒补阳。常见的温性食物有姜、大葱、韭菜、桂圆、莲子、核桃、花生、羊肉、狗肉、虾等。	不宜多吃寒性食物，如西瓜、梨、甘蔗、柿子、海带、西红柿、苦瓜、蟹、冬瓜、绿豆、紫菜、空心菜、酱油等。
应常食滋阴补虚的食物，像小麦、黑芝麻、糯米、鸡蛋、蜂蜜、猪肉、鸭肉、木耳、银耳、白菜、葡萄、百合等。	不宜多食花生、黄豆、獐肉、荔枝、桂圆、韭菜、大葱、姜、大蒜、辣椒、花椒、胡椒、羊肉、狗肉等性温食物。
应多吃具有清热去火功效的食物，如苦瓜、莲子、苦丁茶、西红柿、荸荠、百合、蕨菜、荠菜、香蕉、芒果等。	不宜多食辛辣、油腻食物，像大葱、姜、大蒜、辣椒、花椒、洋葱、烧烤、各种肥肉、烟、酒、奶油类糕点等。
应多吃具有温阳、补虚、散寒效果的食物，如羊肉、鸡肉、鹅肉、猪肚、韭菜、核桃、栗子、黑豆、茴香等。	不宜多吃性寒生冷食物，如兔肉、鸭肉、鸭蛋、牛奶、蟹、甲鱼、柿子、柚子、无花果、西瓜、地瓜、冬瓜等。
应多食具有理气、养脾作用的食物，如小麦、高粱、大葱、大蒜、苦瓜、海带、黄花菜、海藻、山楂、玫瑰花等。	不宜多食大米、羊肉、驴肉、蟹、雀蛋、红枣、核桃、椰子、洋姜、杨桃、咖啡以及辣椒、胡椒等辛辣食物。
应多吃健脾、益气食物，如山药、小米、糯米、香菇、红薯、红枣、莲子、牛肉、鸡肉、人参、海参、鲢鱼等。	不宜多食大蒜、胡椒、苦瓜、蚕豆、香菜、薄荷、大头菜、山楂、柿子、橙子、柚子以及烟、酒等耗气之物。
应多吃具有活血散淤、理气解郁效果的食物，如玉米、黑豆、萝卜、橘子、橙子、柚子、山楂、玫瑰花、紫菜、海藻等。	不宜多食甘薯、栗子、蚕豆、乌梅、苦瓜、柿子、花生、肥肉、蛋黄、盐、味精等容易导致胀气或影响气血运行的食物。
应多吃一些补血、益气的食物，像紫米、糯米、猪肉、猪血、菠菜、木耳、黑芝麻、胡萝卜、红枣、黄芪、桂圆肉等。	不宜多食有活血作用的食物和油炸食品，像大蒜、辣椒、花椒、槟榔、薄荷、海藻、白酒、生萝卜、菊花、油条等。
应常吃具有除湿、化痰作用的食物，如薏仁、红豆、黄瓜、冬瓜、卷心菜、橘子、荷叶、芥末、黄芪、茯苓等。	不宜多吃有生痰助湿作用的食物，像李子、柿子、石榴、红枣、柚子、梨、山楂、枸杞以及肥猪肉等高脂肪食物。
应多吃具有祛热除湿作用的食物，如黑豆、香菜、绿豆芽、冬瓜、木瓜、山药、丝瓜、红豆、西瓜、生姜、莲藕等。	不宜多吃辛辣、高热食物和甜食，如羊肉、牛肉、狗肉、猪肉、鸭肉、姜糖、胡椒、花椒、栗子、韭菜以及烟、冷饮等。

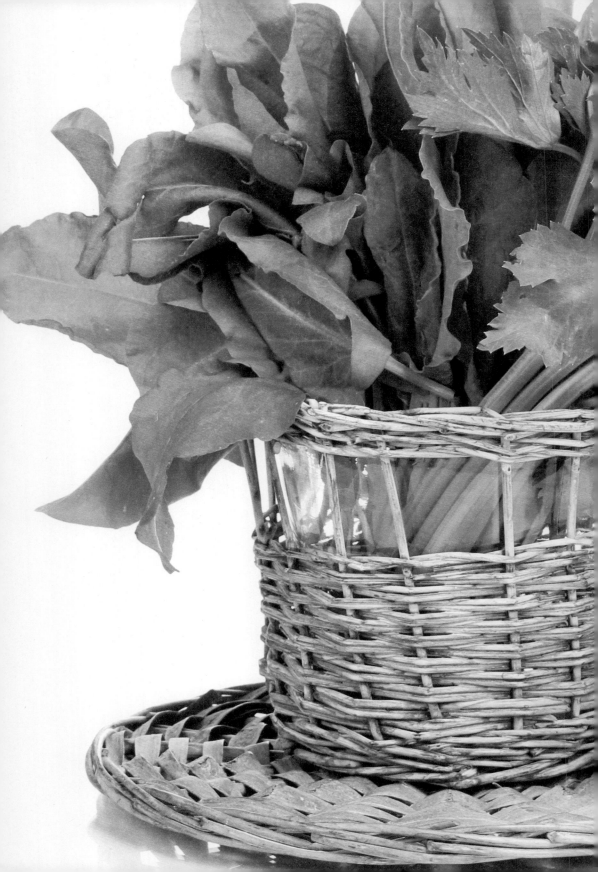

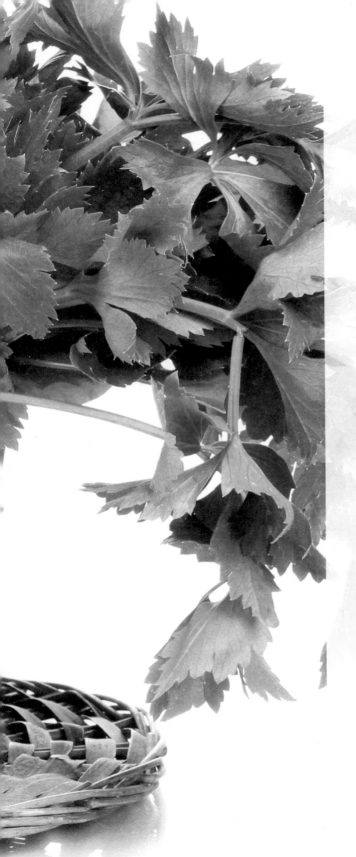

第二章
美容养颜食物Top20，吃出好气色

食物不仅能满足人体所需要的营养，还有补血养颜的作用。哪些食物有补血养颜的作用？怎么吃才能更养颜、更健康呢？下面就推荐20种最具有补血养颜功效的食物给大家，爱美的人士，可以根据自己的需要，选择适合自己的食物。

以下就是具有补血养颜功效的20种食物，它们能有效地帮助人体排出毒素，从而达到补血养颜的作用。

前 20名
美容养颜食物排行榜

食物名称	上榜原因	食用功效	主要营养成分
西红柿	■番茄红素是一种抗氧化剂，对于美容防衰老有很好的作用。并且番茄红素在炎热的夏季，有很好的防晒作用。	美容养颜、预防心血管疾病	B族维生素、蛋白质、叶酸、维生素A、胡萝卜素、钾、维生素C
黄瓜	■黄瓜中含有黄瓜酶，它能够有效地促进人体的新陈代谢，将人体的毒素排出体外。	清热解毒、养肝、减肥、美容养颜	蛋白质、脂肪、钙、铁、胡萝卜素、膳食纤维
芹菜	■芹菜中含有丰富的膳食纤维，有清理肠道毒素的作用，从而达到排毒养颜的目的。	美容养颜、养血补虚、利尿消肿、清热解毒	碳水化合物、蛋白质、脂肪、维生素C、铁、膳食纤维、钾
苦瓜	■苦瓜中含有很多膳食纤维，起到清理肠道毒素的作用，从而也有利于排毒养颜。	清热解毒、排毒养颜、消除疲劳	维生素C、膳食纤维、蛋白质、钾、维生素E
胡萝卜	■胡萝卜中含有烟碱素，它可以预防皮肤病，避免皮肤黑色素沉淀，让皮肤光滑亮洁。	养颜护肤、清肝明目、润肠通便	碳水化合物、维生素A、烟碱素、类胡萝卜素、木质素、维生素C
猪蹄	■猪蹄中含有大量的胶原蛋白质，它能促进皮肤的储水功能，让皮肤滋润细腻。	增加皮肤弹性、补虚、通乳	蛋白质、镁、维生素A、维生素E、钙、铁、钾
苹果	■苹果中含有的果胶和有机酸，能够将人体内的毒素和废物排出体外，达到美容养颜的效果。	排毒养颜、促进新陈代谢	维生素C、膳食纤维、有机酸、果胶、维生素E、胡萝卜素
草莓	■草莓中的鞣花酸能够阻止人体对有害物质的吸收，防止黑色素过度氧化在皮肤上形成黑斑或者色斑。	美容养颜、预防心血管疾病	维生素C、蛋白质、鞣花酸、果胶、纤维素、维生素E、钙
菠萝	■菠萝中含有的维生素B₁，有滋润皮肤、防止干裂的作用，另外还能起到增强机体免疫力的效果。	养颜美容、止渴解烦、消肿祛湿、醒酒益气	膳食纤维、维生素C、维生素B₁、蛋白质、胡萝卜素、钙、钾

莲子	■ 莲子中含有丰富的维生素C，维生素C能够防止皮肤干燥、皴裂，让皮肤更加细腻。	益心补肾、健脾止泻、固精安神、美容养颜	碳水化合物、维生素C、维生素E、蛋白质、镁、钙、纤维素
猕猴桃	■ 猕猴桃中含有的维生素E，能美丽肌肤，消除皮肤上的雀斑和暗疮，增强皮肤的抗衰老能力。	美容养颜、止渴除烦、利尿通便	维生素C、维生素E、膳食纤维、锌、胡萝卜素、钙、钾
鸡肝	■ 鸡肝中含有的维生素A，远比奶蛋含量要高得多，它能预防皮肤干燥，让皮肤呈现健康肤色。	补血益气、滋润皮肤、清肝明目	维生素A、维生素C、铁、维生素E、钙、镁
猪血	■ 猪血中含有的血浆蛋白，能够在人体内产生一种解毒、清肠分解物，将人体的毒素排出体外。	排毒养颜、补血益气	蛋白质、铁、钙、磷、维生素E、镁、钾
鸡蛋	■ 鸡蛋蛋黄中富含卵磷脂，卵磷脂分解出胆碱，健脑益智的同时，还能够防止皮肤衰老，使皮肤光滑有弹性。	改善皮肤、强健骨骼、预防阿尔茨海默病	蛋白质、铁、维生素E、卵磷脂、维生素A、钙
海参	■ 海参中含有丰富的硒元素，能够避免人体细胞膜受氧化的伤害，从而避免皮肤老化。	补肾壮阳、益精填髓、补血养颜、抗衰老	蛋白质、维生素E、镁、钙、硒、钾、铁
草鱼	■ 草鱼中含有大量的不饱和脂肪酸，里面的亚油酸是肌肤美容剂，能够预防皮肤干燥、粗糙。	泽肤养发、强心补肾、舒筋活血、消炎化痰	蛋白质、钙、磷、铁、维生素A、维生素E、镁
海带	■ 海带含有硒和多种矿物质，用海带熬成的汤汁泡澡，可以润泽肌肤，使皮肤清爽细滑、光洁美丽。	补肾壮阳、益精填髓、补血养颜	粗蛋白、铁、维生素B_1、维生素B_2、维生素E
薏仁	■ 薏仁中含有维生素B_1、维生素B_2，是一种美容食品，可以使人体皮肤保持光滑细腻，消除粉刺、色斑，改善肤色。	补血养颜、利水消肿、健脾祛湿、舒筋除痹	蛋白质、维生素E、钾、铁、钙、磷
黑芝麻	■ 黑芝麻中含有丰富的维生素E，有较强的抗氧化作用，经常食用能清除自由基，改善肤质，减缓皮肤老化的速度。	养颜润肤、乌发美发、补钙、健脑益智	铁、维生素E、脂肪酸、钙、蛋白质、钾
燕麦	■ 燕麦中含有的β-葡聚糖，能够锁住人体皮肤角质层的水分，起到保湿美容的作用。	美容养颜、预防心血管疾病	维生素E、膳食纤维、燕麦β-葡聚糖、蛋白质、钙、镁、铁

1 补血养颜

西红柿

美容养颜、抗衰老

√**适宜人群**：一般人群
×**不适宜人群**：肠炎患者、脾胃虚寒者和月经期的女性

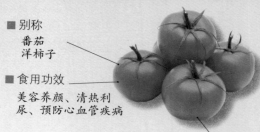

- **别称**
  番茄
  洋柿子

- **食用功效**
  美容养颜、清热利尿、预防心血管疾病

- **性味**
  性寒，味甘

西红柿的美容养颜成分

1 维生素A、维生素C

西红柿中含有丰富的维生素A、维生素C，有淡化色斑、使皮肤细腻红润的作用。另外，它们也是很好的抗氧化剂，长期食用，还能保持血管壁的弹性，有抗衰老的效果。

2 番茄红素

番茄红素是一种抗氧化剂，对于美容、防衰老有很好的作用。

3 食物纤维

西红柿里含有很多膳食纤维，能够促进胃肠蠕动，加快人体的新陈代谢，使人体的废物和毒素尽快地排出体外。西红柿还有清肠排毒的作用，对于美容养颜有很好的效果。

4 钾

西红柿中含有丰富的钾元素，每100g西红柿中含钾量约为179mg。钾元素有维持体内水分平衡、促进人体新陈代谢的作用。它能将人体多余的水分、尿液、毒素排出体外，有利于清除肠道的毒素，达到补血养颜的作用。

西红柿的食用宜忌

○ 一般人均可食用，但一日食用不可过多。

○ 口舌干燥、食欲不振者宜食。

○ 适宜热性病发热、口渴、食欲不振、习惯性牙龈出血者食用。

× 西红柿不宜久煮，也不宜空腹食用。

× 选购西红柿，避免选择带有赘生物的西红柿。

× 脾胃虚寒者尽量少食西红柿。

● **选购技巧**：选购西红柿，要选择果实饱满、有光泽、红透的果实，切忌选择未熟的西红柿。

● **储存秘籍**：成熟的西红柿在冰箱里能放置三天左右，但切忌放在冷冻室内冷藏，否则会冻烂，所以不要一次性购买太多。

🗣 西红柿的搭配宜忌

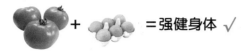

西红柿中含有丰富的维生素、钙质、胡萝卜素和其他微量元素；鸡蛋中也含有丰富的蛋白质和钙质。两者搭配食用，营养更加丰富，常食有强健身体的作用。

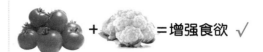

西红柿具有健胃消食、养阴生津的功效；花菜含有丰富的矿物质元素，两者搭配，有增强食欲、预防便秘的功效。

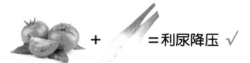

西红柿有清热利尿、美容养颜的功效；茭白有清热解毒的作用。两者搭配有清热解毒、利尿降压的作用，对于高血压、水肿等症有很好的治疗作用。

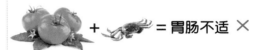

西红柿性寒，味甘；螃蟹性寒。如果两者搭配食用，会引起肠胃不适，应尽量避免。

🍴 西红柿的营养吃法

茄汁面

材料：

鸡蛋1个，西红柿3个，面条100g，葱白1段，姜3片，盐、味精、香油、番茄酱各适量。

做法：

西红柿切片，葱、姜切末，鸡蛋倒入碗中打散；锅中放油，油热后放入葱姜爆香后加入西红柿翻炒2分钟，再放入西红柿，加入适量的水，烧至沸腾；下入面条，再次煮沸；将鸡蛋液倒入锅中，快速搅散；淋入香油，放盐、味精搅拌均匀即可。

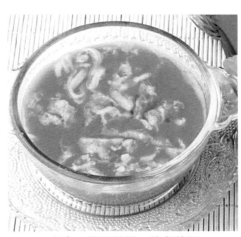

功效：清热利尿、美容养颜

西红柿的营养元素表(每100g)

★ 维生素B 0.06mg	★ 胡萝卜素 375μg
★ 蛋白质 0.9g	★ 钾 179mg
★ 叶酸 5.6μg	★ 维生素C 14mg
★ 维生素A 63μg	

黄瓜

2 补血养颜

排毒养颜、清热降火

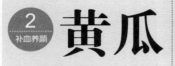

■ 食用功效
清热解毒、养肝、减肥、美容养颜

■ 性味
性寒，味甘，有微毒

■ 别称
胡瓜、刺瓜、王瓜

√ **适宜人群：** 高脂血症、慢性肝炎、酒精中毒以及肥胖者

✗ **不适宜人群：** 支气管炎患者

☀ 黄瓜的美容养颜成分

1 葫芦素C

黄瓜的尾部吃起来有些苦，是因为里面含有大量的苦味素。而苦味素中含有大量的葫芦素C，有排毒养颜的功效。并且黄瓜还有抗氧化、减少皱纹的作用，对美容养颜有很好的效果。如果因日晒引起皮肤发黑、粗糙，用黄瓜切片擦抹患处，有很好的改善效果。

2 黄瓜酶

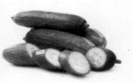

黄瓜中含有黄瓜酶，它能够有效地促进人体的新陈代谢，将人体的毒素排出体外，对于美容养颜有很好的效果。

3 维生素E

黄瓜籽中含有大量的维生素E，它是

一种强氧化剂，能够防止皮肤老化而引起的肌肤变老，让皮肤保持细腻光泽而富有弹性。

↻ 黄瓜的食用宜忌

○ 一般人均可食用。
○ 生食黄瓜时，要注意将黄瓜清洗干净，以免表面残存农药。
○ 肥胖者、高血压、水肿患者以及癌症患者适宜食用。
○ 糖尿病患者食用黄瓜，有利于缓解病症。
○ 黄瓜尾部含有较多的苦味素，有防癌的作用，尽量不要丢弃。

✗ 肝病、心血管病、肠胃病以及高血压患者尽量避免食用腌制的黄瓜。
✗ 脾胃虚弱、腹痛腹泻、肺寒咳嗽者应少吃黄瓜。

选购技巧： 选购黄瓜时，要选择新鲜、水灵、身上较多刺的黄瓜，吃起来比较爽脆。

储存秘籍： 夏天的黄瓜保存不好会长白毛，防止黄瓜长白毛的方法是不要乱堆乱放，最好放在篮子里，放置于背阴凉爽的地方，通风散热，降低菜温，以控制微生物的生长。

黄瓜的搭配宜忌

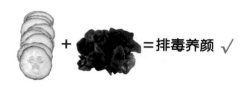 =排毒养颜 √

黄瓜有排毒养颜的功效；木耳含有多种营养成分。二者同食，有减肥、滋补、活血等多种功效，很适合爱美的女士滋补身体和减肥食用。

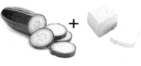 =润燥平胃 √

豆腐性寒，含碳水化合物极少，有润燥平火作用。搭配性味甘寒的黄瓜，具有清热利尿、润燥平胃的作用。

 =排毒养颜 √

黄瓜中含有丰富的维生素K，有强健骨骼的作用；鸡蛋中含有大量的钙。两者同食，有利于钙质的吸收，对于人体骨骼的强健有很好的作用。很适合骨质疏松的老年人以及正在长身体的青少年食用。

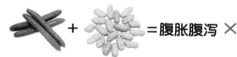 =腹胀腹泻 ✕

黄瓜性寒，花生则多油脂，两者同时食用会增加滑利之性，易造成人体腹胀、腹泻。因此，肠胃消化功能薄弱的人，应尽量避免将黄瓜和花生搭配食用。

黄瓜的营养吃法

黄瓜拌虾仁

材料：

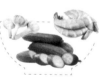

黄瓜2根，虾仁15g，蒜3瓣，红椒丝、盐、醋、味精适量。

做法：

将黄瓜洗净，去皮切成小段，装盘；虾仁过水焯熟放在黄瓜上面；蒜制成蒜汁，加入醋、盐、味精搅拌均匀；最后倒入混合调味汁、红椒丝撒在黄瓜上面即可。

功效：

清热解毒、美容养颜。

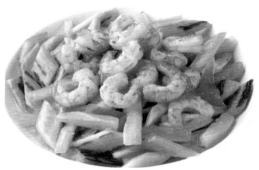

黄瓜的营养元素表(每100g)

★ 蛋白质 0.6~0.8g	★ 维生素C 约18mg
★ 脂肪约 0.2g	
★ 膳食纤维 约1.9g	
★ 钙 15~19mg	
★ 铁 0.2~1.1mg	
★ 胡萝卜素 0.2mg	

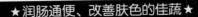

★ 润肠通便、改善肤色的佳蔬 ★

③ 补血养颜 芹菜
润肠通便、美容养颜

■ 别称
水芹、
旱芹

■ 性味
性平，味甘

■ 食用功效
美容养颜、养血补
虚、清热解毒

✓ 适宜人群：一般人群
✗ 不适宜人群：脾胃虚寒、血压偏低者

☼ 芹菜的美容养颜成分

1 铁元素

芹菜中含铁量较高，有补血养颜的功效。经常食用芹菜，可以避免皮肤苍白干燥、神色黯淡无光，可以使人气色红润、头发光亮。

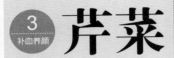

2 膳食纤维

芹菜中含有丰富的膳食纤维，它可以加快胃和肠的蠕动，让废物尽快排出体外，有清理肠道毒素的作用，从而达到排毒养颜的目的。

3 挥发性物质

芹菜的叶、茎中含有一种挥发性物质，这种物质不仅芳香，而且有助于促进人体的消化，加快人体的新陈代谢，将人体的毒素排出体外，有美容养颜的功效。

4 维生素C

芹菜中含有的维生素C，在促进胶原纤维合成的同时，还能清除自由基，是美容养颜不可缺少的物质。

↻ 芹菜的食用宜忌

○ 一般人群皆可食用。
○ 尤其适合高血压、高脂血症患者食用。
○ 肝火过旺者、心烦气躁者宜食。

✗ 不宜丢掉芹菜叶，它所含的胡萝卜素和维生素C比茎多，含铁量也十分丰富。
✗ 芹菜有降血压作用，因此血压偏低者慎食。
✗ 芹菜性凉质滑，故脾胃虚寒者不宜食用。
✗ 芹菜与黄瓜、南瓜、蛤蜊、鸡肉、兔肉、鳖肉、黄豆、菊花均相克。

● **选购技巧：**选购芹菜时，应选择叶子较嫩、茎干清脆的芹菜，避免选择颜色发黄的芹菜。

● **储存秘籍：**将买来的芹菜放在塑料袋中，然后再放入冰箱冷藏室内，可以放置4~5天。蔬菜放置时间长了，水分易流失，最好随买随吃。

芹菜的搭配宜忌

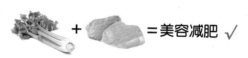

+ = 美容减肥 √

芹菜清热利尿，并含有大量的膳食纤维，有美容减肥的作用；牛肉含有丰富的蛋白质以及钙、铁等营养元素。两者搭配食用，既营养又有瘦身作用，很适合爱美和需要减肥者食用。

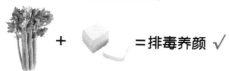

+ = 排毒养颜 √

芹菜有润肠通便、美容减肥的作用；豆腐可以生津解毒。两者搭配食用，能起到排毒养颜、美容瘦身的作用，是减肥食谱中的一道上佳食品。

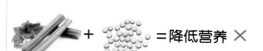

+ = 预防高血压 √

芹菜和香干搭配食用，营养丰富，对预防高血压、动脉硬化等都十分有益，并有辅助治疗作用。

+ = 降低营养 ✗

芹菜和黄豆搭配，虽然作为凉菜很美味，但是芹菜中所含铁质会跟黄豆中含有的元素发生反应，影响人体对铁的吸收，造成营养流失。因此，应尽量避免将芹菜和黄豆放在一起食用。

芹菜的营养吃法

芹菜炒香干

材料：

香芹2棵，香干300g，蒜5瓣，食用油、盐、酱油、鸡精各适量。

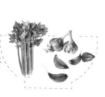

做法：

蒜切末，芹菜去叶切段；香干切成细条；将适量的油倒入锅中，烧热后放入蒜末爆香，接着将芹菜倒入锅中，煸炒至8成熟；将香干放入锅中同炒，烹入盐、酱油、翻炒至熟；关火，将味精撒入锅中，翻匀即可盛出食用。

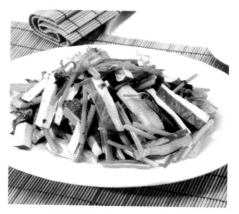

功效：美容养颜、养血补虚

芹菜的营养元素表（每100g）

★ 碳水化合物 4.8g	★ 铁 0.2mg
★ 蛋白质 0.6g	★ 膳食纤维 2.6g
★ 脂肪 0.1g	★ 钾 15mg
★ 维生素C 12mg	

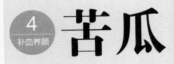

苦瓜

4 补血养颜

清热解毒、排毒养颜

- 别称
  凉瓜
- 性味
  性寒，味苦
- 食用功效
  清热解毒、
  消除疲劳

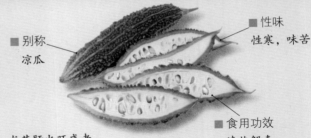

√ 适宜人群：一般人，尤其肝火旺盛者
✗ 不适宜人群：月经期女性、身体虚弱者

☼ 苦瓜的美容养颜成分

1 维生素C和矿物质

苦瓜中含有丰富的维生素C和矿物质，有滋润白皙皮肤、镇静和保湿皮肤的作用。

2 维生素E和钾

苦瓜中含有的维生素E，是一种很强的抗氧化剂，能够有效地预防皮肤老化，对淡化皱纹、滋润皮肤起到很好的作用。苦瓜中含有丰富的钾元素，能够有利于人体的水电解质平衡，将体内多余的水分和毒素排出体外，有排毒养颜的作用。

3 膳食纤维

苦瓜中含有很多膳食纤维，每100g苦瓜中，膳食纤维的含量达到2.1g，膳食纤维能够促进胃肠蠕动，将人体的杂质和有毒物质排出体外，起到清理肠道毒素的作用，也有利于排毒养颜。

4 苦瓜蛋白

苦瓜中含有的具有生物活性的蛋白质，有清除人体内有害物质的作用，可以帮助人体排毒。所以苦瓜对美容养颜有很好的作用。

⟳ 苦瓜的食用宜忌

- ○ 一般人群皆可食用。
- ○ 肝火旺盛者、长青春痘者宜食。
- ○ 夏季天气酷热时，吃适量的苦瓜可以清热。

- ✗ 苦瓜一次不要食用太多，以免引起食物中毒。
- ✗ 苦瓜易刺激子宫收缩，容易导致流产，孕妇应禁食。
- ✗ 身体虚弱、脾胃虚寒者忌食苦瓜。
- ✗ 骨质疏松者尽量避免食用太多苦瓜。

● **选购技巧：** 挑选苦瓜的时候，选择上面果瘤多而饱满的苦瓜，这种苦瓜一般皮肉厚而清脆。

● **储存秘籍：** 用保鲜膜将苦瓜包裹严实，然后放在冰箱冷藏室，能储存4~5天的时间。苦瓜尽量不要放置太长时间，否则会出现萎缩、水分流失，影响口感。

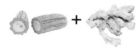
苦瓜的营养搭配

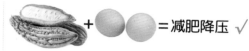

苦瓜性寒，味苦，有清热解毒、排毒养颜、消除疲劳的作用；姜有暖胃散寒、消除疲劳的作用。两者搭配食用，有助于消除疲劳、排毒养颜。

苦瓜和鸡蛋搭配，不仅能减轻苦瓜的苦味，吃起来更美味，还有减肥降压、清热解暑、清肝明目的功效。

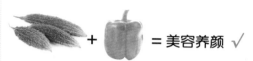

苦瓜有清热解毒、排毒养颜、消除疲劳的作用。鸭血有强健机体、清热的作用。两者搭配食用，有补血养颜、强健机体的作用。爱美的女士，可以常食一些苦瓜，不仅强身健体，还能使皮肤红润。

苦瓜和青椒都含有丰富的维生素和纤维素，两者搭配同食，可以起到美容养颜、减肥瘦身和抗衰老的作用。很适合爱美想瘦身的女士食用。

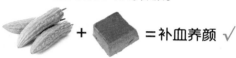
苦瓜的营养吃法

凉拌苦瓜

材料：

苦瓜2根，圣女果1个，盐、鸡精、香油、酱油、醋各适量。

做法：

苦瓜去蒂、去瓤，切成如图所示的滚刀状，放入盐水中腌数小时除去苦味；然后放开水中烫一下，立即捞出用凉开水过凉；圣女果去籽去蒂并洗净切丝，放碗中用盐腌制5分钟，挤干水分；将苦瓜和圣女果整齐码入盘中，加入盐和鸡精，均匀地淋入酱油、香油和醋，即可食用。

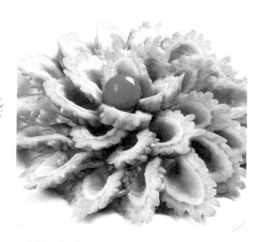

功效：美容养颜、清热解毒、消除疲劳

苦瓜的营养元素表（每100g）

★ 维生素C 56mg	★ 钾 161mg
★ 膳食纤维 2.1g	★ 维生素E 0.85mg
★ 蛋白质 0.8g	★ 钙 14mg

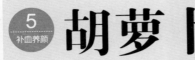

5
补血养颜

胡萝卜

养颜护肤、清肝明目

■ **别称**
红萝卜、黄萝卜、丁香萝卜

■ **食用功效**
养颜护肤、清肝明目

■ **性味**
性平，味甘

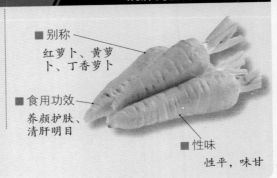

√适宜人群：一般人群

×不适宜人群：饮酒过量者

☀ 胡萝卜的美容养颜成分

1 维生素A

胡萝卜中含有丰富的胡萝卜素，可在人体转变成维生素A。每100g胡萝卜中含维生素A约16mg。它是一种脂溶性维生素，可以预防皮肤干燥，防止皮肤蜕皮，有滋润皮肤的作用。皮肤干燥者不妨多食用一些胡萝卜。

2 烟碱素

胡萝卜中含有烟碱素，每100g胡萝卜中烟碱素的含量约0.79g。它可以预防皮肤病，避免皮肤黑色素沉淀，让皮肤光滑亮洁。

3 维生素

胡萝卜中含有大量的维生素，其中维生素A、维生素C和维生素E的含量都很丰富，这些维生素

能够刺激皮肤的新陈代谢，促进血液循环，让皮肤光滑细腻、红润有光泽。

4 木质素

胡萝卜中含有丰富的木质素，每100g胡萝卜中木质素的含量约7.9g。木质素能够加快人体的新陈代谢，使人体的废物、杂质和毒素排出体外，有效清理肠道内的毒素，达到美容养颜的作用。

↻ 胡萝卜的食用宜忌

○ 高血压、便秘者宜食。

○ 糖尿病、夜盲症患者宜食。

○ 胡萝卜熟食更利于营养的吸收。

✕ 忌过多食用，过量食用可引起皮肤变黄。

✕ 胡萝卜不宜切碎后水洗，或长时间浸泡于水中。

● **选购技巧**：选购胡萝卜时，应选择颜色呈橘红色、粗细均匀、肉质厚的胡萝卜。

● **储存秘籍**：用保鲜膜将胡萝卜包裹严实，放入冰箱冷藏室内，可以放置7天左右。对于加工做熟的胡萝卜，尽量不要放置太长时间，最好现吃现做，保持食物的新鲜性。

🥕 胡萝卜的营养搭配

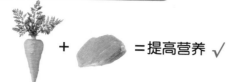 **=提高营养** ✓

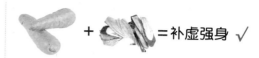 **=补虚强身** ✓

胡萝卜含有丰富的维生素和微量元素；牛肉中含有丰富的铁质和钙质。两者搭配食用，胡萝卜能吸收牛肉中的脂肪，不但可以避免太油腻，还能补充全面营养。

黄芪有补脾益气的作用，配以维生素含量丰富的胡萝卜食用，增加营养、补虚强身的作用。

  =补脾益气 ✓

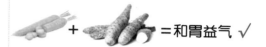 **=和胃益气** ✓

胡萝卜有明目清肝、润肠通便的作用；黄芪有补中益气的功效。两者搭配，有补脾养气、强健身体的作用，很适合体质虚弱者滋补身体食用。

胡萝卜和山药搭配，有健脾补中、解毒消炎、和胃益气的功效，可以用来防治脾胃虚弱、便秘、泛酸、腹胀等症。

🍴 胡萝卜的营养吃法

胡萝卜菠菜面

材料：

刀削面300g，胡萝卜半个，菠菜2棵，葱1棵，高汤、料酒、调味料、盐各适量。

做法：

葱切葱花；菠菜切段；胡萝卜切丁。在炒锅内倒油烧至六成热放入葱花，然后倒入胡萝卜丁、调味料，翻炒，倒入高汤，煮开即可盛出。在锅中倒水烧开，放一勺盐同煮，待面条煮熟盛入碗中，菠菜焯水后放入碗中。将炒好的胡萝卜汤汁泼在面条上，并撒上少许葱花，即可食用。

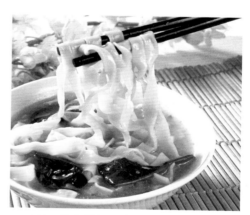

功效：美容养颜、清肝明目、润肠通便

胡萝卜的营养元素表(每100g)

★ 碳水化合物 8.8g
★ 维生素A 16mg
★ 烟碱素 0.79g
★ 类胡萝卜素 60mg
★ 木质素 7.9g
★ 维生素C 13mg
★ 维生素E 0.41mg

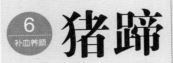

猪蹄

6
补血养颜

淡化色斑、延缓衰老

■别称
猪脚、猪手

■性味
性平，味甘咸

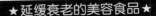

■食用功效
增加皮肤弹性、补虚弱、和血脉

√适宜人群：一般人均可食用

×不适宜人群：肝胆病、动脉硬化、高血压患者

猪蹄的美容养颜成分

1 胶原蛋白质

猪蹄中含有大量的胶原蛋白质，其在烹调过程中可转化成明胶。它能结合很多水，增强细胞的代谢功能，促进皮肤的储水功能，让皮肤滋润细腻，防止皮肤产生皱纹，延缓皮肤衰老。

2 维生素A和维生素E

猪蹄中富含维生素A和维生素E，这些物质有抗氧化的作用，能够使皮肤变得细腻而有光泽，防止皮肤变老。常食猪蹄不仅能起到强身健体的作用，还可以使皮肤变得光滑有弹性，对色斑和皱纹也有很好的淡化作用。

3 铁

猪蹄中含有丰富的铁质，常食猪蹄，能够有效地补充人体红细胞需要的铁质，使皮肤红润而有光泽。食用猪蹄还可以有效地预防皮肤暗沉、暗淡、没有光泽。

4 钾

猪蹄中含有丰富的钾元素，有助于人体的代谢，避免出现水肿，有助于皮肤的紧致。另外，猪蹄可减轻失眠，也是丰胸养颜的重要食品。

猪蹄的食用宜忌

○ 猪蹄是老人、女性和手术后患者、失血者的食疗佳品。

○ 猪蹄炖黄豆是营养非常丰富的美食。

○ 猪蹄宜与鱿鱼同食，可补气养血。

× 肝脏疾病、动脉硬化、高血压患者应忌食。

× 晚餐吃得太晚或临睡前不宜吃猪蹄，以免增加代谢负担。

× 猪蹄脂肪含量高，一些胃肠消化功能减弱的老年人每次不可过多食用。

● **选购技巧**：选购猪蹄时，要选择色泽红亮、没有特殊气味的猪蹄。

● **储存秘籍**：猪蹄最好现吃现买，如果一次食用不完，可以将生猪蹄放在冰箱的冷冻室内，需要食用时，再解冻烹调。

猪蹄的营养搭配

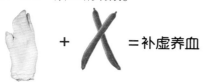 = 补气养血 ✓

猪蹄含有丰富的铁、钙等营养元素，有补血养颜的作用；鱿鱼中也含有大量的营养物质。两者搭配，营养丰富，有补气养血的功效。

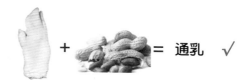 = 通乳 ✓

猪蹄和花生搭配熬汤食用，不仅味道鲜美，还有养血通乳的作用。适用于女性产后缺乳及乳汁分泌不足等症。

= 补虚养血 ✓

猪蹄有壮腰补膝和通乳之功，可用于肾虚所致的腰膝酸软和产妇产后缺少乳汁之症。猪蹄和丝瓜搭配熬汤，有利于产后下乳，补虚养血。

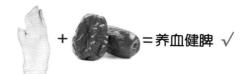 = 养血健脾 ✓

猪蹄和红枣搭配食用，具有养血健脾的作用。适合用于贫血、血小板减少性紫癜、白细胞减少和产后缺乳等病症。

猪蹄的营养吃法

黄豆炖猪蹄

材料：

猪蹄2个，姜片20g，蒜50g，葱段30g，黄豆20g，酱油、糖、料酒、盐适量。

做法：

用开水将猪蹄汆烫后清洗干净待用；黄豆泡发；锅中放油，油热后放入葱段、姜片爆香，放入猪蹄翻炒5分钟；然后加黄豆、水、料酒、酱油、糖、盐等煮开后，用文火炖煮至汁水收干、猪蹄煮烂即可。

功效：

美容养颜、通乳活血。

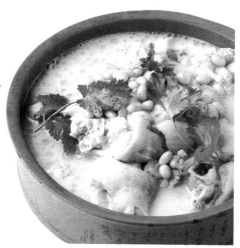

猪蹄的营养元素表(每100g)

★ 蛋白质 23.6g 　　★ 钙 33mg
★ 镁 5mg 　　　　　★ 铁 1.1mg
★ 维生素A 35mg 　　★ 钾 54mg
★ 维生素E 0.1mg

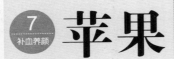

7
补血养颜

苹果

美容养颜、促进消化

■ 别称
蛇果、蜜苹果、青龙苹果

■ 性味
性平，味甘

■ 食用功效
排毒养颜、促进新陈代谢

√适宜人群：一般人群
✗不适宜人群：结肠炎、糖尿病、冠心病患者

☼ 苹果的美容养颜成分

1 果胶和有机酸

苹果中含有的果胶和有机酸，能够加快胃肠蠕动，将人体内的毒素和废物排出体外，从而达到美容养颜的效果。

2 维生素C

苹果中含有丰富的维生素C，每100g苹果中含维生素C约1g。维生素C能减少黑色素沉淀，使皮肤光滑细腻。

3 膳食纤维

苹果中含有大量的膳食纤维，能够加强胃肠蠕动，润肠通便，有利于人体毒素的排除，从而也有利于美容养颜。

4 维生素E

苹果中含有丰富的维生素E，每100g苹果中含维生素E2.12mg。维生素E是一种抗氧化剂，可以延缓皮肤衰老，减少皮肤皱纹，让皮肤更加光滑、细腻。

👤 苹果的营养搭配

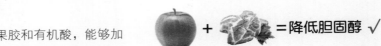

+ = 降低胆固醇 √

苹果和牛肉搭配同食，苹果中的纤维素可减少人体吸收牛肉中所含的胆固醇，从而有助于降低胆固醇。

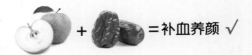

+ = 补血养颜 √

苹果性味甘凉，具有生津、润肺、健脾、排毒之功效，和大枣搭配食用，有补血养颜的功效，对脾胃虚弱、中气不足、倦怠乏力等症也有辅助治疗作用。

苹果的营养元素表(每100g)

★ 维生素C 4g	★ 维生素E 2.12mg
★ 纤维素 1.2g	★ 胡萝卜素 20μg
★ 有机酸 0.9g	★ 维生素A 3μg
★ 钠 1.6mg	★ 烟酸 0.2mg

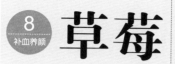

8
补血养颜

草莓

美容养颜、淡化色斑

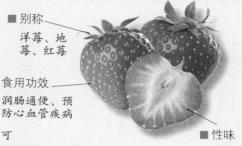

■ 别称
洋莓、地莓、红莓

■ 食用功效
润肠通便、预防心血管疾病

■ 性味
性凉，味甘酸

√ 适宜人群：一般人群均可

✗ 不适宜人群：腹泻、尿路结石、肾功能不佳者

☀ 草莓的美容养颜成分

1 维生素C

草莓中含有丰富的维生素C，能够阻止人体黑色素的沉淀，对色斑还有预防作用，是美容养颜的上好水果。

2 果胶

果胶能将人体的毒素和有害物质包裹住，通过刺激肠胃蠕动，加快新陈代谢，从而达到美容养颜的功效。

3 鞣花酸

鞣花酸能够阻止人体对有害物质的吸收，防止黑色素过度氧化在皮肤上形成黑斑或者色斑。女性常吃草莓，对皮肤、头发均有保健作用。美国人已把草莓列入十大美容食品。

4 维生素E

草莓中含有丰富的维生素E，维生素E是一种强氧化剂，能够防止皮肤衰老、减少皮肤皱纹。

👄 草莓的营养搭配

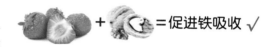

草莓 + 核桃 = 促进铁吸收 √

草莓中含有丰富的维生素和铁元素；核桃中含有丰富的微量元素。两者搭配食用，能够促进铁元素的吸收，有利于补血益气、美容养颜。

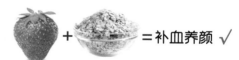

草莓 + 麦片 = 补血养颜 √

含铁丰富的草莓与富含维生素C的麦片搭配在一起食用，有利于身体对铁质和维生素的吸收，达到补血养颜的作用。

草莓的营养元素表(每100g)

★ 维生素C 50mg
★ 蛋白质 1.0g
★ 鞣花酸 57mg
★ 果胶 1.5g
★ 纤维素 1.1g

★ 维生素E 0.7mg
★ 钙 18mg

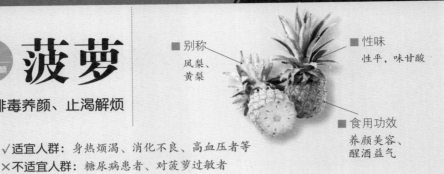

9
补血养颜

菠萝

排毒养颜、止渴解烦

- 别称 凤梨、黄梨
- 性味 性平，味甘酸
- 食用功效 养颜美容、醒酒益气

√适宜人群：身热烦渴、消化不良、高血压者等
✗不适宜人群：糖尿病患者、对菠萝过敏者

☀ 菠萝的美容养颜成分

1 维生素C

菠萝中含有丰富的维生素C，每100g含维生素C46mg，对于美容养颜有很好的作用。

2 维生素B₁

菠萝中含有的维生素B₁，有滋润皮肤、防止干裂的作用。

3 蛋白酶

菠萝中含有丰富的菠萝蛋白酶，每100g菠萝里面含有蛋白酶达0.1g，蛋白酶可以分解食物中的蛋白质，增加胃肠蠕动，促进新陈代谢，将身体的毒素排出体外，有利于排毒养颜。

4 纤维素

菠萝中含有丰富的纤维素，纤维素能够促进肠胃蠕动，加快身体的新陈代谢，将体内废物和有毒物质排出体外，有清理肠胃毒素的作用，从而也有利于身体的排毒养颜，达到美容的效果。

👤 菠萝的搭配宜忌

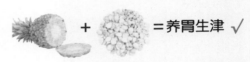

= 养胃生津 √

菠萝有止渴解烦、消肿祛湿的作用；杏仁有润肺养胃、清肝明目的功效。两者搭配，有润肺止渴、养胃生津的作用。很适合口干烦躁、肠胃不适者食用。

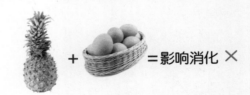

= 影响消化 ✗

鸡蛋中含有丰富的蛋白质；菠萝中含有大量的果酸。两者搭配食用，鸡蛋中的蛋白质和菠萝中的果酸结合，容易使蛋白质凝固，不利于消化吸收。

菠萝的营养元素表(每100g)

★ 纤维素约 12g	★ 胡萝卜素 20μg
★ 维生素C 46mg	★ 钙 12mg
★ 维生素B₁ 1mg	★ 钾 113mg
★ 蛋白质 0.5g	

10 补血养颜
莲子
润肠通便、美容养颜

- 别称
  莲宝、莲米、藕实

- 性味
  性平，味甘涩

- 食用功效
  美容养颜、预防心血管疾病

√ 适宜人群：一般人群均可
× 不适宜人群：大便干结者以及腹胀者

☀ 莲子的美容养颜成分

1 纤维素

莲子中含有丰富的纤维素，纤维素能促进人体胃肠蠕动，加快人体的新陈代谢，将人体中废物和有毒物质排出体外，从而利于人体的排毒养颜。

2 维生素C

莲子中含有丰富的维生素C，每100g莲子中含维生素C约5mg。维生素C能够防止皮肤干燥、皲裂，让皮肤更加细腻，是美容养颜的重要物质。

3 维生素E

莲子中的维生素E含量也很丰富，每100g莲子中含维生素E约2.7mg。维生素E是一种强氧化剂，能够防止皮肤衰老、减少皮肤皱纹。经常食用莲子，还能使皮肤变得红润、细腻、有光泽。

4 钙、镁

莲子中钙、镁含量很丰富，钙、镁对于人体的新陈代谢、排毒养颜发挥着重要作用，是美容健身不可或缺之物。

🗣 莲子的搭配宜忌

+ = 减肥祛斑 √

莲子含有丰富的营养物质，有益肾健脾、美容养颜的作用，常食还能预防皮肤生斑、淡化色斑；银耳也有美容减肥的作用。两者搭配食用，有减肥祛斑的功效，很适合爱美的女士食用。

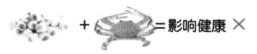

+ = 影响健康 ×

莲子性平，味甘；而螃蟹性寒，是有微毒之物，需要和热性食物搭配。如果莲子和螃蟹搭配，食用之后不利于人体的健康。因此，应尽量避免将莲子和螃蟹搭配在一起食用。

莲子的营养元素表（每100g）

★ 碳水化合物 67g	★ 维生素E 2.7mg
★ 蛋白质 17.2g	★ 镁 242mg
★ 纤维素 3g	★ 钙 97mg
★ 维生素C 5mg	

11
补血养颜

猕猴桃

利尿通肠、美容养颜

■ 别称
奇异果、毛
桃、山洋桃

■ 性味
性寒，味
甘、酸

■ 食用功效
美容养颜、
止渴除烦

√ 适宜人群：食欲不振、便秘者、心血管疾病患者

× 不适宜人群：慢性胃炎、腹泻、痢疾者

☀ 猕猴桃的美容养颜成分

1 维生素C

猕猴桃中维生素C的含量位于水果之首。维生素C能够清除自由基，补充人体营养的同时，还有利于美容养颜。

2 维生素E

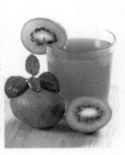

猕猴桃中含有的维生素E，能美丽肌肤，消除皮肤上的雀斑和暗疮，增强皮肤的抗衰老能力，从而达到美容养颜的效果。

3 膳食纤维和寡糖

猕猴桃中含有大量的膳食纤维和寡糖，能够促进胃肠蠕动，加速人体的新陈代谢，让人体的废物和毒素尽快地排出体外，从而达到美容养颜的效果。

4 微量元素

猕猴桃中含有丰富的微量元素钙、铁、锌、磷、钠等物质。这些物质能够加快人体的新陈代谢，将人体多余的废物、杂质和毒素排出体外，起到美容养颜的效果，让皮肤细腻、红润而富有光泽。

↻ 猕猴桃的食用宜忌

○ 情绪低落、常吃烧烤者宜食。

○ 食欲不振、便秘者或者高血压、心血管疾病患者宜食。

○ 食用酸辣食物后宜食猕猴桃。

× 脾胃虚寒的人禁食。

× 妊娠期的妇女最好少吃或不吃。

× 食用猕猴桃后，不宜马上喝牛奶或吃其他乳制品。

● **选购技巧**：选购猕猴桃时，要选择土黄色、头部尖尖如小鸡嘴巴样的猕猴桃。

● **储存秘籍**：将坚硬没有熟透的猕猴桃放在米袋里面，用米埋没，2~3天即可变熟。成熟的猕猴桃不可储存太长时间，最好马上食用，以免变质。

猕猴桃的搭配宜忌

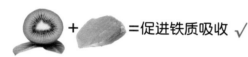

=促进铁质吸收 ✓

猕猴桃中含有丰富的维生素C；牛肉中也含有丰富的铁质和钙质。两者搭配，可以促进人体对铁的吸收。

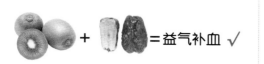

=益气补血 ✓

猕猴桃含有丰富的铁质，有补血养颜的作用；大红枣有补血养颜、强肾补虚的作用，也是补血的佳品。两者搭配煮粥食用，有益气补血的功效，很适合气虚、贫血者滋补身体。

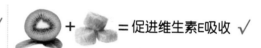

=促进维生素E吸收 ✓

猕猴桃含有丰富的维生素C，与富含维生素E的干贝搭配食用，可促进维生素E的吸收，有利于美容养颜、防癌抗癌。

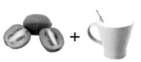

=腹胀腹泻 ✗

猕猴桃中含有鞣酸；牛奶中含有丰富的钙质。猕猴桃和牛奶一起搭配食用，易使鞣酸和钙质发生反应，生成人体不易消化的物质，造成人体腹泻、腹痛。

猕猴桃的营养吃法

水果拼盘

材料：

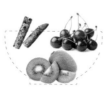

猕猴桃2个，山药2根，樱桃10个，红豆20粒，酸奶100ml。

做法：

将山药、红豆处理干净，在锅中煮熟；山药切成圆厚片，樱桃洗净，猕猴桃去皮切片；然后将上述材料摆放在果盘中，加入酸奶即可使用。

功效：

生津解渴、美容养颜。

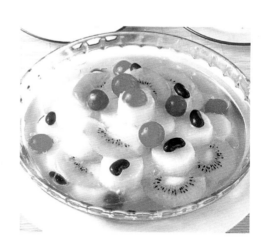

猕猴桃的营养元素表（每100g）

- ★ 膳食纤维 2.6g
- ★ 维生素C 86mg
- ★ 维生素E 2.46mg
- ★ 锌 57mg
- ★ 胡萝卜素 300μg
- ★ 钙 27mg
- ★ 钾 144mg

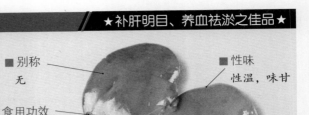

12
补血养颜

鸡肝

排毒养颜、养气补血

■ 别称
无

■ 食用功效
补血益气、滋润
皮肤、清肝明目

■ 性味
性温，味甘

√适宜人群：一般人均可食用
×不适宜人群：肝病、高血压、冠心病患者

☀ 鸡肝的补血养颜成分

1 维生素C

维生素C是皮肤健美的重要物质，鸡肝中含有维生素C和矿物质硒，其中每100g鸡肝中含维生素C7mg，在提高人体免疫力的同时，还能抗氧化、美容养颜、防止皮肤过早衰老。

2 维生素E

鸡肝中含有丰富的维生素E，维生素E是一种很强的抗氧化剂。能够使皮肤细腻、红润而有光泽；能够有效地预防皮肤过早变老，出现皱纹或者黑斑等。

3 磷、钾

鸡肝中含有丰富的磷、钾，其中每100g鸡肝中含钾量就高达222mg。这些营养物质能够加快人体的新陈代谢，有助于身体内的毒素排出，从而有利于美容养颜。

4 维生素A

鸡肝中含有丰富的维生素A，而且比奶、蛋含量要高得多，它能预防皮肤干燥，让皮肤呈现健康肤色。

5 铁

鸡肝中含有丰富的铁质，是身体合成血细胞的必要元素，适量吃些鸡肝，可以使面色红润、皮肤细腻。

↻ 鸡肝的食用宜忌

○ 一般人均可食用。
○ 贫血患者宜食。
○ 骨质疏松者适宜食用。

× 肝病、高血压、冠心病患者少食。
× 食用鸡肝的时候，一定要煮熟才能食用，否则对身体健康不利。
× 选购鸡肝时，一定要选择新鲜的。放置时间太长的鸡肝，应避免食用。

● **选购技巧**：选购鸡肝时，要选择淡红色或者灰色，摸起来自然富有弹性的鸡肝。

● **储存秘籍**：鸡肝最好现买现食，避免放置太长时间。如果一次食用不完，最好放在冰箱内存放，可存放2~3天的时间。对于放置太长时间的鸡肝，尽量避免食用。

鸡肝的营养搭配

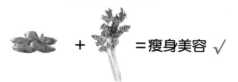 = 瘦身美容 √

鸡肝中含有丰富的维生素和微量元素，有美容养颜的作用；芹菜有美容减肥的作用。两者搭配，有瘦身美容的功效，很适合爱美的女性食用。

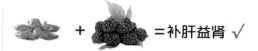 = 补肝益肾 √

鸡肝和桑葚搭配食用，有补肝肾、熄风止痛的作用。可用于慢性肝炎、肝肾阴亏、便秘、目暗、耳鸣等症。

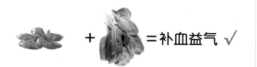 = 补血益气 √

鸡肝和菠菜中都含有丰富的铁质，是合成血细胞的必要元素，能够满足人体血液的补充，有美容养颜的作用。鸡肝和菠菜搭配食用，更有利于补血益气。

 = 补肝益肾 √

鸡肝含有丰富的铁质，韭菜有很好的补肾壮阳作用，两者搭配食用，有很好的行气理血、补肾温阳的作用。

鸡肝的营养吃法

鸡肝炒芹菜

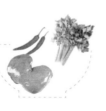

材料：

芹菜1棵，鸡肝50g，青、红椒各1个，盐、油、姜、鸡精适量。

做法：

将鸡肝放在锅中煮熟，放凉后切片；辣椒洗净切成小段；姜洗净切片；芹菜洗净切段，下入开水中焯1分钟，过凉水；在锅中放油，油热后放入姜片、辣椒爆香，然后放入芹菜、鸡肝翻炒5分钟，关火，放入调料搅拌均匀即可出锅。

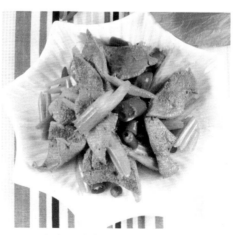

功效：美容养颜、润肠通便

鸡肝的营养元素表(每100g)

★ 钙21 mg	★ 维生素E 1.88mg
★ 维生素A 5mg	★ 镁 16mg
★ 维生素C 7mg	★ 钾 222mg
★ 铁 8.2mg	★ 蛋白质 16.6g

第二章 美容养颜食物TOP20，吃出好气色

13
补血养颜

猪血

补血养颜、益气健脾

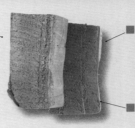

- 别称——猪红
- 性味 性温，味甘苦
- 食用功效 排毒养颜、预防失眠多梦

√适宜人群：一般人群均可食用，尤其是贫血患者
✗不适宜人群：肝病、高血压、冠心病患者

☼ 猪血的补血养颜成分

1 铁

猪血中含有丰富的铁质，每100g猪血中含铁15mg，能够起到补血养颜的作用，适当吃些猪血，可以使皮肤红润有光泽。

2 血浆蛋白

猪血中含有的血浆蛋白，能够在人体中产生一种解毒、清肠的分解物，将人体的毒素排出体外，达到排毒养颜的作用。

3 锌、铜

猪血中含有的微量元素锌、铜等物质，这些物质可以提高人体的免疫力，防止人体衰老，让人永葆青春。

4 蛋白质

猪血中含有丰富的蛋白质，每100g猪血中含蛋白质16g。猪血中的蛋白质经过胃酸分解后，能够产生一种消毒以及润肠的物质，这些物质能够与对人体有害的金属微粒发生反应，将人体的有毒物质带出体外，从而达到美容养颜的作用。

🗣 猪血的营养搭配

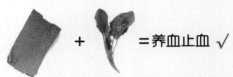

= 养血止血 √

猪血含有丰富的蛋白质、钙、铁等营养物质，有排毒养颜、预防失眠多梦、阿尔茨海默病等症的作用。和菠菜搭配食用，可以润肠通便、养血止血。

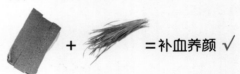

= 补血养颜 √

猪血和韭菜搭配食用，不仅味道美味，还有很好的补虚壮阳、养颜补血作用，很适合肾虚、脸色暗淡者食用。

猪血的营养元素表（每100g）

★ 蛋白质 16g	★ 镁 5mg
★ 铁 15mg	★ 钾 56mg
★ 钙 69mg	
★ 磷 2mg	
★ 维生素E 0.2mg	

14 补血养颜 鸡蛋
细腻皮肤、强化骨骼

- 别称
  鸡卵、鸡子
- 性味
  性平，味甘
- 食用功效
  改善皮肤、强健骨骼、预防阿尔茨海默病

√适宜人群：一般人群均可
✗不适宜人群：肾脏病、冠心病患者和胆固醇高的人

☀ 鸡蛋的补血养颜成分

1 卵磷脂

鸡蛋蛋黄中富含卵磷脂，卵磷脂在健脑益智的同时，还能够防止皮肤衰老，使皮肤光滑有弹性。

2 铁

鸡蛋中含有铁质，是人体合成血细胞的必要元素，能够满足人体血液的补充。可以起到补血养颜的作用，让皮肤红润有光泽。

3 微量元素

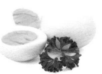

鸡蛋中富含微量元素钙、镁、磷、钾等营养元素，其中钙质含量最为丰富，每100g鸡蛋含钙56mg；含镁量也很丰富，每100g含镁10mg。这些物质能够补充人体所需，对人体的美容养颜也发挥着重要的作用。

4 维生素E

鸡蛋中除了含有丰富的钙、铁，还含有维生素E，能够防止皮肤干燥，让皮肤变得更光滑有弹性。

↻ 鸡蛋的食用宜忌

- ○ 一般人均能食用，但一次食用量不要太多。
- ○ 婴幼儿、孕妇、产妇、老人、病人特别适合食用。
- ○ 煮鸡蛋是食用鸡蛋的最营养方法。
- ✗ 鸡蛋富含蛋白质，发烧时不要食用，以免不易消化。
- ✗ 鸡蛋胆固醇含量高，重度高胆固醇血症、肾脏疾病患者忌食。
- ✗ 生鸡蛋食用易引起肠胃不适，尽量避免食用。

选购技巧： 选购鸡蛋的时候，最好选择外壳粗糙、闻起来有些腥味的鸡蛋。

储存秘籍： 鸡蛋储存的时候，最好不要清洗。这是因为如果用水清洗鸡蛋，蛋壳上的胶状物质便溶解在水中，细菌和微生物便可从小孔乘虚而入。

鸡蛋的搭配宜忌

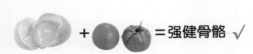 =强健骨骼 ✓

　　鸡蛋中含有丰富的卵磷脂和钙质,在补充大脑的同时,还有美容养颜的作用;西红柿富含维生素,也是美容养颜的上佳水果。两者搭配,既能补充营养又可起到美容养颜的作用。

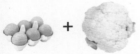 =美容养颜 ✓

　　鸡蛋中含有丰富的维生素和钙质;花菜中含有大量的铁质和维生素。两者搭配,不但可以促进人体对维生素的吸收,还有利于美容养颜。

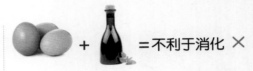 =不利于消化 ✗

　　鸡蛋富含蛋白质,醋中含有醋酸,两者搭配食用,会发生反应,产生不利于身体消化的物质。因此,尽量避免将二者搭配食用。

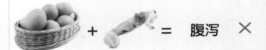 = 腹泻 ✗

　　鸡蛋性平,味甘;兔肉性寒,味甘,脾胃虚弱者忌食。两者搭配食用,易引起人体腹泻。因此,脾胃虚弱者以及胃肠功能不好者,应尽量避免将兔肉和鸡蛋搭配食用。

鸡蛋的营养吃法

鸡蛋汤

材料:
青、红椒各1个,香菜2棵,鸡蛋2个,盐、淀粉、香油各适量。

做法:
青椒、红椒、香菜均切丁,鸡蛋磕入碗中,打散待用;将青、红椒和适量的水倒入锅中,煮至沸腾;淀粉加水勾芡,淋入锅中;将鸡蛋液淋入锅中,快速搅散,撒上香菜末、淋入香油,即可关火盛出。

功效:
强健筋骨、美容养颜。

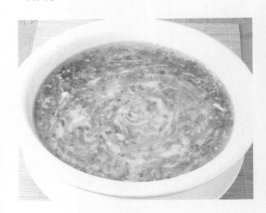

鸡蛋的营养元素表(每100g)

★ 碳水化合物 2.8g
★ 蛋白质 13.3g
★ 维生素E 0.03g
★ 卵磷脂 394mg
★ 维生素A 234μg
★ 钙 56mg
★ 镁 10mg

15 补血养颜 海参

益精壮阳、美颜养生

■ 别称
海瓜、刺参、海鼠

■ 性味
性温，味咸

■ 食用功效
补肾壮阳、益精填髓、美容养颜、抗衰老

√适宜人群：一般人，尤其身体虚弱者
×不适宜人群：感冒、急性肠炎者等

海参的美容养颜成分

1 维生素E

海参中含有丰富的维生素E，维生素E能够预防细胞膜上的脂肪被氧化，避免细胞膜受自由基的伤害；能够防止色素沉淀，从而避免色斑或者老年斑的形成。

2 铁

海参中含有丰富的铁质，每100g海参中含铁13.2g。铁是人体合成血细胞的必需元素，可以起到补血养颜的作用，让皮肤红润有光泽。很适合肤色暗淡的人食用。

3 硒

海参中含有丰富的硒元素，每100g含硒64μg。硒元素也是一种很强的抗氧化剂，能够减少自由基，避免人体细胞膜受氧化的伤害，从而避免皮肤老化。

4 钙、镁

海参中含有丰富的钙、镁等，是人体所必需的微量元素，是美容养颜不可缺少的元素。

海参的搭配宜忌

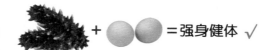

= 强身健体 √

海参中含有大量的蛋白质、镁、钙，鸡蛋中含有蛋白质、卵磷脂。两种食物搭配食用，有利于人体骨骼的强健。

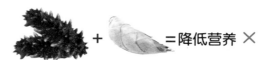

= 降低营养 ×

海参中含有丰富的钙质；竹笋中含有大量的草酸。两种食物搭配食用，会发生反应，影响人体对钙质的吸收，造成营养物质的流失。因此，应避免将海参和竹笋放在一起食用。

海参的营养元素表(每100g)

★ 蛋白质 16.5g
★ 维生素E 3.14mg
★ 镁 149mg
★ 钙 285mg
★ 硒 64μg
★ 钾 43mg
★ 铁 13.2g

16 补血养颜 草鱼

舒筋活血、淡化皱纹

■ 别称
草苞、鲩鱼

■ 性味
性温，味甘

■ 食用功效
泽肤养发、舒筋活血、消炎化痰

√适宜人群：一般人均可食用
×不适宜人群：月经期女性

☀ 草鱼的补血养颜成分

1 不饱和脂肪酸

草鱼中含有大量的不饱和脂肪酸，里面的亚油酸是肌肤美容剂，能够预防皮肤干燥、粗糙，还能淡化皱纹。

2 硒

草鱼含有丰富的硒元素，每100g草鱼中含硒约46mg。经常食用硒有抗衰老、养颜的功效。

3 核酸和锌

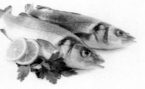

草鱼除含有丰富的蛋白质、脂肪外，还含有核酸和锌，有增强体质、延缓衰老的作用。研究表明，多吃草鱼对肿瘤、癌症等有一定的防治作用。

4 维生素E

草鱼中含有丰富的维生素E，每100g含维生素E2mg。维生素E能淡化色斑，让皮肤更加细腻。

👤 草鱼的营养搭配

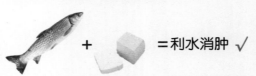

+ = 利水消肿 √

草鱼中含有丰富的蛋白质和不饱和脂肪酸；豆腐中含有丰富的钙质。两者搭配，营养丰富的同时，还有补中和胃、利水消肿的功效。

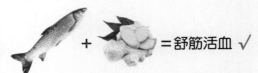

+ = 舒筋活血 √

草鱼和姜搭配料理，不仅能祛除草鱼本身的腥味，还有舒筋活血、温经止痛的良好功效。很适合女性补养身体食用。

草鱼的营养元素表(每100g)

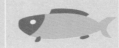

★ 蛋白质 约20g
★ 钙 95mg
★ 磷 约130g
★ 铁 4.5g
★ 维生素A 11μg
★ 维生素E 2mg
★ 镁 31mg

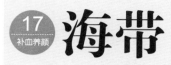

17 海带
补血养颜

清热利水、光洁皮肤

- **别称**
  江白菜、
  昆布

- **性味**
  性寒，味咸

- **食用功效**
  美容瘦身、清热利水、祛脂降压

√**适宜人群**：甲状腺肿大、高血压、糖尿病患者
✕**不适宜人群**：脾胃虚寒者、孕妇

☀ 海带的美容养颜成分

1 粗纤维

海带中含有丰富的粗纤维，食用后，能促进人体的新陈代谢，让人体的杂质和有害物质尽快地排出体外，达到排毒养颜的效果。另外，多食海带，还可以避免人体脂肪的堆积，起到美容瘦身的作用。

2 碘

海带中含有大量的碘。碘是合成甲状腺素的必要元素。甲状腺素能调节人体的新陈代谢，起到美容养颜的作用。

3 维生素E和硒

海带中含有丰富的维生素E和硒元素。维生素E和硒元素都是很强的抗氧化剂，可以预防细胞提前被氧化而造成的皮肤衰老。长期食用海带，可以使皮肤更加光滑、细腻、富有弹性。

4 硒

海带含有硒和多种矿物质，用海带熬成的汤汁泡澡，可以润泽肌肤，使皮肤清爽细滑、光洁美丽。

↻ 海带的食用宜忌

- ○ 一般人群皆可食用。
- ○ 精力不足、气血不足及肝硬化腹水和神经衰弱的患者特别适合食用。
- ○ 高血压、高脂血症、动脉硬化、癌症患者宜食海带。

- ✕ 孕妇和哺乳期女性摄入量不要太多。
- ✕ 烹制海带前应先用清水浸泡，避免水污染而引起中毒。
- ✕ 甲亢患者不宜食用。
- ✕ 吃海带后不宜马上喝茶或吃酸味水果。

选购技巧：选购海带时，尽量选择叶片厚实、完整的。有空洞、碎片的说明放置时间较长。

储存秘籍：湿海带不宜放置时间过长，容易变质。如果要储存，最好放在冰箱的冷藏室内。干海带储存时间比较长，但需要放置阴凉干燥处，以免生虫。

海带的搭配宜忌

 =祛脂降压 √

海带含有丰富的营养物质，有止咳平喘、祛脂降压的作用；木耳中也含有丰富的营养。两者搭配，有降血压、降胆固醇的作用，很适合心血管疾病患者等食用。

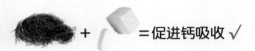 =促进钙吸收 √

海带中含有丰富的碘，有利水消肿、促进新陈代谢的作用；豆腐中含有丰富的钙质。两者搭配，可以维持碘的平衡，还有利于钙质的吸收。

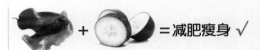 =减肥瘦身 √

海带营养丰富，有利尿、润肠抗癌的食疗作用，冬瓜跟海带一样同属夏季清热解暑的食物，这两种食物搭配在一起，不仅能消暑，还有助于减肥瘦身。

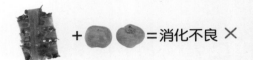 =消化不良 ✕

海带中含有丰富的铁质和钙质；柿子中含有鞣酸。两者搭配，易生成不溶性的结合物，影响营养成分的消化吸收。因此，应避免将两者搭配在一起食用。

海带的营养吃法

凉拌海带丝

材料：

海带60g，葱白1根，红椒1个，芝麻、盐、香油、醋、鸡精适量。

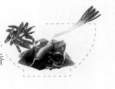

做法：

葱白切丝，红椒清洗干净切丝；将海带清洗干净切丝后，放入烧开的水中焯熟，过凉水放凉后和葱白、红椒丝装盘，放入芝麻、醋等调料，搅拌均匀即可。

功效：

清热利水、祛脂降压、美容养颜。

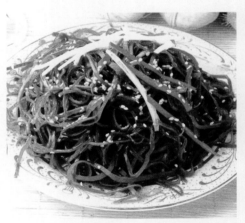

海带的营养元素表(每100g)

★ 粗蛋白 8.2g	★ 维生素E 1.85mg
★ 铁 0.15g	★ 钙 46mg
★ 维生素B_1 0.69mg	★ 钾 246mg
★ 维生素B_2 0.36mg	

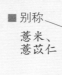

18
补血养颜

薏仁

祛湿消肿、抗衰老

■ 别称
薏米、薏苡仁

■ 性味
性凉，味甘

■ 食用功效
美容养颜、利水消肿、健脾祛湿

√适宜人群：一般人、小便不利、脾虚泄泻者
×不适宜人群：孕早期女性、出汗盗汗、便秘者

☀ 薏仁的补血养颜成分

1 蛋白质

薏仁中含有大量的蛋白质，每100g薏仁中含蛋白质12.8g。薏仁的蛋白质中含有分解酵素，能够软化角质，保持皮肤水嫩而富有弹性。爱美的女性，不妨多食一些薏仁来美容养颜。

2 维生素E

薏仁中含有丰富的维生素E，每100g薏仁中含维生素E约2.08mg。维生素E是一种抗氧化剂，能够防止皮肤衰老，预防色斑沉淀，让皮肤永葆青春。

3 维生素B_1、维生素B_2

薏仁中含有维生素B_1、维生素B_2，是一种美容食品，可以使人体皮肤保持光滑细腻，消除粉刺、色斑，改善肤色。

4 钾

薏仁中含有丰富的钾，每100g薏仁含钾238mg。钾元素能加快人体的新陈代谢，将人体多余的水分和毒素排出体外，有助于人体美容养颜。

👄 薏仁的搭配宜忌

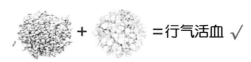

＝行气活血 √

薏仁中含有丰富的蛋白质、维生素和微量元素，有美容养颜、利水消肿的作用；杏仁有活血养气的功效。两者搭配，有行气活血、润泽皮肤的作用。

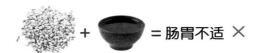

＝肠胃不适 ×

薏仁性凉，味甘，含有丰富的蛋白质、维生素和微量元素；烧酒是温热助火之物。两者同食，容易引起肠胃不适。因此，应避免将薏仁和烧酒搭配食用。

薏仁的营养元素表（每100g）

★ 蛋白质 12.8g	★ 铁 3.7mg
★ 维生素E 2.08mg	★ 钙 42mg
★ 钾 238mg	★ 磷 217mg

19
补血养颜

黑芝麻

乌发养颜、补脑益智

- 别称
  胡麻、
  油麻

- 性味
  性平，味甘

- 食用功效
  养颜润肤、乌发
  美发、健脑益智

√适宜人群：肝肾不足、头发发白、咳嗽气喘
×不适宜人群：慢性肠炎、便溏腹泻者

☀ 黑芝麻的补血养颜成分

1 维生素E

黑芝麻中含有丰富的维生素E，每100g含维生素E50.4mg。它有很好的抗氧化作用，经常食用能清除自由基，改善肤质，减缓皮肤老化的速度，能够起到润肤养颜的效果。

2 不饱和脂肪酸

黑芝麻中含有大量的不饱和脂肪酸，每100g含不饱和脂肪酸50g。里面的亚油酸是肌肤美容剂，能够预防皮肤干燥、粗糙，保持皮肤的滑腻水灵。

3 铁

黑芝麻中含有铁质，每100g含铁25mg，铁是制造红细胞的重要物质，经常食用，能够起到补血养颜的效果，让皮肤红润有光泽。爱美的女士，不妨多吃些黑芝麻。

🗣 黑芝麻的搭配宜忌

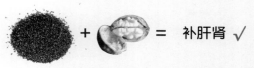

+ = 补肝肾 √

黑芝麻中含有丰富的维生素、不饱和脂肪酸和微量元素，有健脑益智、补肾养颜的作用；核桃也含有丰富的钙、铁物质。两者搭配能够补肝肾，对继发性脑萎缩还有一定的食疗作用。

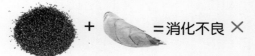

+ = 消化不良 ×

黑芝麻中含有丰富的钙质；竹笋中含有草酸。两者搭配食用，会使草酸和钙质发生反应，生成沉淀物质，影响对芝麻中钙质的吸收，造成营养流失的同时，也易引起消化不良。

黑芝麻的营养元素表(每100g)

★ 铁 25mg	★ 蛋白质 19.1g
★ 维生素E 50mg	★ 钾 358mg
★ 脂肪酸 50g	★ 磷 516mg
★ 钙 800mg	

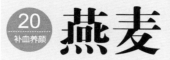

20
补血养颜

燕麦

排毒养颜、延缓衰老

■ 别称
野麦、
玉麦

■ 性味
性温，味甘

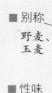
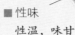

■ 食用功效
美容养颜、抗衰
老、预防心血管
疾病

√适宜人群：一般人
×不适宜人群：孕妇、产妇

☀ 燕麦的补血养颜成分

1 维生素E

燕麦中含有的维生素E，每100g含维生素E15mg。维生素E可以清除人体内有害的自由基，将人体的毒素排出体外，从而有利于美容养颜。

2 燕麦β-葡聚糖

燕麦中含有β-葡聚糖，每100g燕麦中含β-葡聚糖2.04g。β-葡聚糖能够锁住人体皮肤角质层的水分，起到保湿美容的作用。

3 抗氧化物质

除了维生素E，燕麦中含有大量硒元素，这种物质是很强的抗氧化物质，能够减少自由基对皮肤的伤害，减少皮肤的皱纹，让皮肤光滑有弹性。

4 膳食纤维

燕麦中含有丰富的膳食纤维，每100g燕麦中含膳食纤维约5.1g。膳食纤维能够促进胃肠蠕动，促进人体的新陈代谢，达到排毒养颜的作用。

👤 燕麦的搭配宜忌

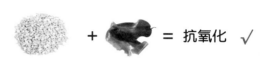

+ = 抗氧化 √

燕麦中含有丰富的蛋白质、维生素和微量元素；海带中含有丰富的B族维生素。两者搭配，可以促进消化吸收，有很好的抗氧化作用。

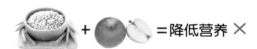

+ =降低营养 ×

燕麦中含有丰富的钙质和铁质；苹果中含有大量的草酸。两者一起食用，会在人体内形成草酸钙，影响人体对钙的吸收，造成人体缺钙。因此，应避免将燕麦和苹果搭配食用。

燕麦的营养元素表(每100g)

★ 维生素E 15mg	★ 钙 186mg
★ 膳食纤维 5.1g	★ 镁 177mg
★ 燕麦β-葡聚糖 2.1g	★ 铁 7mg
★ 蛋白质 15.6g	

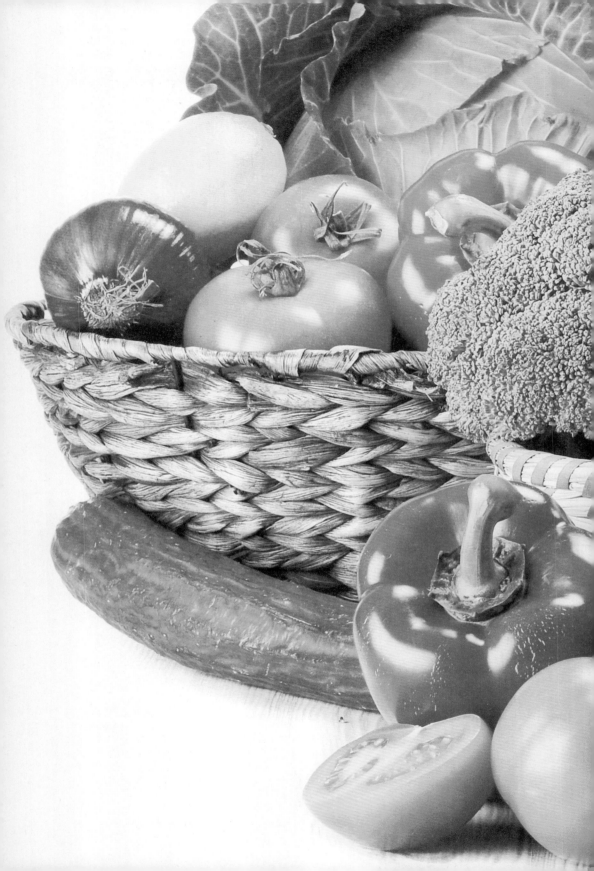

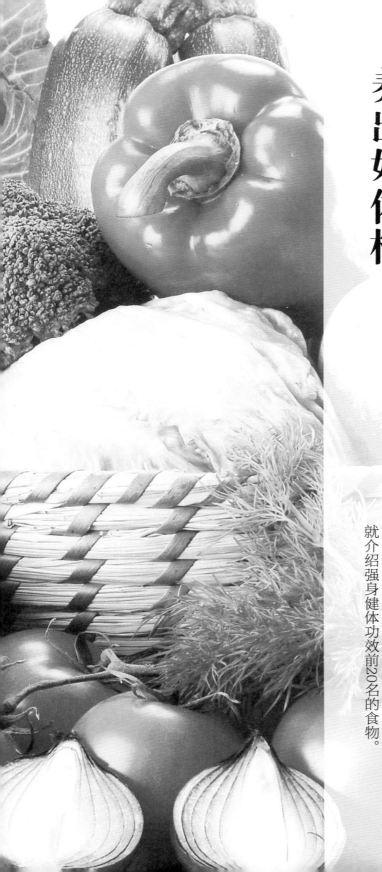

第三章

强身健体食物Top20，养出好体格

俗话说：「药补不如食补。」日常生活中，很多食物能够让我们身体更加强壮、健康。只要选对食物，采用健康的食用方法，就能让我们的体质更加强壮。到底哪些食物强身健体的功效更强呢？下面就介绍强身健体功效前20名的食物。

以下是精选的20种有助于提高免疫力、强身健体的食物，从营养学的角度，告诉读者如何吃才能强身健体。

前 20名
强身健体食物排行榜

食物名称	上榜原因	食用功效	主要营养成分
鸽肉	■ 鸽子肉易于消化，对病后体弱、血虚闭经、头晕神疲、记忆力衰退有很好的补益治疗作用。	滋补益气、祛风解毒、补肝壮肾	蛋白质、维生素A、胆固醇、维生素E
驴肉	■ 驴肉中含有丰富的蛋白质，能够满足人体对蛋白质和氨基酸的需求，有利于身体的健康。	补益气血、养心安神、强身健体	蛋白质、维生素A、维生素E、钾、铁、钙
羊肉	■ 羊肉中含有丰富的蛋白质，能够满足身体的营养需要，对身体的强健有很好的滋补作用。	补肾壮阳、开胃健身、养胆明目	蛋白质、维生素A、钙、镁、钾、铁
鹌鹑蛋	■ 鹌鹑蛋中营养丰富，比鸡蛋更容易被吸收利用，从而提高人体机的抗病能力。	补气益血、强筋壮骨	蛋白质、维生素A、钙、钾、磷
虾	■ 虾的含钙量居众食品之首，虾皮中含钙量也很高，可预防因缺钙所致的骨质疏松症。	补肾壮阳、益气止痛、通乳养血、化痰解毒	蛋白质、维生素E、钙、镁、锌
泥鳅	■ 泥鳅滑液有杀菌、消毒的作用。	暖中益气、益肾助阳、提高免疫力	维生素A、维生素E、钙、铁、锌
鲫鱼	■ 鲫鱼含有丰富的易于消化吸收的优质蛋白，是病人调补身体的良好蛋白质来源。	健脾利湿、和中开胃、活血通络、增强体质	蛋白质、维生素、钙、钾、磷
平菇	■ 平菇含侧耳素和蘑菇核糖核酸，经药理证明有抑制病毒复制和增殖的作用。	舒筋活络、祛风散寒、强身健体、预防中老年疾病	蛋白质、脂肪、糖、膳食纤维、钙、铁、锌
花菜	■ 花菜是含有类黄酮成分最多的食物之一。类黄酮除了可以防治感染，还能够减少患心脏病与中风的危险。	健脾胃、益筋骨、填肾精、解毒肝脏、防癌抗癌	蛋白质、胡萝卜素、维生素C

韭菜	■韭菜中含硫化合物，有降血脂及扩张血管的作用，适用于治疗心脑血管疾病和高血压。	温肾助阳、益脾健胃、行气理血、润肠通便、强身健体	维生素C、钙、磷、膳食纤维、胡萝卜素、烟酸
洋葱	■洋葱中的烟碱素能帮助免疫系统制造抗体，提高人体的免疫能力，从而有利于身体的健康。	增强食欲、润肠利尿、提高免疫力	硫化合物、硒、烟酸、维生素C、钙、胡萝卜素
白萝卜	■白萝卜富含维生素C，能抑制黑色素合成，阻止脂肪氧化，防止脂肪沉积。	促进消化、清热解毒、生津止渴、美容减肥	蛋白质、膳食纤维、维生素C、钾、钙、
葡萄	■葡萄中含有大量酒石酸，有帮助消化的作用，适当吃些葡萄对身体的强健大有裨益。	舒筋活血、开胃健脾、强身健体	维生素C、维生素E、维生素A、钙、铁、铜、锰
石榴	■石榴中含有多种生物碱，有对抗金黄色葡萄球菌、溶血性链球菌、痢疾杆菌等细菌的作用。	生津止渴、收敛固涩、提高免疫力	蛋白质、钙、维生素C、钾、维生素E、纤维素
芒果	■芒果含芒果酮酸等化合物，具有抗癌的药理作用。	益胃止呕、解渴利尿、强身健体	维生素C、蛋白质、糖、膳食纤维
木瓜	■木瓜独有的番木瓜碱具有抗肿瘤功效，对于防癌治癌有很好的作用。	消暑解渴、润肺止咳、提高免疫力	维生素C、类胡萝卜素、木瓜酵素、木瓜碱
紫菜	■紫菜所含的多糖可增强细胞免疫和体液免疫功能，有助于提高机体免疫力。	清热利水、补肾养心、提高免疫力	蛋白质、维生素A、维生素C、钙、铁、硒
黄小米	■黄小米中含有丰富的铁、磷等元素，具有滋阴养血、健脑等功效。	滋养肾气、和胃安眠、清虚热	蛋白质、纤维素、维生素A、维生素E
粳米	■粳米中含有丰富的蛋白质，它是构成和修补细胞的主要物质，对于身体的生长发育、提高免疫功能有很好的作用。	补中益气、健脾养胃、益精强志	蛋白质、钙、铁、镁、钾
小麦	■小麦中富含蛋白质、钙和铁，对缓解精神压力、紧张等有一定的功效。	养心益肾、和血健脾、除烦润燥、强身健体	蛋白质、纤维素、维生素E、钙、铁

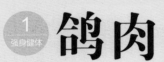

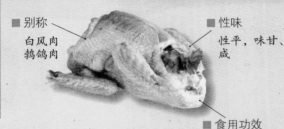

鸽肉

强身健体、祛风解毒

■ 别称
白凤肉
鹁鸽肉

■ 性味
性平，味甘、咸

■ 食用功效
滋补益气、补肝壮肾

√适宜人群：贫血、身体衰弱、未老先衰、头发早白者
×不适宜人群：孕妇

☼ 鸽肉的强身健体成分

1 氨基酸和精氨酸

中医认为，鸽子肉易于消化，对病后体弱、血虚闭经、头晕神疲、记忆力衰退有很好的补益治疗作用。乳鸽含有较多的支链氨基酸和精氨酸，可促进体内蛋白质的合成，加快创伤愈合。另外，鸽血中富含血红蛋白，能促使术后伤口愈合。

2 泛酸

鸽子肉中含有丰富的泛酸，对脱发、白发和未老先衰等有很好的疗效。对提高人体的性欲也有很重要的作用，人们把白鸽作为扶助阳气的强身妙品，认为它具有补益肾气、增强性机能的作用。

3 软骨素

鸽子的骨头当中含有丰富的软骨素，经常食用，能够提高人体皮肤的活力，强健人体的骨骼，改善血液循环，让人变得更加年轻有活力。

4 维生素A

鸽子肉中含有丰富的维生素A，每100g含维生素A53μg。维生素A有利于保护视力，预防夜盲症，维护皮肤健康，避免皮肤粗糙干裂。

👤 鸽肉的搭配宜忌

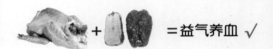

鸽肉含有丰富的优质蛋白，和大红枣一起食用，有益气养血、滋润皮肤的作用，很适合爱美的女士食用。

鸽肉虽然富含营养物质，但是如果和猪肉一起食用，容易使人滞气。因此，应尽量避免两者搭配食用。如果出现滞气的状况，可以喝些荷叶茶来清肠胃。

鸽肉的营养元素表(每100g)

★ 蛋白质 16.5g	★ 钾 334mg
★ 维生素A 53μg	★ 维生素E 0.99mg
★ 胆固醇 99mg	★ 铁 3.8mg
★ 钙 30mg	

2 强身健体 驴肉

补血安神、增强抵抗力

■ 别称
毛驴肉 漠骊肉

■ 性味
性凉，味甘、酸

■ 食用功效
补益气血、养心安神、强身健体

√适宜人群：一般人均可

×不适宜人群：孕妇、脾胃虚寒、腹泻者

☀ 驴肉的强身健体成分

1 阿胶

驴皮是熬制驴皮胶的原料，成品称阿胶。中医认为，阿胶是血肉有情之物，是滋阴补血见长的名贵药材。平素体质虚弱、畏寒、易感冒的人，服阿胶可改善体质，增强自身抵抗力。

2 钙、磷、钾

驴肉富含钙、磷、钾，还含有动物胶、骨胶原、硫等成分，能为体弱者及病后调养的人提供良好的营养补充，对身体健康有很好的作用。

3 铁

驴肉含有丰富的铁质，性味甘凉，有补气养血、利肺的功效，对体弱劳损、气血不足和心烦者有较好的疗效。药典认为：驴肉补气养血，可用于气血不足者的补益；还可以养心安神，用于心虚所致心神不宁的调养。

4 蛋白质

驴肉中含有丰富的蛋白质，每100g驴肉中含有蛋白质约21.5g。丰富的蛋白质能够满足身体对蛋白质和氨基酸的需求，有利于身体的健康。

👄 驴肉的搭配宜忌

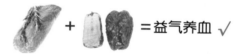 ＝益气养血 √

驴肉含有丰富的铁质，有补益气血、养心安神、强身健体的作用；大红枣也有补血养颜的功效。两者合用，用于气血不足、食少乏力、消瘦。

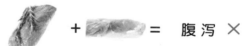 ＝ 腹泻 ×

驴肉性味甘凉，而猪肉肥腻，若共食，有碍于消化吸收，易致腹泻，影响身体健康。因此，应尽量避免将驴肉和猪肉搭配食用。

驴肉的营养元素表(每100g)

★ 蛋白质 21.5g	★ 铁 4.3mg
★ 维生素A 72μg	★ 钙 2mg
★ 维生素E 2.76mg	★ 磷 178mg
★ 钾 325mg	

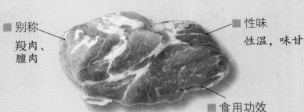

③ 强身健体

羊肉

补肾壮阳、强健身体

- 别称
  羖肉、
  羺肉

- 性味
  性温，味甘

- 食用功效
  开胃健身、
  养胆明目

√ **适宜人群**：一般人，尤其是脾胃虚寒者

✗ **不适宜人群**：肝火旺盛、发热患者

☀ 羊肉的强身健体成分

① 蛋白质

羊肉中含有丰富的蛋白质，每100g羊肉中含有蛋白质19g。羊肉中的优质蛋白质能够满足身体的营养需要，对身体的强健有很好的作用。

② 钙、磷、铁

羊肉中含有丰富的钙、磷、铁，既能强健骨骼，又能促进人体热量代谢、维持细胞活动，是强身健体的良好食品，也是体虚者的天然补品。

③ 磷酸钙、碳酸钙

羊肉和羊骨中含有磷酸钙、碳酸钙、骨胶原等成分，可用于治疗再生不良性贫血、筋骨疼痛等病症。羊肾能起到补肾助阳、生精益脑的作用。

④ B族维生素

羊肉中含有丰富的B族维生素，它有助于蛋白质和脂肪的消化吸收，对于减轻肌肉酸痛、缓解疲劳、恢复人体活力有很好的作用。

⑤ 热量

羊肉是一种高热量的食物，有助于避寒暖胃、壮阳，是冬天取暖、强健身体的高营养食物。需要注意的是，易上火者食用羊肉的时候要适量。

↻ 羊肉的食用宜忌

○ 体虚胃寒者宜食。

○ 肾虚者，尤其男性宜多食。

○ 身体瘦弱者、脾胃虚寒者宜食。

✗ 肝火旺盛者忌食。

✗ 肠炎、痢疾者以及高血压患者忌食。

✗ 大便干结、急性肠炎者忌食。

● **选购技巧**：选购羊肉的时候，应选择颜色鲜红的羊肉，这样的羊肉比较新鲜。

● **储存秘籍**：可以将羊肉切块，用食品袋包裹，放在冰箱冷冻室内，大约可以放置1~2个月左右的时间，需要食用时，可以拿出来解冻即可。

🗣 羊肉的搭配宜忌

 = 补肾壮阳 ✓

羊肉含有丰富的营养物质，有补肾壮阳、开胃健身、养胆明目的作用。和海参炖汤食用，对于治疗虚劳羸瘦、阳痿等症有很好的疗效。

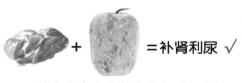 = 补肾利尿 ✓

羊肉含有丰富的营养物质，有壮阳益肾、开胃健身、养肝明目的作用；冬瓜有清热利尿的功能。两者合用，有助于补肾利尿。

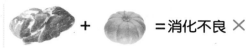 = 消化不良 ✕

南瓜性温，味甘，具有补中益气之功效；羊肉为大热之品。同时进食，可导致消化不良，腹胀肚痛。因此，应尽量避免将羊肉和南瓜放在一起食用。

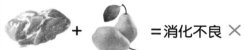 = 消化不良 ✕

梨和羊肉同时食用，易造成消化不良、腹胀肚痛等。因此，不应将羊肉和梨放在一起食用。

🍴 羊肉的营养吃法

香菜炒羊肉

材料：
羊肉卷500g，红椒、香菜30g，花生油、酱油、盐、五香粉、孜然各适量。

做法：
香菜清洗干净切段；锅中放油，油热后，放入红椒爆香，然后下入羊肉翻炒；羊肉快熟时，放入盐、酱油、孜然、五香粉等调料，翻炒2分钟后，关火；最后放入香菜翻炒一下，即可装盘食用。

功效：
补肾壮阳、补中益气。

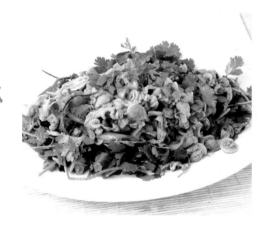

羊肉的营养元素表(每100g)

- ★ 蛋白质 19g
- ★ 维生素A 22μg
- ★ 钙 6mg
- ★ 镁 20mg
- ★ 钾 232mg
- ★ 铁 2.3mg
- ★ 磷 146mg

鹌鹑蛋

4 强身健体

补脾益气、强健骨骼

√ **适宜人群：**一般人均可食用

× **不适宜人群：**脑血管疾病患者

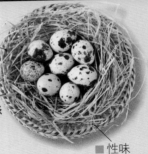

■ **别称**

鹑鸟蛋

■ **食用功效**

补气益血、强筋壮骨

■ **性味**

性平，味甘

☼ 鹌鹑蛋的强身健体成分

1 小分子营养成分

由于鹌鹑蛋中营养分子较小，所以它比鸡蛋更容易被吸收利用，能充分地补充人体的营养，从而提高人体机能及抗病能力。

2 蛋白质、维生素

鹌鹑蛋的营养价值可与鸡蛋相媲美，它含有大量的蛋白质、维生素等对人体有益的营养成分。除了补充人体所需的营养物质外，还有很好的美容效果，可以改善肤质，使皮肤变得红润有光泽，所以鹌鹑蛋还有"动物中的人参"之称。

3 钙、磷

鹌鹑蛋中含有丰富的钙、磷等矿物质，每100g鹌鹑蛋中含钙高达47mg，含磷高达180mg。这些物质能够促进人体骨骼的强健、维持心跳和肌肉收缩，对保持神经活动正常，都起着很好的作用。

👤 鹌鹑蛋的营养搭配

 + = 健脑益智 √

鹌鹑蛋含有丰富的蛋白质和微量元素，有补气益血、强筋壮骨的作用。和牛奶同食，有补脾益胃，健脑益智的作用。适于智力、记忆力减退者及老年性痴呆症患者食用。

 + = 润肺滋阴 √

鹌鹑蛋富含蛋白质、维生素等营养物质，和银耳搭配，有很好的润肺滋阴、补益脾胃的作用。很适合胃虚、咳嗽哮喘者食用。

鹌鹑蛋的营养元素表(每100g)

★ 蛋白质 12.8g	★ 钾 138mg
★ 维生素A 337μg	★ 磷 180mg
★ 钙 47mg	

5
强身健体

虾

益气壮阳、清热解毒

■ 别称
长须公、虎头
公、海米

■ 性味
性温，味甘

■ 食用功效
补肾壮阳、益
气止痛

√ **适宜人群：**一般人均可食用，尤其是中老年人
✗ **不适宜人群：**阴火旺盛、有宿疾者以及支气管炎、哮喘病患者

☀ 虾的强身健体成分

1 镁

虾中含有丰富的镁，每100g虾中含镁32mg。经常食用可以补充镁的不足。镁对心脏活动具有重要的调节作用，能很好地保护心血管系统，可以降低血液中胆固醇含量，防治动脉硬化，同时还能扩张冠状动脉，从而有利于预防高血压及心肌梗死。

2 钙

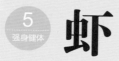

虾的含钙量居众食品之首，每100g虾中含钙约22mg。虾皮中含钙量也很高，孕妇常吃虾皮，可预防缺钙抽搐及胎儿缺钙症；老人常食虾皮，可预防因缺钙所致的骨质疏松症。

3 蛋白质和氨基酸

虾中含有丰富的蛋白质和氨基酸，对身体有补益功能，久病体虚、气短乏力、不思饮食者，可将其作为滋补食品。虾的肉质和鱼一样松软，易消化，不失为老年人食用的营养佳品，对身体虚弱以及病后需要调养的人也是极好的食物。

4 磷、铁、锌

虾中含有丰富的磷、铁等，是人体骨骼、肌肉必需的营养元素，这些营养元素对于孕妇和幼儿还有很好的补益作用。另外，虾中还含有丰富的锌，有助于幼儿发育成长。

○ 虾的食用宜忌

○ 中老年人宜食。
○ 缺钙者宜食。
○ 心血管疾病患者宜食。

✗ 有宿疾者或阴虚火旺者忌食。
✗ 腐败变质的虾仁忌食。
✗ 虾背中的虾肠忌食。

选购技巧：挑选虾时，要尽量选择新鲜的虾，鲜虾体形完整，甲壳透明发亮，须足无损。

储存秘籍：鲜虾储存之前，先用开水氽一下，放冷后放入冰箱内储存，这样的虾可以存放时间长一些，并且不改变虾原有的色味。

虾的搭配宜忌

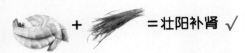 =壮阳补肾 √

虾含有丰富的维生素和蛋白质，有补肾壮阳、益气止痛、通乳养血、化痰解毒的功效。和韭菜搭配食用，有壮阳补肾的作用，很适合肾虚、阳痿症患者食用。

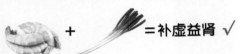 =补虚益肾 √

虾含有丰富的维生素和蛋白质，有补肾壮阳、益气止痛、通乳养血、化痰解毒的功效。和大葱搭配，既能去掉虾的腥味，让虾更美味，还有补虚益肾、强健骨骼的作用。

 =阴虚火旺 ✕

虾性温，有温肾壮阳的功能；猪肉有助湿热动火的作用。两者同食，容易阴虚火旺，影响身体健康。因此，应尽量避免将虾和猪肉搭配食用。

 =影响消化 ✕

虾中含有丰富的钙；柠檬中含有大量的果酸。两者搭配食用，会生成不易消化的物质，降低食物的营养同时，还会影响人体的消化。因此，应尽量避免一起食用。

虾的营养吃法

烤龙虾

材料：

龙虾6个，生菜叶子两片，酱油、耗油、盐、五香粉、辣椒面、白糖、芝麻各适量。

做法：

龙虾去除内脏、抽去虾线、清洗干净，刷上酱油、耗油，将盐、五香粉、辣椒面、白糖、芝麻均匀地撒在龙虾上腌制。用签子串起龙虾，撒上孜然粉，放入微波炉中高火加热10分钟。将生菜叶子铺在盘中，放上龙虾，即可食用。

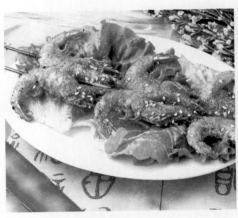

功效：补肾壮阳、益气止痛

虾的营养元素表(每100g)

★ 蛋白质 11.6g	★ 镁 32mg
★ 维生素E 3.18mg	★ 锌 1.75mg
★ 钙 22mg	

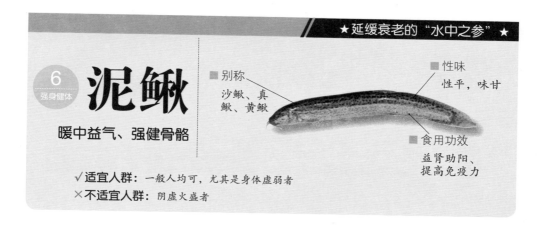

6
强身健体

泥鳅

暖中益气、强健骨骼

- 别称
  沙鳅、真鳅、黄鳅

- 性味
  性平，味甘

- 食用功效
  益肾助阳、提高免疫力

√适宜人群：一般人均可，尤其是身体虚弱者

×不适宜人群：阴虚火盛者

☀ 泥鳅的强身健体成分

1 钙、铁、锌

泥鳅中含有丰富的钙、铁、锌等元素，这些元素能起到强健骨骼、预防癌症的作用。因此，人们常将泥鳅归属于强身健体、营养防癌的水产珍品。

2 不饱和脂肪酸

泥鳅中含有丰富的不饱和脂肪酸，其中类似甘碳戊烯酸的不饱和脂肪酸，能够起到强健人体、预防衰老的作用，对血管也有很好的保护作用，是一种珍贵的滋补佳品，很适合老年人食用。

3 泥鳅滑液

泥鳅滑液有杀菌、消毒的作用，可治小便不通、热淋便血、痛肿、中耳炎等疾病。

4 维生素

泥鳅中含有丰富的维生素，每100g泥鳅中含维生素A约14μg，含维生素E约0.79mg。维生素A有清肝明目的作用，维生素E是很好的抗氧化剂，有提高人体免疫力的作用。

👤 泥鳅的搭配宜忌

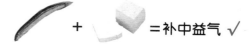

+ = 补中益气 √

泥鳅有暖中益气的作用；豆腐营养丰富，有益气养血、补虚益脏之功，两者搭配食用，除能补益身体外，更有开胃、清热之效。

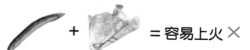

+ = 容易上火 ×

狗肉性温，是温热助火之物，泥鳅和狗肉搭配，容易引起肝火旺盛，容易上火者忌食。因此，烹调泥鳅时，尽量避免将泥鳅和狗肉搭配食用。

泥鳅的营养元素表(每100g)

★ 维生素A 14μg	★ 铁 2.9mg
★ 维生素E 0.79mg	★ 锌 2.76mg
★ 钙 229mg	

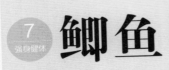
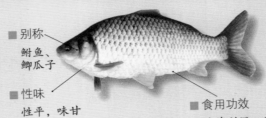

鲫鱼

7 强身健体

健脾开胃、清血养心

- 别称
  鲋鱼、鲫瓜子

- 性味
  性平，味甘

- 食用功效
  健脾利湿、和中开胃、活血通络

√ 适宜人群：一般人，尤其是中老年人、小孩、脾胃虚弱者

✕ 不适宜人群：感冒发热者

☀ 鲫鱼的强身健体成分

1 蛋白质

鲫鱼含有丰富的优质蛋白，易于为人体消化和吸收，是病人调补身体的良好蛋白质来源。常食可增强抗病能力，比较适用于肝肾疾病、心脑血管疾病患者食用。

2 钙、磷、钾

鲫鱼含有丰富的钙、磷、钾，营养丰富，最适合做汤，对脾胃虚弱、水肿、溃疡、气管炎、哮喘、糖尿病的治疗大有益处，比较适合中老年人和产妇食用。

3 维生素A以及镁、锌

鲫鱼含有丰富的维生素A以及镁、锌，有利于增强心血管功能，降低血液黏度，促进血液循环。鲫鱼中锌的含量很高，缺锌会导致食欲减退、性功能障碍等，由于锌的重要作用，有人把锌誉为"生命的火花"。

🧑 鲫鱼的营养搭配

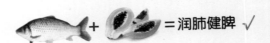

鲫鱼含有丰富的蛋白质、维生素以及微量元素，有健脾补虚的作用；木瓜有润肺健胃的作用。两者合用，有润肺、健脾、养胃的作用。

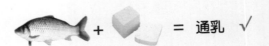

鲫鱼具有很好的催乳作用，豆腐亦富有营养，含蛋白质较高，两者搭配食用，对于产后康复及乳汁分泌有很好的促进作用。

鲫鱼的营养元素表(每100g)

★ 碳水化合物 3.8g　　★ 钙 79mg
★ 蛋白质 17.1g　　　　★ 钾 290mg
★ 脂肪 2.7g　　　　　　★ 镁 41mg
★ 维生素A 17μg

8
强身健体

平菇

舒筋活络、散寒强身

- ■ 别称
  侧耳、秀珍菇

- ■ 性味
  性温，味甘

- ■ 食用功效
  祛风散寒、强身健体

√ **适宜人群**：一般人均可，尤其是更年期女性、肝炎、心血管疾病患者

× **不适宜人群**：无

☀ 平菇的强身健体成分

1 多醣体

平菇含有抗肿瘤细胞的多糖体，对肿瘤细胞有很强的抑制作用，且具有免疫特性。平菇还有祛风散寒、舒筋活络的作用，可治腰腿疼痛、手足麻木等症。

2 钙、铁

平菇中含有丰富的钙、铁等微量元素。钙能够促进人体骨骼的强健，是强身健体的重要物质；铁能够促进人体补血，有助于增强机体活力。所以说，平菇是强身健体的上佳蔬菜。

3 菌糖和甘露醇糖

平菇含有多种养分及菌糖、甘露醇糖，可以改善人体新陈代谢，有增强体质、调节植物神经功能等作用，故可作为体弱者的营养品。平菇对肝炎、慢性胃炎、胃和十二指肠溃疡、软骨病等都有好处，对降低血胆固醇和防治尿道结石有一定效果，对女性更年期综合征可起调理作用。

🗣 平菇的搭配宜忌

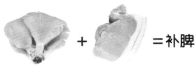

= 补脾益气 √

平菇中含有丰富维生素和矿物质等营养元素，有强身健体、舒筋活络的作用；猪肉有补脾养气的功能。两者同食，有补脾益气、滋补的作用。

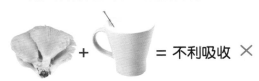

= 不利吸收 ×

平菇中含有草酸，而牛奶中含有丰富的钙质。两者搭配，会使草酸和钙质发生反应，生成沉淀物，不利于营养的吸收。

平菇的营养元素表(每100g)

★ 蛋白质 25.3g	★ 钙 5mg
★ 脂肪 4g	★ 铁 1mg
★ 糖类 30.7g	★ 锌 0.16mg
★ 膳食纤维 30.7g	

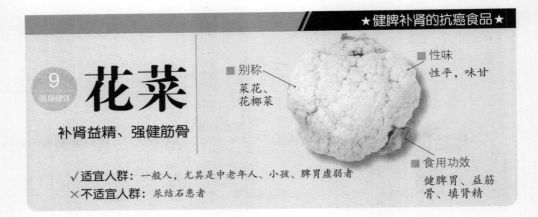

花菜

9 强身健体

补肾益精、强健筋骨

■ 别称
菜花、
花椰菜

■ 性味
性平，味甘

■ 食用功效
健脾胃、益筋
骨、填肾精

√ **适宜人群**：一般人，尤其是中老年人、小孩、脾胃虚弱者

✕ **不适宜人群**：尿结石患者

☀ 花菜的强身健体成分

1 维生素C

花菜维生素C含量很高，能增强人体免疫功能，促进肝脏解毒，增强人体抗病能力。长期食用可以防治感染，而且还能降低血中胆固醇。

2 维生素K

花菜中含有大量的维生素K。有些人的皮肤一旦受到小小的碰撞和伤害，就会变得青一块紫一块的，这是因为体内缺少维生素K。多吃花菜是补充维生素K的最佳途径。花菜中维生素C含量非常高，可以说是所有十字花科蔬菜中的冠军。

3 类黄酮

花菜是含有类黄酮成分最多的食物之一。类黄酮除了可以防治感染，还是最好的血管清理剂，能够阻止胆固醇氧化，防止血小板凝结成块，因而能减少患心脏病与中风的危险。

💬 花菜的营养搭配

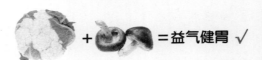

花菜 + 香菇 = **益气健胃** √

花菜有补肾益精、强健筋骨的作用，和营养丰富的香菇搭配，有益气健胃、补虚强身之功效。适用于食欲不振、吐泻乏力等症，也可防治佝偻病。

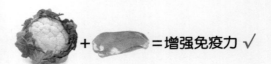

花菜 + 猪肝 = **增强免疫力** √

花菜是蔬菜中的上品，有增加免疫力的功能；猪肝含有丰富的铁、锌和维生素A。两者搭配，营养丰富，很适合儿童和老人食用。

花菜的营养元素表(每100g)

★ 蛋白质 2.1g　　　★ 铁 1.1mg
★ 胡萝卜素 30μg　　★ 锌 0.38mg
★ 维生素C 61mg　　 ★ 钾 200mg
★ 钙 23mg

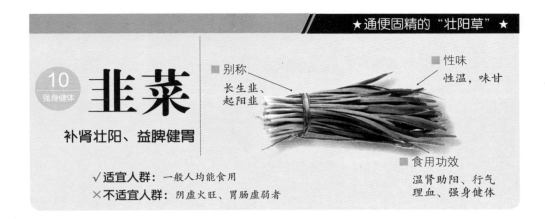

10
强身健体

韭菜

补肾壮阳、益脾健胃

■ 别称
长生韭、起阳韭

■ 性味
性温，味甘

■ 食用功效
温肾助阳、行气理血、强身健体

√适宜人群：一般人均能食用
×不适宜人群：阴虚火旺、胃肠虚弱者

☼ 韭菜的强身健体成分

1 维生素C

韭菜中含有丰富的维生素C，每100g含维生素C39mg。维生素C可促进胶原蛋白的合成，加速伤口的愈合，提高身体的抵抗力，有很好的强身健体作用，对于癌症等疾病有很好的抵抗能力。

2 硫化合物

韭菜中含硫化合物，有降血脂及扩张血管的作用，适用于治疗心脑血管疾病和高血压。此外，这种化合物还能使黑色素细胞内酪氨酸系统功能增强，从而调节皮肤毛囊的黑色素功能，消除皮肤白斑，并使头发乌黑发亮。

3 膳食纤维

韭菜含有较多的膳食纤维，能促进胃肠蠕动，可有效预防习惯性便秘和肠癌。这些膳食纤维还可以把消化道中的头发、沙砾、甚至金属包裹起来，随大便排出体外，故有"洗肠草"之称。

4 维生素A和钙

韭菜富含维生素A和钙，多吃不仅能美容护肤、明目和润肺，还能强健骨骼，降低患伤风感冒、寒喘等疾病的概率。

👄 韭菜的搭配宜忌

+ ● ● =行气益肾 √

韭菜和鸡蛋搭配食用，有利于维生素和钙质的补充，既美味营养，又强健身体，还有补肾、行气、益肾的作用，很适合肾虚、尿频患者食用。

+ ● =口腔肿痛 ×

韭菜性温，是易上火的食物。牛肉和韭菜搭配食用，容易助热生火，以致引发口腔炎症、肿痛、口疮等症状。

韭菜的营养元素表(每100g)

★ 硫化合物 85mg	★ 维生素C 8mg
★ 硒 4.4μg	★ 钙 24mg
★ 烟酸 0.3mg	★ 胡萝卜素 20μg

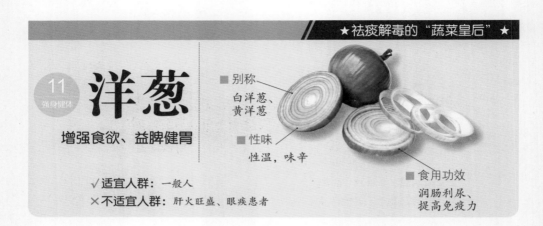

11
强身健体

洋葱

增强食欲、益脾健胃

■ 别称
白洋葱、黄洋葱

■ 性味
性温，味辛

■ 食用功效
润肠利尿、提高免疫力

√ 适宜人群：一般人
× 不适宜人群：肝火旺盛、眼疾患者

洋葱的强身健体成分

1 B族维生素

洋葱中的B族维生素含量较高，它能促进人体消化吸收和新陈代谢。

2 硒和前列腺素

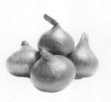

洋葱中含有丰富的硒，对于预防和抑制癌症有很好的作用。洋葱是蔬菜中唯一含前列腺素A的。前列腺素能扩张血管，降低血液黏度，因而会有降血压、增加冠状动脉的血流量、预防血栓形成的作用。

3 维生素C和β-胡萝卜素

由于维生素C是抗氧化剂，有降低血清胆固醇、抗过敏的功效。β-胡萝卜素可在人体转化成维生素A，帮助骨骼健康，促进生长发育。流行病学专家观察到，经常吃洋葱的人，虽有脂多体胖者，但胆固醇并无过高表现。

4 钙

洋葱中含有丰富的钙质，能够补充人体所需要的钙质，对于强健骨骼、预防骨质疏松等症有很好的作用。

洋葱的营养搭配

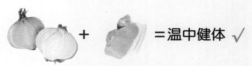

= 温中健体 √

洋葱含有丰富的维生素和矿物质，有增强食欲、润肠利尿、提高免疫力的作用。洋葱和猪肉搭配食用，有温中健体、辛香开胃的功效，很适合胃阳不足、体虚者食用。

洋葱的营养元素表(每100g)

★ 碳水化合物 9g	★ 维生素E 0.14mg
★ 蛋白质 1.1g	★ 钙 24mg
★ 脂肪 1.85g	★ 胡萝卜素 20μg

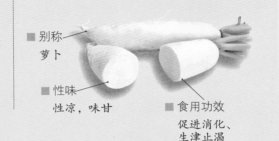

12
强身健体

白萝卜

消食行滞、降气祛痰

■ 别称
萝卜

■ 性味
性凉，味甘

■ 食用功效
促进消化、
生津止渴

√ **适宜人群：** 一般人均可

✕ **不适宜人群：** 脾胃虚寒、慢性胃炎、肠溃疡患者

☀ 白萝卜的强身健体成分

1 维生素C

白萝卜富含维生素C，而维生素C为抗氧化剂，能抑制黑色素合成，阻止脂肪氧化，防止脂肪沉积。白萝卜中含有大量的植物蛋白、维生素C和叶酸，进入人体后可洁净血液和皮肤。

2 碳水化合物和维生素

白萝卜中含有大量的碳水化合物和维生素，它们可促进人体对钙质的吸收，从而增强肌体免疫力，所以白萝卜对预防感冒有一定的作用。

3 B族维生素和矿物质

白萝卜含有丰富的B族维生素和钾、镁等矿物质，可促进胃肠蠕动，能有效地清理胃部和肠道中的垃圾，有助于体内废物的排出，利于清除宿便。

4 膳食纤维

白萝卜中含有丰富的膳食纤维，每100g白萝卜中含膳食纤维约为1g。膳食纤维能够促进胃肠蠕动，能促进人体的新陈代谢，让人体内的杂质和有害物质尽快地排出体外。减少毒素在人体存留的时间，对于预防肠癌有很好的作用。

👤 白萝卜的营养搭配

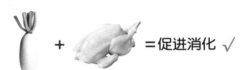

白萝卜含有丰富的蛋白质、维生素C和膳食纤维，有促进消化、清热解毒的作用。白萝卜和鸡肉搭配食用，美味不油腻，而且有利于营养元素的吸收。

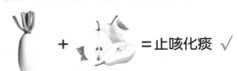

白萝卜具有清热生津、凉血止血、顺气化痰的功效；雪梨有清热、化痰止咳的作用。两者搭配，止咳化痰功效更佳。

白萝卜的营养元素表(每100g)

★ 蛋白质 0.9g	★ 钾 173mg
★ 膳食纤维 1g	★ 钙 36mg
★ 维生素C 21mg	★ 铁 0.5mg

第三章 —— 强身健体食物TOP20，养出好体格

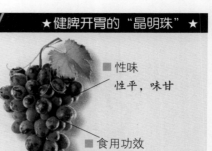

13 强身健体	

葡萄

舒筋活血、清热利水

- 别称 山葫芦、草龙珠
- 性味 性平，味甘
- 食用功效 开胃健脾、强身健体

√ 适宜人群：贫血、高血压患者以及儿童和孕妇
× 不适宜人群：脾胃虚弱、便秘者

☀ 葡萄的强身健体成分

1 铁和钙

葡萄干中的铁和钙含量十分丰富，是儿童、妇女及体弱贫血者的滋补佳品，可补血气，治疗贫血、血小板减少。常食对神经衰弱和过度疲劳有较好的补益作用，还是一些妇科疾病的食疗佳品。

2 维生素

葡萄中含有丰富的B族维生素、维生素A、维生素C以及维生素E，这些物质对于人体的新陈代谢和能量平衡起着很重要的作用，还能预防很多疾病，有助于人体的强健。

3 聚合苯酚

葡萄含天然聚合苯酚，能与细菌及病毒中的蛋白质化合，使之失去传染疾病能力，对于脊髓灰质病毒及其他一些病毒有良好杀灭作用，而使人体产生抗体，有利于身体的康健。

👤 葡萄的搭配宜忌

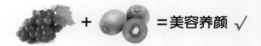

葡萄+猕猴桃=美容养颜 √

葡萄含有丰富的维生素C；猕猴桃含有丰富的维生素C和B族维生素。两者搭配食用，可以促进人体吸收，有助于美容养颜。

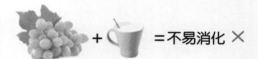

葡萄+牛奶=不易消化 ×

葡萄中含有丰富的鞣酸；牛奶中含有丰富的钙质。两者搭配食用，容易形成不易消化的物质，造成人体胃肠不适。因此，应避免将葡萄和牛奶放在一起食用。

葡萄的营养元素表(每100g)

★ 钙 0.04g	★ 维生素C 25mg
★ 铁 16.4g	★ 维生素E 0.7mg
★ 铜 2.7g	★ 维生素A 8μg
★ 锰 16.6g	

14 强身健体 石榴

清血养心、杀菌防癌

■ 别称
安石榴、
海石榴

■ 性味
性温，味甘

■ 食用功效
收敛固涩、提高免疫力

√ 适宜人群：口腔炎、腹泻、扁桃体发炎者
× 不适宜人群：便秘者、尿道炎和糖尿病患者

☼ 石榴的强身健体成分

1 生物碱

石榴中含有多种生物碱，有助于对抗金黄色葡萄球菌、溶血性链球菌、痢疾杆菌等细菌的作用，对人体健康起到很好的作用。

2 多酚

石榴汁的多酚含量比绿茶高得多，是抗衰老和防治癌瘤的超级明星。对预防动脉硬化和心脏病有明显作用。

3 维生素C

石榴中含有丰富的维生素C，能够促进胶原蛋白的生成，有阻止癌细胞合成的重要作用，可以起到预防癌症的功效，从而有利于人体的健康。

4 维生素E

石榴汁是一种抗氧化果汁，其效果比红酒、西红柿汁、维生素E等更好，对抵抗心血管疾病有一定作用。

👤 石榴的搭配宜忌

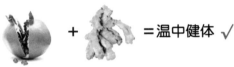

= 温中健体 √

石榴含有丰富的维生素和矿物质，有生津止渴、收敛固涩、提高免疫力的作用。和生姜搭配，熬制成石榴生姜汁对于由虚寒引起的痢疾有很好的疗效。

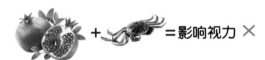

= 影响视力 ×

石榴和螃蟹搭配食用，螃蟹中的蛋白质会与石榴中的鞣酸作用，降低螃蟹中蛋白质原有的营养，生成的不易消化物质对人体肠胃还有刺激作用，影响人体的消化吸收能力。

石榴的营养元素表(每100g)

★ 蛋白质 1.4g	★ 钾 231mg
★ 钙 9mg	★ 维生素E 4.91g
★ 维生素C 9mg	★ 纤维素 4.8g

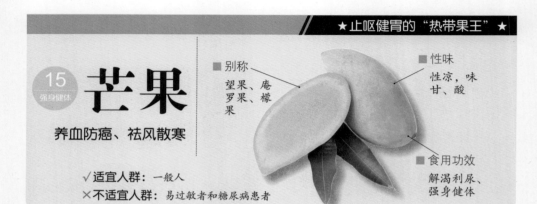

15
强身健体

芒果

养血防癌、祛风散寒

- 别称
  望果、庵罗果、檬果

- 性味
  性凉，味甘、酸

- 食用功效
  解渴利尿、强身健体

√ 适宜人群：一般人

× 不适宜人群：易过敏者和糖尿病患者

☀ 芒果的强身健体成分

1 酮酸

芒果含芒果酮酸等化合物，具有抗癌的药理作用。芒果的果汁能增加胃肠蠕动，使粪便在结肠内停留时间变短，因此对防治结肠癌很有裨益。

2 多酚和其他营养素

芒果中含有大量的多酚物质，女性多食芒果，有预防乳腺癌的作用。特别是其中的生物活性成分丹宁，专防治高血压、动脉硬化。芒果含有的营养素及矿物质等，除了具有防癌的功效外，还有防治动脉硬化及高血压的食疗作用。

3 蛋白质

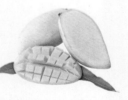

芒果中含有丰富的蛋白质。每100g芒果含蛋白质56g。蛋白质是人体的重要营养物质，能够帮助提高人体免疫力、保持身体强健。

🍴 芒果的搭配宜忌

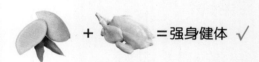

= 强身健体 √

芒果有养血防癌、祛风散寒的作用；鸡肉是滋补身体的佳品，两者搭配食用，有很好的强身健体作用。

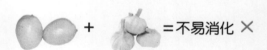

= 不易消化 ×

芒果性寒，味甘酸，是寒利食物，而大蒜是一种辛辣之物，和芒果搭配食用，易引起烧心，消化不良。因此，应尽量避免两者放在一起食用。

芒果的营养元素表(每100g)

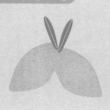

- ★ 维生素C 约156g
- ★ 蛋白质 56g
- ★ 糖 约15g
- ★ 膳食纤维 1.3g
- ★ 视黄醇 96μg
- ★ 纤维素 1.3g

16 强身健体

木瓜

强体防癌、舒筋通络

■ 别称
乳瓜、番瓜、文冠果

■ 性味
性温，味甘

■ 食用功效
润肺止咳、提高免疫力

√ **适宜人群**：一般人，消化不良、胃部不适者

× **不适宜人群**：易过敏者、孕妇、尿道炎患者

第三章 强身健体食物TOP20，养出好体格

☼ 木瓜的强身健体成分

1 番木瓜碱

木瓜独有的番木瓜碱具有抗肿瘤功效，并能阻止人体致癌物质亚硝胺的合成，对淋巴性白血病细胞具有强烈抗癌活性，对于防癌治癌有很好的作用。

2 维生素C

木瓜中含有丰富的维生素C，促进抗体的形成，增加人体抵抗力，它对于预防类风湿病以及其他一些疾病有很好的作用，无形中提高了人体的免疫力。

3 木瓜酵素

木瓜中独有的木瓜酵素，能分解食物中的蛋白质，提高人体免疫细胞的养分，调节免疫

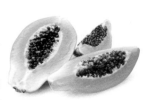

系统，有助于预防很多疾病。

4 类胡萝卜素

木瓜中含有丰富的类胡萝卜素，能在人体内与维生素A一起维护上皮和黏膜的健康，阻止病原体的入侵，从而有利于维护身体健康。

♺ 木瓜的食用宜忌

○ 营养缺乏、消化不良、肥胖者宜食。
○ 产后缺乳者宜食。
○ 慢性胃炎患者宜食。
○ 南方的番木瓜可生吃，也可炖煮。

× 宣木瓜多用来治病，不宜鲜食。
× 每次食用不宜过多，多吃会损筋骨、损腰部和膝盖。
× 过敏体质者及孕妇忌食。
× 体质虚弱及脾胃虚寒者少食。

● **选购技巧**：选购木瓜的时候，最好选择瓜身圆圆的，瓜肉薄、瓜籽多、瓜汁稍少。

● **储存秘籍**：切开的木瓜如果想要保存，一定要用保鲜膜包裹严实，然后放入冰箱的冷藏室内，大约可以放置2~3天的时间，最好是现吃现买。

＝消除疲劳 ✓

木瓜富含B族维生素，有消暑解渴、润肺止咳、提高免疫力的作用。与富含维生素E的薏仁搭配食用，具有强身健体、消除疲劳的作用。

  ＝美容养颜 ✓

木瓜和牛奶搭配食用，具有抗衰美容、隆胸养颜、平肝和胃、舒筋活络的功效。常吃木瓜牛奶，皮肤会变得更加光滑细腻。

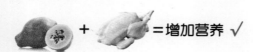 **＝增加营养** ✓

木瓜含有丰富的B族维生素，有消暑解渴、润肺止咳、提高免疫力的作用。和鸡肉搭配，不仅有利于鸡肉蛋白质的吸收，而且还可以促使鸡肉不油腻、口感更佳。一般常将木瓜和鸡炖制食用，口味清新，并且不油腻。

  ＝降低营养 ✗

木瓜中含有丰富的类胡萝卜素；醋中含有大量的酸性物质。降低木瓜的营养，造成营养的流失。

木瓜的营养吃法

黄豆木瓜蜜

材料：

木瓜1个，黄豆50g，蜂蜜1大匙。

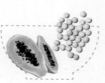

做法：

木瓜洗净，去皮切块；锅中放水烧开，将木瓜放在开水中焯熟；黄豆提前1小时泡发，放在锅中煮熟后，用冷水过滤一下；将黄豆和木瓜装盘后淋上蜂蜜即可。

功效：

润肺止咳、提高免疫力。

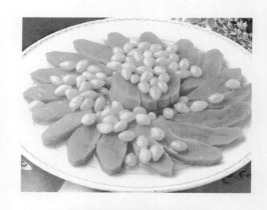

木瓜的营养元素表(每100g)

- ★ 维生素C 约75mg
- ★ 类胡萝卜素 3800μg
- ★ 木瓜酵素 约6mg
- ★ 木瓜碱 约110mg
- ★ 维生素A 145μg
- ★ 维生素E 0.3mg
- ★ 钙 17mg

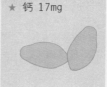

17 紫菜

强身健体

补肾利水、强壮骨骼

■ 别称
子菜、膜菜、紫瑛

■ 性味
性寒,味咸

■ 食用功效
清热利水、补肾养心

√ **适宜人群:** 一般人即可,尤其适合甲状腺肿大、水肿患者

× **不适宜人群:** 脾胃虚寒、腹泻、便溏者等

☀ 紫菜的强身健体功效

1 多糖

紫菜所含的多糖可增强细胞免疫和体液免疫功能,有助于提高机体免疫力,促进淋巴细胞转化,提高人体抵抗各种疾病的能力,紫菜中含有一些抑制艾氏癌的因素,在防治脑瘤、乳腺癌和甲状腺癌方面有一定的辅助作用。

2 钙、铁

紫菜中含丰富的钙、铁元素,不仅是治疗女性、儿童贫血的优良食物,而且有助于儿童、老人的骨骼、牙齿的保健。

3 胆碱和维生素C

紫菜含有丰富的胆碱和铁元素,经常食用可以补充大脑营养,对改善记忆力有益,也可延缓人体衰老。紫菜还含有维生素C,能促进抗体形成,增加人体抵抗力。

👄 紫菜的营养搭配

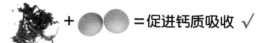

+ ● ● = 促进钙质吸收 √

紫菜含有丰富的微量元素和维生素,有清热利水、补肾养心、提高免疫力的作用。和鸡蛋搭配食用,既美味又有营养,能够促进维生素和钙质的吸收。

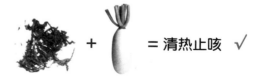

= 清热止咳 √

紫菜性寒,有补肾利水的作用,白萝卜是止咳化痰、养肺生津的上佳食物。两者搭配食用,有很好的清热止咳作用。

紫菜的营养元素表(每100g)

★ 蛋白质 26.7g	★ 钙 264mg
★ 维生素A 228μg	★ 铁 54.9g
★ 维生素C 2mg	★ 硒 7.2μg

18
强身健体

黄小米

滋养肾气、改善失眠

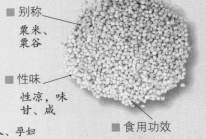

- 别称
  粟米、
  粟谷

- 性味
  性凉，味
  甘、咸

- 食用功效
  和胃安眠

√适宜人群：一般人，尤其是老人、病人、孕妇
×不适宜人群：体质虚寒、气滞者

黄小米的强身健体成分

1 碳水化合物

黄小米含有大量的碳水化合物，对缓解精神压力、紧张等有很大的功效。常食小米有助于改善精神不集中、失眠多梦的症状。

2 铁、磷

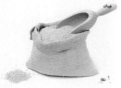

黄小米中含有丰富的铁、磷等元素，具有滋阴养血、健脑的功效。常食用小米粥可以使产妇虚寒的体质得到调养，帮助她们恢复体力。在中国北部的一些城市，小米常常作为产妇滋养身体的补品。

3 胡萝卜素

小米中含有一般粮食中不含的胡萝卜素，它能够促进人体的生长发育，对于人体健康和细胞发育也有很重要的作用。另外胡萝卜素还能转化为维生素A，对人的眼睛有很好的作用。同时，它还能维持和促进人体的免疫功能。

黄小米的营养搭配

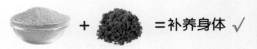

= 补养身体 √

小米有健脾养胃、补虚的作用；红糖对于排除淤血、补充流失血液有很好的功效。两者搭配食用，对于产妇补养身体有很好的作用，很适合产妇食用。

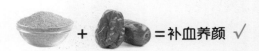

= 补血养颜 √

黄小米含有丰富的营养物质，有补虚滋养的作用，红枣是补血的佳品。两者搭配食用，有补血养颜、滋养肾气的作用。

黄小米的营养元素表(每100g)

- ★ 蛋白质 9g
- ★ 纤维素 1.6g
- ★ 维生素A 17μg
- ★ 胡萝卜素 100μg
- ★ 钙 41mg
- ★ 铁 5.1mg
- ★ 磷 229mg

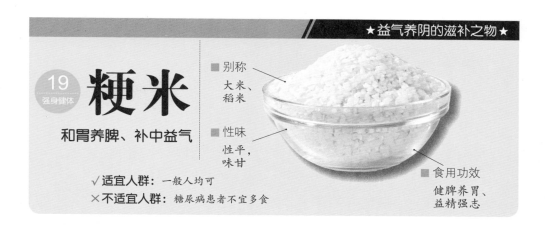

19
强身健体

粳米

和胃养脾、补中益气

- 别称
  大米、稻米

- 性味
  性平，味甘

√ **适宜人群**：一般人均可

✕ **不适宜人群**：糖尿病患者不宜多食

- 食用功效
  健脾养胃、益精强志

☀ 粳米的强身健体成分

1 粗纤维

粳米的米糠层含有大量的粗纤维分子，这些物质进入人体之后，能够促进胃肠的蠕动，加快人体的新陈代谢，对于胃病、便秘、痔疮等症有很好的预防和治疗作用，有利于人体的康健。

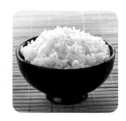

2 蛋白质

粳米中含有丰富的蛋白质，它是构成和修补细胞的主要物质，对于人体的生长发育、提高人体的免疫功能有很好的作用，也有助于调节人体的生理机能，为人体活动提供能量。

3 矿物质

粳米中含有钙、磷、铁、镁等矿物质，能够满足人体对矿物质的需求，这些物质在人体的生长发育和新陈代谢中，发挥着重要的作用，也是人体健康的保证。

👤 粳米的营养搭配

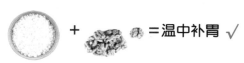

＝温中补胃 √

粳米含有丰富的蛋白质以及钙、磷、铁、镁等矿物质，有补中益气、健脾养胃、益精强志的作用。和核桃煮粥食用，有强健骨骼、温中补胃、养血补脑的作用。

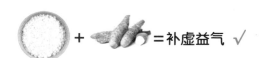

＝补虚益气 √

粳米有和胃养脾、补中益气的作用，山药是滋肾益精、益肺止咳的佳品。两者搭配食用，有很好的补虚益气、延年益寿功效。

粳米的营养元素表（每100g）	
★ 蛋白质 7.4g	★ 镁 34mg
★ 钙 13mg	★ 钾 103mg
★ 铁 2.3mg	

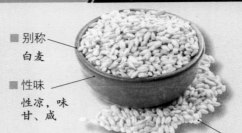

20
强身健体

小麦

养心益肾、防癌安神

- 别称
  白麦
- 性味
  性凉，味
  甘、咸

- 食用功效
  和血健脾、
  除烦止血

√适宜人群：一般人，尤其心血不足、失眠多梦者
×不适宜人群：糖尿病患者不宜多食

小麦的强身健体成分

1 蛋白质和微量元素

小麦中富含蛋白质、钙和铁，每100g含蛋白质11.9g，含钙34mg，含铁5.1mg。由小麦加工而成的面包和点心尤其是全麦面包是抗忧郁食物，对缓解精神压力、紧张等有一定的功效。

2 膳食纤维

小麦中含有丰富的膳食纤维，可以预防便秘和肠癌，而小麦加工面粉时所留下的"麸皮"，也含有丰富的铁、锌等矿物质。

3 纤维素和抗氧化剂

小麦中含有纤维素和抗氧化剂，进食全麦食品，可以降低血液循环中雌激素的含量，从而达到防治乳腺癌的目的。除此之外，小麦的各种营养物质也可起到预防大肠癌的作用。

4 维生素

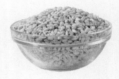

小麦中不仅有丰富的蛋白质和粗纤维，还含有维生素E、维生素A、核黄素等营养物质，这些物质对于人体的强健也起着不可替代的作用。

小麦的食用宜忌

○ 失眠多梦者宜食。
○ 有脚气者宜食。
○ 便秘、抑郁者宜食。

✕ 精面粉不宜长期食用。
✕ 肠胃不好者忌食用面包过量。

● **选购技巧**：新鲜的面粉有正常的气味，颜色较淡且清。

● **储存秘籍**：存放时间适当长些的小麦磨成的面粉比新磨的面粉品质好，民间有"麦吃陈，米吃新"的说法。但是存放面粉的时候，要注意避免生虫。

 =补脾益肺 √

小麦含有丰富的蛋白质和微量元素，有凝神敛汗、止渴除烦的作用；糯米有补脾益肺的作用。两者熬粥，很适合心神不宁、失眠多梦者食用。

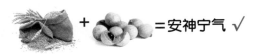 =安神宁气 √

小麦含有丰富的蛋白质和微量元素，有止渴除烦的作用；桂圆有安神宁气的功效。两者合用，对失眠、健忘等症有很好的疗效作用。

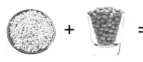 = 营养均衡 √

小麦类食品中蛋白质的赖氨酸含量不足，蛋氨酸含量高；而大豆中的蛋白质蛋氨酸低，赖氨酸高，两者搭配有利于营养均衡。

 =养心安神 √

小麦和红枣搭配食用，有健脾开胃、养心安神之功效。对病后体虚、心烦气躁、失眠等症有很好的防治作用。

🍴 **小麦的营养吃法**

刀切馒头

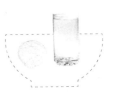

材料：

面粉500g，发酵粉2g，水适量。

做法：

将面粉加水和发酵粉均匀和面；放置一段时间，等面发酵好之后，和面做成长条状的面团，然后用刀切成同等大小的馒头；锅中放适量的水，水烧开后，馒头放蒸笼上蒸熟即可。

功效：

养心益肾、和血健脾。

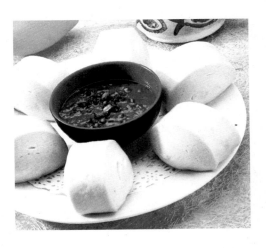

小麦的营养元素表(每100g)	
★ 蛋白质 11.9g	★ 钙 34mg
★ 纤维素 10.8g	★ 铁 5.1mg
★ 维生素E 1.82mg	

第三章 —— 强身健体食物TOP20，养出好体格

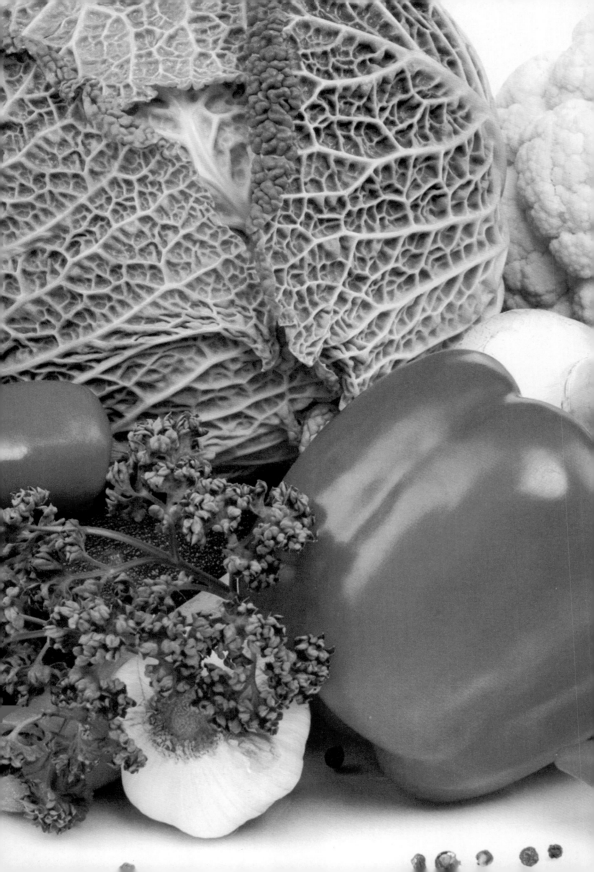

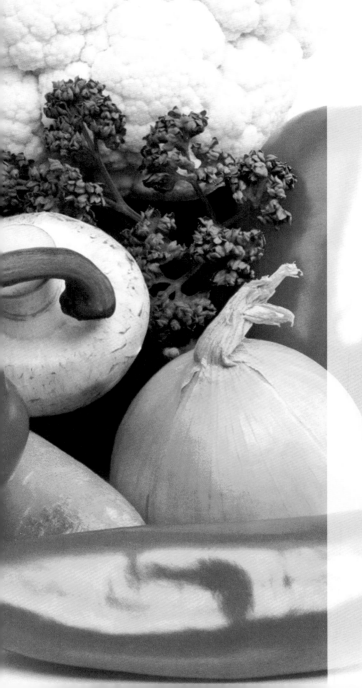

第四章

排毒瘦身食物Top20，
练就轻美人

随着生活水平的提高，肥胖已经成为健康的一个重要话题。因为肥胖引起的疾病有很多，其实，只要正确饮食，多吃一些能够美体瘦身的食物，一样能够减肥。

排毒瘦身是很多爱美人士的追求，下面介绍20种食物，既营养又美味，还有助于排毒瘦身。让你在享受美食的同时，避免肥胖之忧。

前 20名
排毒瘦身食物排行榜

食物名称	上榜原因	食用功效	主要营养成分
白菜	■ 白菜中含有大量的碳水化合物，并且脂肪含量很少，能促进人体的新陈代谢。	平寒无毒、清热利水、养胃解毒、瘦身美体	维生素C、维生素E、脂肪、纤维素、钙
茼蒿	■ 茼蒿中含有大量的膳食纤维，有利于人体内的杂质排出体外，避免人体虚胖。	补脾胃、清血养心、降压、助消化、利二便	脂肪、纤维素、胡萝卜素、铁
香蕉	■ 香蕉中含有大量的糖类物质，食用之后，会有饱腹的感觉，很适合需要减肥的爱美人士食用。	清热解毒、生津止渴、润肠通便、瘦身美体	蛋白质、纤维素、脂肪、维生素C
柠檬	■ 柠檬中含有大量的柠檬酸，它能够促进人体新陈代谢，分解糖分和热量，在产生能量的同时，避免了热量在人体内堆积。	解署开胃、祛热化痰、美容减肥	碳水化合物、柠檬酸、酒石酸、钙、钾
菠菜	■ 菠菜中含有大量的植物粗纤维，可以提供大量的纤维素。	养血、止血、敛阴、美容减肥	维生素C、脂肪、纤维、钙、铁
冬瓜	■ 冬瓜所含的丙醇二酸，能抑制碳水化合物在体内转化为脂肪。	清热解署、利尿通便、美容减肥	碳水化合物、脂肪、维生素C、钙、磷
金针菇	■ 金针菇的热量和脂肪都很低，食用之后，不会造成热量和脂肪在人体内堆积。	补肝补脑、健脾开胃、美容减肥、防癌抗癌	碳水化合物、脂肪、纤维素、维生素C、钾
柚子	■ 柚子的热量低，脂肪也很低，并且含有丰富的碳水化合物，在补充人体水分的同时，还可以减少脂肪在体内堆积。	健脾养胃、止咳除烦、美容瘦身	维生素C、碳水化合物、脂肪、胡萝卜素、钾
火龙果	■ 火龙果中含有丰富的植物蛋白，可以与体内的重金属结合，排出体外，有利于美容美体。	润肠解毒、清热除烦、减肥瘦身	维生素C、脂肪、蛋白质、粗纤维、铁

杨梅	■ 杨梅中的热量和脂肪都很低，能避免热量在人体的堆积，有利于美容瘦身	健脾开胃、解毒驱寒、生津止渴	脂肪、蛋白质、纤维素、维生素C、钙
海蜇	■ 海蜇中含有丰富的维生素E和硒元素，能够帮助清除自由基，有利于瘦身美体。	清热解毒、化痰软坚、降压消肿	维生素A、脂肪、蛋白质、钙
绿豆	■ 绿豆中含有大量的纤维素，能够促进胃肠蠕动，加快人体的新陈代谢，有利于美容和减肥。	止渴利尿、清热解毒、消暑除烦	碳水化合物、脂肪、纤维素、钙、钾
扇贝	■ 扇贝中含有核黄素、叶酸等B族维生素，它们可以促进人体消化液分泌和胃肠活动。	滋阴补肾、和胃调中、降血脂	维生素E、脂肪、蛋白质、核黄素
田螺	■ 田螺中含有的钾、锌，可以促进将多余的水分、尿液、毒素排出体外。	清热明目、利水通淋、解暑、止渴	维生素E、脂肪、蛋白质、核黄素
玉米	■ 玉米中含有B族维生素，它们可以促进人体的糖类、蛋白质和脂肪分解，加快人体的新陈代谢。	调中健胃、利尿、促进食欲、减肥	维生素C、脂肪、纤维素、铁
红薯	■ 红薯中含的膳食纤维比较多，对促进胃肠蠕动、加快新陈代谢有很好的作用。	补虚乏、益气力、润肠通便	脂肪、蛋白、纤维素、钙
糙米	■ 糙米中含有大量的膳食纤维，可促进肠道有益菌增殖、加速肠道蠕动、软化粪便，促进人体的新陈代谢。	健脾养胃、补中益气、镇静神经	碳水化合物、蛋白质、纤维素、脂肪、钾
鸡肉	■ 在肉类当中，鸡肉的热量是167kcal，低于其他一些肉类物质，可以说是肉类中热量较低的食物。	温中益气、补肾填精、养血乌发、滋润肌肤	碳水化合物、脂肪、蛋白质、钙
瘦猪肉	■ 瘦猪肉含有丰富的维生素B$_1$，维生素B$_1$对神经组织和精神状态有积极影响，食用后会感到更有力，有利于人体的肌肉美。	补肾养血、滋阴润燥、补虚养肝	维生素A、脂肪、蛋白质、铁
牛肉	■ 牛肉中钾元素的含量很高，钾在人体的主要作用是维持酸碱平衡，参与能量代谢，维持神经肌肉正常功能。	补中益气、滋养脾胃、强健筋骨	维生素A、脂肪、蛋白质、铁

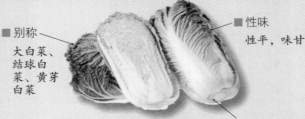

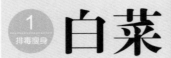

1
排毒瘦身

白菜

清热利水、润肠通便

■别称
大白菜、结球白菜、黄芽白菜

■性味
性平，味甘

■食用功效
养胃解毒、瘦身美体

√适宜人群：一般人，尤其是咳嗽、便秘者
×不适宜人群：腹泻者、气虚、胃寒、滑肠者

☀ 白菜的排毒瘦身成分

1 膳食纤维

白菜中含有丰富的膳食纤维，膳食纤维不仅能起到润肠作用，还能刺激胃肠蠕动，促使人体内的杂质和有毒物质通过大便排出体外，能起到排毒养颜、美容瘦身的作用，对预防肠癌也有很好的作用。

2 碳水化合物

白菜中含有大量的碳水化合物，并且脂肪含量很少，吃白菜不仅能满足人体水分的需要，还能促进人体的新陈代谢，避免食入过多的脂肪，造成肥胖。

3 热量

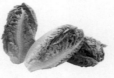

大白菜中含有多种对人体有益的营养物质，尤其是维生素C的含量相当丰富，有助于增强人体的抗病能力。但是白菜中的热量却很低，不会引起人体热量的储存，对心脏也不会造成负担，很适合肥胖者和心脏病患者食用。

👤 白菜的营养搭配

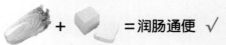

= 润肠通便 √

白菜有润肠通便的作用；豆腐宽中益气、调和脾胃，通大肠浊气，含有丰富的营养物质。两者搭配，熬制成汤，不仅营养丰富，还有清热利尿、润肠通便的作用，很适合便秘和肥胖者食用。

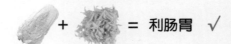

= 利肠胃 √

白菜有清热利水的功效，和富含钙质的虾米搭配，具有补肾、利肠胃、强骨骼的作用。尤其适合于肥胖者经常食用。

白菜的营养元素表（每100g）

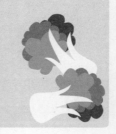

★ 脂肪 0.1g
★ 维生素C 31mg
★ 碳水化合物 3.2g
★ 纤维素 0.8g
★ 维生素E 0.76mg
★ 钙 50mg

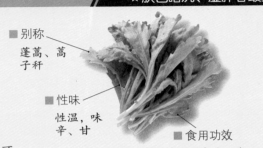

2
排毒瘦身

茼蒿

健脾养胃、清血养心

- 别称
  蓬蒿、蒿子秆

- 性味
  性温，味辛、甘

- 食用功效
  补脾胃、降压、助消化

√ 适宜人群：一般人均可

✗ 不适宜人群：胃虚腹泻者

☀ 茼蒿的排毒瘦身成分

1 膳食纤维

茼蒿中含有大量的膳食纤维，有助于肠道蠕动，促进排便，排毒养颜的同时，也有利于人体内的杂质排出体外，避免人体虚胖。另外，茼蒿有促进蛋白质代谢的作用，可促进脂肪分解，进而起到减肥的作用。

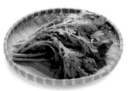

2 热量

茼蒿中的热量含量很低，只有21Kcal，并且茼蒿中含有丰富的维生素、胡萝卜素和多种氨基酸，食用后，既能满足人体所需的营养，还有利于美体瘦身。

3 维生素E

茼蒿含有多种营养素。氨基酸、脂肪、蛋白质及较高含量的钠、钾等矿物质，能调节体内水液代谢、通利小便、消除水肿。避免人体因为新陈代谢不良而引起虚胖，达到瘦身美体的作用。

4 挥发油

茼蒿中含有特殊香味的挥发油，这种挥发油有宽中理气、促进消化的作用，还可以养心安神、降低血压。

↻ 茼蒿的食用宜忌

○ 气胀食滞、脾胃虚弱、口臭痰多、二便不畅者宜食。

○ 茼蒿宜与肉、蛋等荤菜共炒，可提高其维生素A的利用率。

○ 茼蒿凉拌或者蒸制，不易造成营养物质流失，是最好的食用方法。

○ 一般人均可食用，一次不要吃太多。

○ 烹调茼蒿宜用旺火，可保存营养。

✗ 茼蒿气浊、易上火，一次忌食过量。

✗ 茼蒿辛香滑利，腹泻者不宜多食。

● 选购技巧：选购茼蒿的时候，要选择茎叶嫩绿、清脆的茼蒿。

● 储存秘籍：储存茼蒿时，要将茼蒿中的烂叶或者茎秆去掉，然后用纸把茼蒿的根部包住，再放在保鲜袋中，然后放到冰箱冷藏室内冷藏。

茼蒿的搭配宜忌

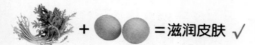 **＝滋润皮肤 √**

茼蒿中含有丰富的维生素、胡萝卜素和多种氨基酸，和鸡蛋一起搭配食用，有助于提高维生素A的吸收率，很适合皮肤干燥或者视力不好者食用。

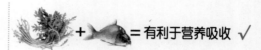 **＝有利于营养吸收 √**

茼蒿有促进蛋白质代谢的作用，有助于脂肪的分解，与鱼肉同食，可促进鱼类或肉类蛋白质的代谢，对营养的摄取有益，很适宜老年人食用。

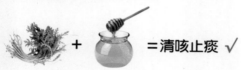 **＝清咳止痰 √**

茼蒿性辛甘，有清血养心、化痰止咳、清利头目的功效；蜂蜜能够润肠化痰、清咳止渴。两者放在一起熬汤饮用，不仅营养丰富，对于痰热咳嗽、肺燥等症有很好的疗效。

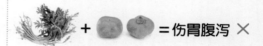 **＝伤胃腹泻 ✕**

茼蒿辛香滑利，吃多了很容易伤肠胃，引起腹泻；柿子也是滑利之物，不可多吃。两者搭配食用，滑利之势更强，很容易引起腹泻。因此，肠胃不好者，尽量避免两者同食。

茼蒿的营养吃法

茼蒿丸子

材料：

茼蒿一把，面适量，盐、味精、五香粉、香油各适量。

做法：

茼蒿洗净后切碎，撒入面粉，加入适量的味精、五香粉、香油；用筷子搅拌后捏成小丸子状；然后放在蒸锅中，水开后，蒸10分钟左右，即可出锅食用。

功效：

消食开胃、利脾通便、宽中理气、润肺化痰、利小便、降血压、清血养心。

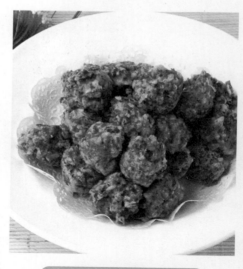

茼蒿的营养元素表（每100g）

★ 脂肪 0.3g	★ 纤维素 1.2g
★ 胡萝卜素 1510μg	★ 铁 2.5mg
★ 碳水化合物 3.9g	

香蕉

3 排毒瘦身

清热解毒、健脾开胃

- 别称
  甘蕉
- 性味
  性寒，味甘
- 食用功效
  润肠通便、
  瘦身美体

√适宜人群：口干舌燥、咽喉肿痛、大便干结、便秘者
×不适宜人群：体质虚寒、胃寒、腹泻者

☀ 香蕉的排毒瘦身成分

1 碳水化合物

香蕉中含有大量的碳水化合物，有助于人体的新陈代谢，并且热量很低，对减肥相当有效，可以减少人热量的摄入量。

2 纤维素

香蕉内含丰富的可溶性纤维，也就是果胶，可帮助消化，将体内的废物和杂质排出体外，清理肠胃、排毒减肥的同时，还有利于调整肠胃机能。由于香蕉容易被消化、吸收，因此从小孩到老年人，都可以安心地食用。

3 糖类物质

香蕉中含有大量的糖类物质，食用之后，会有饱腹的感觉，很适合需要减肥的爱美人士食用，也是减肥的上佳食物。

4 维生素A

香蕉富含维生素A，能有效维护皮肤毛发的健康，对于美体有很好的作用。另外，对手足皮肤皲裂十分有效，而且还能令皮肤光润细滑，是美容护肤的佳品。在繁忙的生活中，利用健康食品或营养补充剂来弥补饮食不均衡的人越来越多了，香蕉几乎含有人体所需的各种维生素和矿物质，食物纤维含量丰富，是补充营养的首选佳品。

👄 香蕉的搭配宜忌

 ＋ 🥛 ＝美容减肥 √

香蕉有通便利肠的作用；牛奶含有丰富的营养物质。两者同食，有利于维生素的吸收，也是美容减肥的上好搭配。

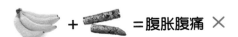 ＝腹胀腹痛 ×

香蕉性寒，是利滑之物，山药有收敛作用，用于治疗腹泻，两者同食，很容易引起胃部不适，引发腹胀、腹痛。肠胃虚弱者在食用时要特别注意。

香蕉的营养元素表（每100g）

★ 脂肪 0.2g　　　　★ 蛋白质 1.4g
★ 纤维素 1.2g　　　★ 维生素C 8mg
★ 碳水化合物 22g

第四章　排毒瘦身食物TOP20，练就轻美人

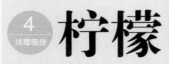

4
排毒瘦身
柠檬
美体瘦身、解毒开胃

■ 别称
柠果、洋柠檬、益母果

■ 性味
性平，味酸甘

■ 食用功效
祛热化痰、美容减肥

√适宜人群：一般人均可
×不适宜人群：胃溃疡、糖尿病、胃酸分泌过多者

柠檬的排毒瘦身成分

1 柠檬酸

柠檬中含有大量的柠檬酸，它能够促进人体新陈代谢，分解糖分和热量，在产生能量的同时，避免热量堆积，可以减肥。

2 纤维素

柠檬中含有纤维素，这些纤维素还能促进胃中蛋白分解酶的分泌，增加胃肠蠕动，将人体的杂质和废物尽快排出体外，清洁肠胃，有利于美容减肥。

3 酒石酸

柠檬中也含有大量的酒石酸，它是一种抗氧化剂，能促进人体的新陈代谢，加快乳酸物质的分解，消除人体疲劳的同时，也起到美体瘦身的作用。

4 钾

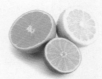

柠檬中含有丰富的钾，它能调节人体的酵素反应，加速热量的分解，将多余的水分、尿酸、废物排出体外，避免出现水肿型肥胖，有利于美容减肥，是爱美人士之佳品。

柠檬的食用宜忌

○ 一般人均可食用。
○ 贫血、骨质疏松者宜食。
○ 一般都是做成饮料或果酱来吃，泡水味道清香宜人；很少生食。

× 胃溃疡和胃酸过多者不宜食用。
× 患有龋齿的人和糖尿病患者应忌食柠檬，否则可能会加重病情。
× 过多食用会对牙齿和肠胃造成损伤。

选购技巧：选购柠檬时，要选择手感硬实、果皮紧绷、颜色亮丽的柠檬。

储存秘籍：将买回来的柠檬用报纸包裹，放在冰箱的冷藏室内，可以存放一个月左右；对于已经切开没吃完的柠檬，晾干水分后，可以放在白糖或者蜂蜜中腌制，用来泡水喝。

柠檬的搭配宜忌

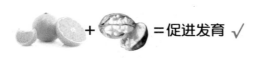 = 促进发育 √

柠檬中含有丰富的维生素C；核桃中含有丰富的维生素E。两者同食，有促进身体发育、强健骨骼、养血补血的作用。

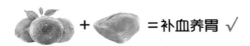 = 补血养胃 √

柠檬中含有丰富的维生素C，能够提高人体对牛肉中铁质的吸收，有助于补血养胃、强健骨骼，增强人体免疫力，很适合贫血、骨质疏松者食用。

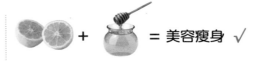 = 美容瘦身 √

柠檬有消毒去垢、清洁皮肤的作用，和蜂蜜搭配，还能起到清洁肠胃、淡化色斑的作用，很适合爱美的女士食用。

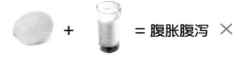 = 腹胀腹泻 ×

柠檬中含有丰富的有机酸，容易与牛奶中的钙质发生反应，形成沉淀物质。两者搭配食用，容易引发腹胀、腹泻等症状。因此，应避免两者搭配食用。

柠檬的营养吃法

苹果柠檬果汁

材料：
苹果1个，柠檬1个，黄瓜1根。

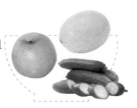

做法：
将苹果洗净切成小块，去掉核；柠檬洗净切片，去掉籽；黄瓜洗净切成小块。然后将上述材料放在榨汁机榨汁，滤出果汁即可饮用，也可加蜂蜜或冰糖饮用。

功效：
保养皮肤、美发、稳定情绪、抑制黑色素的产生、生津止渴、利尿、调节血管通透性、解暑开胃、祛热化痰。

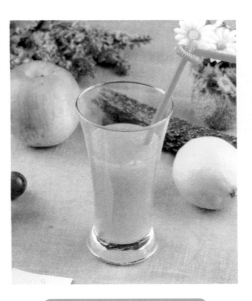

柠檬的营养元素表（每100g）

* 脂肪 0.3g
* 纤维素 1.2g
* 胡萝卜素 1510μg
* 铁 2.5mg
* 碳水化合物 3.9g

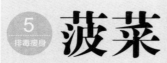

菠菜
补血养颜、美容减肥

5
排毒瘦身

- **别称**
  波斯菜、赤根菜、鹦鹉菜

- **食用功效**
  养血、止血、敛阴

- **性味**
  性凉，味甘

√ **适宜人群：** 一般人均可食用

× **不适宜人群：** 肾炎、肾结石患者

☀ 菠菜的排毒瘦身成分

1 纤维素

菠菜中含有大量的植物粗纤维，可以促进肠道蠕动，有助于清理肠胃，利于排便，使身材苗条。在促进胰腺分泌、帮助消化的同时，还对慢性胰腺炎、便秘、痔疮等疾病有很好的疗效。

2 微量元素

菠菜中含有丰富的钙、磷、铁、镁等微量元素，能够促进人体的新陈代谢，将人体的废物排出体外，达到美体瘦身的效果。另外，菠菜中含有丰富的营养成分，减肥人士即使节食，也可避免营养供应不良。

3 热量

菠菜中的热量为24Kcal，属于低热量的食物，食用之后，不易在体内储存热量，造成肥胖，是一种既能减肥又有营养的蔬菜，一般人都可食用。

🗣 菠菜的营养搭配

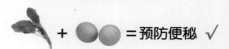
+ ⚫⚫ ＝预防便秘 √

菠菜含有丰富的植物粗纤维，有润肠利便的作用；鸡蛋含有丰富的营养，有美容润肤、强健身体的作用。两者搭配食用，营养丰富，对预防便秘有很好的效果，而且能美容养颜。

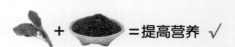
+ ＝提高营养 √

菠菜有补血养颜、美容瘦身的作用，和芝麻搭配，营养更加丰富，特别适合爱美者以及老、幼、病、弱者食用。

菠菜的营养元素表（每100g）

- ★ 脂肪 0.3g
- ★ 碳水化合物 3.1g
- ★ 纤维素 1.7mg
- ★ 维生素C 32mg
- ★ 钙 72mg
- ★ 镁 34.3mg

6

排毒瘦身

冬瓜

清热解暑、利尿通便

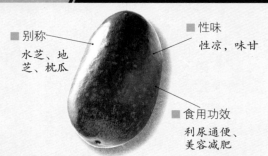

■ 别称
水芝、地芝、枕瓜

■ 性味
性凉，味甘

■ 食用功效
利尿通便、美容减肥

√ 适宜人群：一般人均可

✕ 不适宜人群：脾胃虚弱、久病泄滑、肾脏虚寒者

☼ 冬瓜的排毒瘦身成分

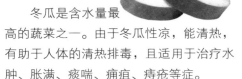

1 碳水化合物

冬瓜是含水量最高的蔬菜之一。由于冬瓜性凉，能清热，有助于人体的清热排毒，且适用于治疗水肿、胀满、痰喘、痈疽、痔疮等症。

2 丙醇二酸

冬瓜有减肥的功效。由于冬瓜含有丙醇二酸，能抑制碳水化合物在体内转化为脂肪。对防治高血压、动脉硬化、减肥有良好效果。

3 热量

冬瓜微量营养素含量一般，但热量很低，且可消水肿，是减肥期间可多吃的蔬菜。冬瓜含维生素C较多，且钾盐含量高，钠盐含量较低，高血压、肾脏病、浮肿病等患者食之，可起到消肿的功效。

4 维生素和微量元素

冬瓜含有多种维生素和人体必需的微量元素，可调节人体的代谢平衡。冬瓜含维生素C较多，且钾盐含量高，钠盐含量较低，可起到消肿而不伤正气的作用。冬瓜有抗衰老的作用，久食可使皮肤洁白如玉、润泽光滑，并可保持形体健美。

↻ 冬瓜的食用宜忌

○ 一般人群皆可食用，每天60g左右为宜。

○ 肥胖者、维生素C缺乏者、水肿、肝硬化、腹水、脚气、糖尿病、高血压、冠心病、癌症患者尤为适用。

○ 冬瓜性寒味甘，夏季食用更为适宜。

✕ 久病不愈者与阴虚火旺、脾胃虚寒、易泄泻者慎食。

✕ 服滋补药品时忌食冬瓜。

✕ 冬瓜性寒，脾胃虚寒、肾虚者和女子月经期间，不宜多食。

● **选购技巧：** 选购冬瓜时，要选择皮较硬、肉较紧密的冬瓜。

● **储存秘籍：** 由于含水量高，冬瓜的储存成了一个问题。储存时，可选一些不腐烂、没有受过激烈撞击、瓜皮上带有一层完整白霜的冬瓜，放在没有阳光的干燥地方。

第四章----排毒瘦身食物TOP20，练就轻美人

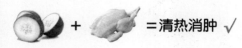

=清热消肿 √

冬瓜性凉，味甘，有清热利便、利尿消肿的作用，和鸡肉搭配，能去掉鸡皮的油腻，美味营养的同时，还有美容减肥、清热消肿的作用。

=降压去脂 √

冬瓜可以清热解毒，脂肪和热量都很低，食用后不会对肠胃造成负担；海带对降压、减脂有很好的疗效。两者同食，有降血压、降血脂的功效，很适合高脂血症、高血压患者食用。

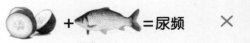

=尿频 ✕

冬瓜性凉，有清热利尿的作用；鲫鱼也有润肠通便、利尿消肿的作用。两者搭配食用，很容易引起尿量增多。因此，尿频者应尽量避免将两者搭配食用。

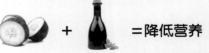

=降低营养 ✕

冬瓜含有丰富的维生素和微量元素，醋里面的酸性物质容易将冬瓜中的营养成分破坏，两者搭配食用，会降低食物的营养价值，造成营养流失。因此，在日常饮食中应避免两者搭配食用。

冬瓜的营养吃法

冬瓜炖排骨

材料：

冬瓜400g，排骨适量，香菜2棵，葱1棵，辣椒、盐、味精、香油、五香粉各适量。

做法：

冬瓜洗净切块备用；香菜清洗干净切段；排骨洗净放入电饭锅内加适量的水煮30分钟左右；清除排骨汤上面的血沫，加入葱、五香粉，倒入冬瓜再炖制1个小时左右，用筷子插冬瓜和排骨，如果已经炖烂，这时候加入盐、辣椒再炖5~6分钟，关火，放味精、香油，撒上香菜即可。

功效：

清热解暑、利尿通便、强身健体。

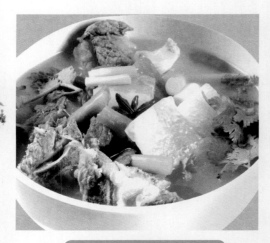

冬瓜的营养元素表（每100g）

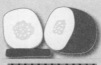

★ 脂肪 0.2g
★ 钙 19mg
★ 碳水化合物 2.4g
★ 维生素C 18mg
★ 磷 12mg

金针菇

排毒瘦身

养胃补肝、美体瘦身

√ 适宜人群：一般人均可
× 不适宜人群：脾胃虚寒者

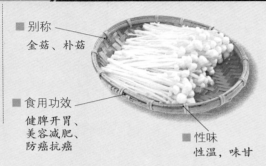

■ 别称
金菇、朴菇

■ 食用功效
健脾开胃、
美容减肥、
防癌抗癌

■ 性味
性温，味甘

金针菇的排毒瘦身成分

1 膳食纤维

金针菇中含有丰富的膳食纤维，能促进胃肠蠕动，加快人体的新陈代谢，将人体的杂质和毒素排出体外。此外，膳食纤维还能降低胆固醇，并对某些重金属有解毒、排毒作用。

2 钾

金针菇中含有丰富的钾元素，钠却含量很低，是一种高钾低钠食品。钾可以调节渗透压和体液的酸碱平衡，并参与细胞代谢。

3 热量和脂肪

金针菇的热量和脂肪都很低，食用之后，不会造成热量和脂肪在体内堆积，避免人体肥胖，有利于减肥。

4 B族维生素和氨基酸

金针菇中含有丰富的B族维生素和氨基酸，能满足人体多种营养物质的需求，提高免疫力，修复细胞组织，强身健体，营养肌肤，延缓衰老，美容养颜。减肥期间食用金针菇，不仅能避免适当节食带来的营养不良，还有利于瘦身美体。

金针菇的食用宜忌

○ 一般人群均可食用。
○ 气血不足者宜食。
○ 营养不良的老人、儿童宜食。
○ 癌症、肝病患者宜食。
○ 胃肠溃疡、心血管疾病患者宜食。

× 不宜吃未熟透的金针菇，否则很可能会食物中毒。
× 脾胃虚寒者不宜过多食用金针菇。

● **选购技巧**：选购金针菇时，要选择颜色均匀、鲜亮的金针菇，避免有异味的金针菇。

● **储存秘籍**：用保鲜袋将金针菇装好，存放在冰箱的冷藏层，不要事先淋水，应保持原有的湿度。

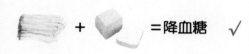 ＝降血糖 √

金针菇中含有丰富的营养；豆腐中也含有大量的钙质和丰富的营养元素。两者搭配食用，有强身健体、降血糖的作用，很适合身体虚弱者和糖尿病患者食用。

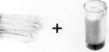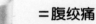 ＝腹绞痛 ×

金针菇和牛奶放在一起食用，很容易引发腹绞痛。因此，应尽量避免将金针菇和牛奶放在一起食用。特别是脾胃虚寒者，更不能过多食用金针菇和牛奶。

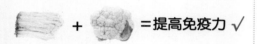 ＝提高免疫力 √

金针菇有补脾养肝、健脑益智的作用；花菜有润肠通便的作用。两者搭配是一种很好的保健食谱。

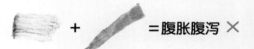 ＝腹胀腹泻 ×

金针菇和驴肉搭配食用，很容易引发人体腹胀、腹泻。因此，应避免将金针菇和驴肉放在一起食用。如果要食用，最好间隔半个小时左右。

金针菇的营养吃法

金针菇油菜汤

材料：

金针菇100g，油菜2棵，高汤适量，油、盐适量。

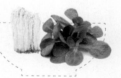

做法：

锅热后放适量的油，将清洗过的油菜放在锅内翻炒1分钟左右；将砂锅放在火上，加入高汤，放入金针菇炖制40分钟左右，放入油菜炖2分钟后关火即可。

功效：

补肝、易肠胃、抗癌、增强智力、健脾开胃、抗癌，还可以防治溃疡病。

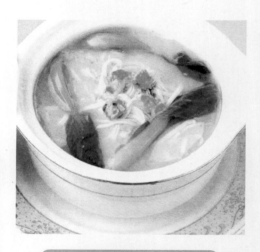

金针菇的营养元素表（每100g）

- ★ 脂肪 0.4g
- ★ 维生素C 2mg
- ★ 碳水化合物 6g
- ★ 纤维素 2.7g
- ★ 钾 195mg

8 排毒瘦身

柚子

健脾养胃、润肠通便

■ 别称
臭橙、霜柚

■ 性味
性寒，味甘酸

■ 食用功效
止咳除烦、美容瘦身

√适宜人群：一般人均可，尤其是胃病、消化不良者
×不适宜人群：气虚体弱、高血压、腹泻者

柚子的排毒瘦身成分

1 热量和脂肪

柚子的热量低，脂肪含量也很低，并且含有丰富的碳水化合物，在补充人体所需水分的同时，也可以减少脂肪在人体的堆积，对肥胖者有健体养颜功能，有利于美容瘦身。

2 果胶

柚子中含有丰富的果胶，果胶对人体的铅和重金属物质有强烈的吸附作用，能将人体内的有害物质吸附在一起，随新陈代谢排出体外，排毒养颜的同时，也有利于人体的减肥，还可以延缓衰老，降低胆固醇的含量。

3 钾

柚子中含有丰富的钾，能够促进人体的新陈代谢，将人体中多余的水分、尿液和废物排出体外，避免了人体因水肿引起的肥胖。另外，柚子中几乎不含钠，很适合心血管疾病和肾脏疾病患者食用。

柚子的搭配宜忌

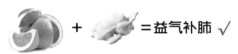

柚子有清热止咳的作用；鸡肉有健脾益肺的功效。两者搭配食用，营养丰富，有益气补肺、下痰止咳的功效，适用于肺虚咳嗽发作性哮喘等病症。

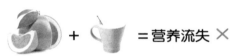

柚子中含有丰富的酸性物质；牛奶中含有丰富的钙质和蛋白质。两者放在一起食用，容易形成蛋白质凝结，造成人体腹泻，导致营养流失，所以在日常饮食中应避免两者放在一起食用。

柚子的营养元素表（每100g）

★ 脂肪 0.2g
★ 钾 119mg
★ 碳水化合物 9.5g
★ 胡萝卜素 10μg
★ 维生素C 23mg

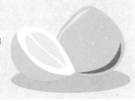

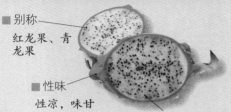

9 排毒瘦身

火龙果

润肠解毒、促进代谢

√适宜人群：一般人均可
×不适宜人群：脾胃虚弱、腹痛腹泻者

■ 别称
红龙果、青龙果

■ 性味
性凉，味甘

■ 食用功效
美容保健、清热除烦、减肥瘦身

☀ 火龙果的排毒瘦身成分

1 植物性蛋白

火龙果中含有丰富的植物性蛋白，这种物质可以与人体的重金属相结合，将人体的毒素，通过排泄系统排出体外，排毒的同时，有利于美容美体。

2 热量和水分

火龙果是一种低热量、高水分的水果，它满足人体需要水分的同时，加快人体的新陈代谢，避免热量在人体的堆积，有利于美容瘦身。

3 膳食纤维

火龙果中含有丰富的水溶性膳食纤维，能够促进人体的胃肠蠕动，还能加快新陈代谢，有润肠通便、减肥的作用。同时，对于便秘和肠癌疾病还有一定的预防作用，腹泻者尽量避免食用。

4 维生素C和钾

火龙果中含有丰富的维生素C，是一种抗氧化剂，能提高人体免疫力，不仅抗衰老还能够起到美白肌肤的作用。另外含有的钾，能加快新陈代谢，将人体多余的水分和毒素排出体外，清理肠胃，避免水肿型肥胖的同时，还有美容的效果。

↻ 火龙果的食用宜忌

○ 一般人均可食用。
○ 大便燥结、肝火旺盛者宜食。
○ 火龙果是热带、亚热带水果，宜现买现吃。

× 体质虚弱、月经期间的女性，应尽量少食。
× 保存时，不宜放在冰箱中，以免冻伤，反而很快变质。
× 最好现买现吃，避免存放太长时间，否则影响其口味。

● **选购技巧：** 选购火龙果要选手感重的。越重的火龙果，一般果汁越多，果肉也越厚实。

● **储存秘籍：** 火龙果储存时，熟透的火龙果可以直接放在冰箱冷藏室储存。对于较生的火龙果，放置在阴凉干燥处，经过一段时间，即可成熟。

火龙果的搭配宜忌

 + =补血养颜 ✓

牛肉中含有丰富的铁质，铁是制造血红蛋白以及其他铁质物质不可缺少的元素；火龙果含有丰富的维生素。两者搭配食用，既美味，而且营养丰富，能起到补血养颜的效果，适合贫血患者食用。

 + 🍌 = 腹泻 ✕

火龙果性寒味甘，有润肠通便的作用；香蕉性寒，有助于消化，也起润肠通便的作用。两者放在一起食用，如果过量，会造成人体腹泻。因此，胃肠功能虚弱的人，尽量少食。

 + 🍯 =润肠通便 ✓

火龙果和蜂蜜搭配食用，味道甜美，既能掩盖火龙果果肉的生涩，还有润肠通便的功效，蜂蜜也有通肠润便的效果，两者搭配在一起，很适合大便干燥、上火咳嗽者食用。

🐷 + 🥒 = 降低营养 ✕

火龙果中含有丰富的维生素C；黄瓜中含有维生素C分解酶，会将维生素C分解掉。两者放在一起食用，会造成营养物质的流失。因此，应避免将两种食物搭配食用，在日常饮食中需注意。

🍴 火龙果的营养吃法

火龙果牛奶汁

材料：
火龙果1个，牛奶1杯。

做法：
将火龙果洗净后削去果皮、切成片，放入牛奶中即可食用。夏季可以冰冻后食用，冬季可以适当加热后食用。

功效：
润肠解毒、美容保健、减肥、降低血糖、预防贫血、解除重金属中毒、抗自由基。

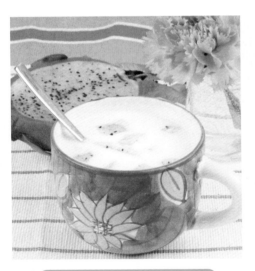

火龙果的营养元素表（每100g）

★ 脂肪 0.2g	★ 粗纤维 1.3g
★ 蛋白质 1.1g	★ 铁 1.6mg
★ 维生素C 5.3mg	

杨梅

10
排毒瘦身

健脾开胃、排毒养颜

- 别称
  龙睛、朱红

- 性味
  性温，味甘

- 食用功效
  解毒驱寒、生津止渴

√适宜人群：一般人均可
×不适宜人群：脾胃虚寒、胃肠疾病患者

杨梅的排毒瘦身成分

1 热量和脂肪

杨梅中的热量和脂肪含量都很低，每100g杨梅中含热量28Kcal、含脂肪0.2g。它满足人体需要水分的同时，能加快人体的新陈代谢，避免热量在人体的积聚，对美容瘦身起很好的效果。

2 纤维素

杨梅中含有丰富的纤维素，每100g杨梅中含纤维素约为1g。能促进胃肠蠕动，加快人体的新陈代谢，将人体的杂质和毒素排出体外。排毒养颜的同时，还有瘦身美体的作用。

3 果酸

杨梅中含有丰富的果酸，果酸既能开胃生津、消食解暑，还有助于减肥。果酸对皮肤也有美白抗衰效果，已是全球皮肤科医师应用在辅助治疗的一种手段，爱美想瘦的女性，不妨多吃些杨梅。

杨梅的搭配宜忌

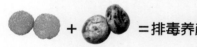 =排毒养颜 √

杨梅中含有丰富的维生素和矿物质，营养丰富，还有健脾开胃、止吐利尿的作用；荸荠中也含有丰富的营养，温中益气、消积食。两者搭配食用，营养更加丰富，还有排毒养颜的功效。

 + =消化不良 ×

杨梅中含有丰富的果酸；牛奶中含有丰富的蛋白质。两者搭配食用，会生成人体不易消化的物质，影响人体对蛋白质的吸收，造成营养物质的流失，还容易使人消化不良，肠胃虚弱者食用时更应注意。

杨梅的营养元素表（每100g）

- ★ 脂肪 0.2g
- ★ 蛋白质 0.8g
- ★ 纤维素 1g
- ★ 维生素C 9mg
- ★ 钙 14mg
- ★ 钾 149mg

海蜇

11 排毒瘦身

清热解毒、延缓衰老

■ 别称
水母、
白皮子

■ 性味
性平，味咸

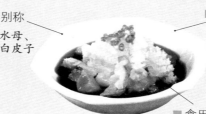

√ 适宜人群：一般人均可

✕ 不适宜人群：脾胃虚寒者

■ 食用功效
化痰软坚、
降压消肿

海蜇的排毒瘦身成分

1 热量和脂肪

海蜇中的热量和脂肪含量都很低，每100g海蜇丝含热量74Kcal、含脂肪0.3g。常食海蜇可以有效地避免热量和脂肪在人体内堆积，从而有效地预防人体肥胖。

2 抗氧化剂

海蜇中含有丰富的维生素E和硒元素，这两种物质是很强的抗氧化剂，有预防人体衰老的作用。同时还有利于瘦身美体。

3 无机盐

海蜇中含有丰富的无机盐、钙、磷、钠、镁等，能够维持身体水和电解质的平衡，促进人体的代谢，将废物和毒素排出体外，有利于人体的美容减肥。

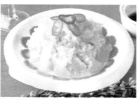

海蜇的搭配宜忌

 + =清热消肿 √

海蜇含有丰富的营养，有滋阴润肠、清热化痰、降压消肿的作用；荸荠有清热化痰、开胃消食的作用。两者搭配食用，有消积化痰的辅助治疗作用。

 + =刺激肠胃 ✕

海蜇中含有丰富的蛋白质；柿子中含有大量的单宁酸。两者搭配食用，会使单宁酸和蛋白质反应，生成人体不易消化的食物，降低食物的营养，还会刺激肠胃，引起人体不适，肠胃不适者应慎重食用。

海蜇的营养元素表（每100g）

★ 脂肪 0.3g	★ 钙 120mg
★ 蛋白质 6g	★ 磷 22mg
★ 维生素A 14μg	★ 钾 331mg

第四章 排毒瘦身食物TOP20，练就轻美人

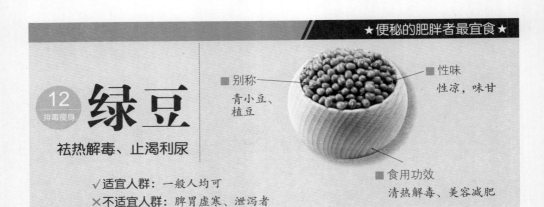

12
排毒瘦身

绿豆

祛热解毒、止渴利尿

√适宜人群：一般人均可
×不适宜人群：脾胃虚寒、泄泻者

■ 别称
青小豆、植豆

■ 性味
性凉，味甘

■ 食用功效
清热解毒、美容减肥

绿豆的排毒瘦身成分

1 纤维素

绿豆中含有大量的纤维素，能够促进胃肠蠕动，加快人体的新陈代谢，将人体的废物和毒素排出体外。

2 低糖淀粉

绿豆中含有大量的低糖淀粉，人食用之后，吸收的热量不会太大，不会造成热量和脂肪在人体内的堆积。

3 脂肪

绿豆中的脂肪含量很低，每100g含脂肪只有0.8g。食用之后，不会造成脂肪在人体内堆积，有利于减肥。

4 钾

绿豆中含有大量的钾，每100g含钾达到787mg。钾有利人体的新陈代谢，使得人体内多余的水分、尿液、毒素排出体外，从而避免人体出现水肿型肥胖。

5 蛋白质

绿豆中所含的蛋白质和磷脂成分均有兴奋神经、增进食欲的功能，为机体许多重要脏器增加所必需的营养。

绿豆的食用宜忌

○ 一般人皆可食用。

○ 热性体质、高血压患者、咽喉肿痛、大便燥结者，应经常食用绿豆来解毒保健。

○ 冠心病、中暑、暑热烦渴、疮毒患者适宜食用。

× 不宜食用未煮烂的绿豆，腥味强烈，食后易引起恶心、呕吐。

× 绿豆性凉，脾胃虚弱者不宜吃。

× 服补药时不要吃绿豆食品，以免降低药效。

选购技巧： 在选购绿豆时，最好选择表皮鲜绿有光泽，而且颗粒饱满的绿豆。

储存秘籍： 新鲜未生虫的绿豆，可以放入开水中浸泡一二分钟，然后再捞起来晒干，这样可以杀死虫卵。晒干之后，放入罐子密封，可以保存很久。

绿豆的营养搭配

 + = **清热解烦** ✓

绿豆有清热解毒、消暑止渴的作用；南瓜有补中益气的功效。两者搭配，能起到生津益气的效果，对于夏天心烦气躁、口渴乏力、头昏脑胀等症有很好的疗效。

 + = **养心除烦** ✓

绿豆性凉，有解毒消肿、健脾益胃之功效，和百合搭配食用，清热解毒的同时，还有养心除烦的作用。很适合肝火旺盛、心烦气躁者食用。

 + = **降血压** ✓

绿豆中含有丰富的淀粉，淀粉易转化为血糖，使人体血糖升高。燕麦有抑制血糖升高的功效。两者搭配，既富含营养，又能避免血糖升高，适合糖尿病患者食用，但在食用时应注意量的比例搭配。

 + = **清热补血** ✓

绿豆和木耳搭配食用，有润肺生津、益气除烦、清热补血的功效。对肝火旺盛、心烦气躁、贫血等症有很好的防治作用。

绿豆的营养吃法

绿豆豆沙包

材料：

面粉500g，绿豆500g，酵母、碱面各适量，糖适量。

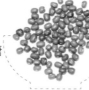

做法：

将面粉加入适量的水和酵母粉和成面团，充分揉和后，搓成长条，擀成面片；将绿豆清洗后泡发，放入高压锅中煮烂，用搅拌机打成泥，放入适量的糖，制成豆沙；将豆沙馅用薄面皮包裹，然后蒸熟即可。

功效：

解暑开胃、祛热化痰、止咳利尿。

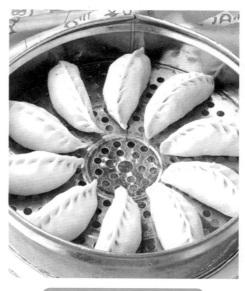

绿豆的营养元素表（每100g）

★ 脂肪 0.8g
★ 纤维素 6.4g
★ 钙 81mg
★ 钾 787mg
★ 碳水化合物 62g

13
排毒瘦身

扇贝

滋阴补肾、健体轻身

- 别称
  海扇、帆立贝

- 性味
  性寒，味咸

- 食用功效
  和胃调中、降血脂、降胆固醇、美容瘦身

√适宜人群：一般人均可

✕不适宜人群：儿童、痛风病患者、脾胃虚寒者

扇贝的排毒瘦身成分

1 脂肪

扇贝的脂肪含量很低，每100g扇贝含脂肪0.6g，是一种低脂肪、高蛋白的水产品。食用之后，既能满足人体营养的需要，还可以避免脂肪在人体内堆积造成的肥胖。爱美想瘦的人可以多吃一些扇贝。

2 B族维生素

扇贝中含有核黄素、叶酸等B族维生素，它们是人体的糖类、蛋白质和脂肪代谢的重要物质，而且有利于美体瘦身。

3 钙、铁、钾

扇贝中含有丰富的钙、铁、钾等营养物质，每100g扇贝含钙42mg，含铁7.2mg，含钾122mg。钙有助于人体骨骼的强健和形体的健美；铁是制造血红细胞的重要物质，有利于人体美容养颜；钾能加快人体新陈代谢，将人体多余的废物和杂质排出体外，从而有利于美体瘦身。

扇贝的搭配宜忌

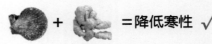

= 降低寒性 ✓

扇贝性寒，味咸，是寒利食物；姜性温，味辛，是温热助火之物。两者搭配食用，可以降低扇贝的寒性，还有祛除扇贝腥味的作用，提高鲜味，让扇贝更加美味而有营养。

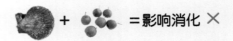

= 影响消化 ✕

扇贝中含有丰富的蛋白质和钙质；山楂中含有大量的鞣酸。两者搭配食用，会发生反应，产生人体不易消化的物质，对胃部也有损伤，影响人体对蛋白质和钙质的吸收，造成营养物质的流失，长时间食用会对人体造成伤害，胃部不适者应慎重食用。

扇贝的营养元素表（每100g）

★ 脂肪 0.6g
★ 蛋白质 11.1g
★ 维生素E 11.85mg
★ 核黄素 0.1mg
★ 钙 42mg
★ 铁 7.2mg

14
排毒瘦身

田螺
清热明目、利尿去肿

■别称
田中螺、黄螺

■性味
性寒，味甘、咸

■食用功效
利水通淋、解暑、止渴、醒酒、减肥

√适宜人群：一般人皆可
×不适宜人群：脾胃虚寒者以及过敏体质者、疮疡患者等

☀ 田螺的排毒瘦身成分

1 热量和脂肪

田螺是高蛋白、低热量、低脂肪的食物，每100g田螺中含脂肪仅为0.2g。食用田螺，既可以满足人体蛋白质营养的需要，又可以避免热量和脂肪在人体堆积，从而有效地预防肥胖。

2 钙

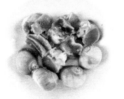

田螺中钙的含量尤其丰富，每100g田螺含钙量约1030mg。食用田螺可以为人体补充大量的钙质，钙是骨骼结构和人体代谢的重要元素，有助于预防骨质疏松以及佝偻病，保持体型。

3 铁

田螺中铁的含量也很丰富，每100g田螺含铁19.7mg。铁是造血的主要原料之一，是让人脸色红润避免贫血的重要物质。

💬 田螺的搭配宜忌

=降低寒性 √

田螺性寒，味甘、咸，是寒利之物，不宜多食；大蒜性温，味辛，是温热之物。田螺和大蒜搭配食用，可以降低田螺的寒性，还有助于使田螺更美味的作用。

=腹泻 ×

田螺含有很多的生物活性物质，清热、利水；木耳中含有丰富的类脂和胶质。但是两者搭配食用，很容易引起人体腹泻，对人体健康不利，造成营养流失，肠胃不适者应慎重食用。

田螺的营养元素表（每100g）

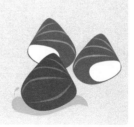

- ★ 脂肪 0.2g
- ★ 蛋白质 11g
- ★ 维生素E 0.75mg
- ★ 核黄素 0.19mg
- ★ 钙 1030mg
- ★ 铁 19.7mg
- ★ 钾 98mg

第四章 ---- 排毒瘦身食物TOP20，练就轻美人

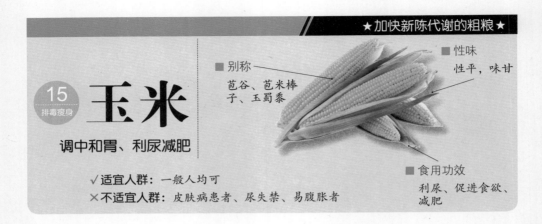

15
排毒瘦身

玉米

调中和胃、利尿减肥

■ 别称
苞谷、苞米棒子、玉蜀黍

■ 性味
性平，味甘

■ 食用功效
利尿、促进食欲、减肥

√ 适宜人群：一般人均可
× 不适宜人群：皮肤病患者、尿失禁、易腹胀者

玉米的排毒瘦身成分

1 膳食纤维

玉米中含有大量的膳食纤维。具有增强人的体力和耐力、刺激胃肠蠕动、加速粪便排泄的作用，有助于人体的美容减肥，对于便秘、肠炎、肠癌等症也有很好的疗效。

2 B族维生素

玉米中含有维生素B_1、维生素B_2、维生素B_6和烟酸等B族维生素，它们是人体的糖类、蛋白质和脂肪代谢的重要物质，有利于美体瘦身。

3 钾

玉米中含有丰富的钾，能调节细胞内适宜的渗透压，还可以调节体液的酸碱平衡，维持正常的神经兴奋性和心肌运动。

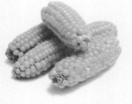

玉米的搭配宜忌

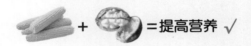
+ =提高营养 √

玉米和核桃中都含有丰富的B族维生素，两者搭配食用，不仅营养丰富，而且有利于消化吸收，满足人体营养需要的同时，还有利于美体瘦身。

+ =消化不良 ×

玉米和红薯中都含有大量的淀粉，虽然它们都是低脂肪高纤维的化合物，但是两者一起食用，很容易引发人体腹胀、腹痛。一根普通个头的10厘米长红薯或是玉米，其热量相当于一碗米饭的热量。故减肥者应慎重选择。此外，胃肠功能薄弱和消化不良者，应尽量避免两者一起食用。

玉米的营养元素表（每100g）

★ 脂肪 1.2g
★ 纤维素 2.9g
★ 维生素C 16mg
★ 铁 1.1mg
★ 钾 238mg

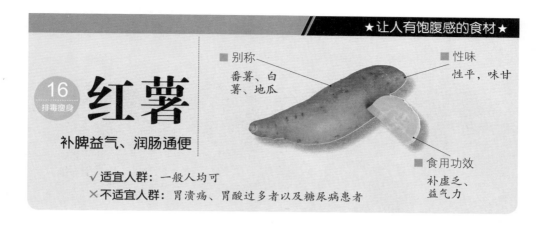

16 排毒瘦身

红薯

补脾益气、润肠通便

- 别称 番薯、白薯、地瓜
- 性味 性平，味甘
- 食用功效 补虚乏、益气力

√适宜人群：一般人均可

×不适宜人群：胃溃疡、胃酸过多者以及糖尿病患者

红薯的排毒瘦身成分

1 膳食纤维

红薯中含的膳食纤维比较多，对促进胃肠蠕动、加快新陈代谢有很好的作用，可以避免废物在人体堆积而引起的肥胖，同时对于治疗痔疮和肛裂等，以及预防直肠癌和结肠癌也有一定作用。

2 钙、磷、钾

红薯中含有丰富的矿物质钙、磷、钾，对维持和调节人体功能起着很重要的作用。其中的钾在促进人体新陈代谢、排出多余水分方面，发挥着重要作用，可以避免人体出现水肿型肥胖。

3 热量

红薯是一种理想的减肥食品，每100g含脂肪0.2g，含量极低，食用之后，不会造成热量在人体的堆积，很适合肥胖者减肥食用。同时，红薯富含膳食纤维，有助于加速肠道的排泄。

红薯的搭配宜忌

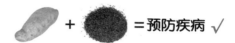

+ = 预防疾病 √

红薯中含有丰富的蛋白质、淀粉、果胶、纤维素、氨基酸及各种矿物质，有抗癌、保护心脏、预防肺气肿、糖尿病等功效；芝麻味甘性平，有补肝益肾、润燥通便之效，其中含有大量的脂肪。两者搭配食用，营养美味的同时，还可以预防心脏病、癌症等疾病。

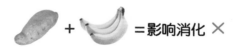

+ = 影响消化 ×

红薯中含有丰富的淀粉；香蕉中含有大量的鞣酸。两者搭配食用后，会使淀粉和鞣酸发生反应，产生胃内结石，引起腹胀、腹痛、呕吐，影响人体的消化吸收。严重时可导致胃出血。

红薯的营养元素表（每100g）

★ 脂肪 0.2g	★ 钙 23mg
★ 蛋白质 1.1g	★ 钾 130mg
★ 纤维素 1.6g	★ 镁 1.2mg

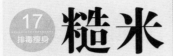

17 排毒瘦身

糙米

健脾和胃、排毒养颜

- 别称 褐米
- 性味 性平，味甘
- 食用功效 补中益气、镇静神经

√适宜人群：一般人均可，尤其是消化不良者

✕不适宜人群：肠胃功能薄弱者

☀ 糙米的排毒瘦身成分

1 膳食纤维

糙米含有大量的膳食纤维，可促进肠道有益菌增殖、加速肠道蠕动、软化粪便，促进人体的新陈代谢，将人体内废物和毒素排出体外，尤其是非水溶性膳食纤维，还有吸水、降脂的作用，对于美容瘦身有很好的作用。

2 钾

糙米中含有丰富的钾，是维持人体神经肌肉兴奋性和平衡体液的重要物质。

3 热量和碳水化合物

糙米中的热量含量低，碳水化合物含量丰富，食用后，不会造成热量在人体内的堆积，还有利于水分的补充，很适合肥胖者减肥食用。

4 脂肪和酵素

糙米中的脂肪含量很低，每100g含脂肪1.85g，食用后不会造成人体脂肪的堆积。另外，糙米中还含有酵素，酵素有帮助人体排出有毒物质、解除肝脏毒素的作用。

↻ 糙米的食用宜忌

○ 一般人皆可食用。

○ 煮前，宜将糙米淘洗后用冷水浸泡一夜，然后连同浸泡的水一起煮。

○ 吃糙米对于糖尿病患者和肥胖者特别有益。

✕ 不宜吃纯糙米饭。它口感较粗，质地紧密，煮起来也比较费时，而且营养成分会因加热而损失。

✕ 糙米不宜与牛奶同食，会导致维生素A大量损失。

✕ 糙米一次不能吃太多，否则会很撑，而且要细嚼慢咽。

✕ 糙米外壳比较坚硬，口感比较差。

选购技巧：选购糙米的时候，最好选择颜色黄褐色、颗粒比较饱满的糙米。

储存秘籍：糙米营养丰富，但是放置时间长了，很容易滋生米虫。因此，为了储存更长时间，可以将糙米分成小袋，然后放置在冰箱冷藏室内。

糙米的搭配宜忌

 + =消除疲劳 ✓

糙米中含有丰富的维生素B_1；大蒜中含有丰富的蒜素。两者搭配食用，蒜素能促进人体对维生素B_1的吸收，有利于人体美容护肤和消除疲劳，很适合疲惫者和爱美的女士食用。

 + =补中益气 ✓

糙米和南瓜搭配，通常煮粥食用，为民间喜食之瓜类饭食。不仅味道鲜甜可口，还有补中益气、增进营养之功效。

 + =补肾滋阴 ✓

糙米中含有大量的营养物质，有促进人体新陈代谢的作用；枸杞有益气补血、清肝明目的作用。两者搭配食用，能够补肾滋阴、益血明目，很适合肾虚、视力模糊者食用。

 + = 降低营养 ✗

糙米和牛奶搭配食用，会影响人体对于维生素A的吸收，而维生素A是清肝明目的重要营养元素。两者如果需要搭配食用，最好将糙米加工成谷片。

糙米的营养吃法

糙米红枣粥

材料：

糙米50g，红枣20g，冰糖适量。

做法：

红枣洗净去核；糙米淘洗干净。然后将红枣和糙米倒入锅中，加水熬煮成粥即可。食用的时候可以加入冰糖调味。

功效：

味道香浓，有健脾养胃、补中益气、镇静的作用。

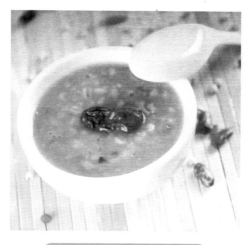

糙米的营养元素表（每100g）

★ 蛋白质 8.07g   ★ 膳食纤维 2.33g
★ 脂肪 1.85g   ★ 钙 13mg
★ 碳水化合物 77.9g   ★ 维生素E 0.46mg

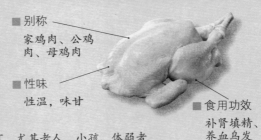

18 排毒瘦身

鸡肉

温中益气、补肾益精

- 别称
  家鸡肉、公鸡肉、母鸡肉

- 性味
  性温，味甘

- 食用功效
  补肾填精、养血乌发

✓ 适宜人群：一般人均可，尤其老人、小孩、体弱者

✗ 不适宜人群：肝火旺盛、高血压、高脂血症、胆结石者

☼ 鸡肉的排毒瘦身成分

1 热量

在肉类当中，每100g鸡肉所含的热量是167Kcal，低于其他一些肉类物质，可以说是肉类中热量相对比较低的食物。

2 蛋白质和脂肪

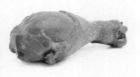

鸡肉中含有大量的蛋白质，但是脂肪含量却很少，食用鸡肉，既能产生饱腹感，满足身体所需的能量，还能减少脂肪的摄入，避免脂肪在人体内堆积。

3 钾

鸡肉中含有丰富的钾，是人体酸碱和体液平衡中的重要物质。

4 磷脂类

鸡肉含有对人体生长发育有重要作用的磷脂类，它是一种有着重要作用的生物活性物质，含有人体所必需的营养。

☺ 鸡肉的营养搭配

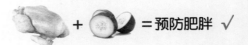

+ = 预防肥胖 ✓

鸡肉中含有丰富的胶原蛋白和氨基酸，能满足人体多种营养的需要，还含有较多的不饱和脂肪酸——油酸和亚油酸；冬瓜有利尿消肿的作用。两者搭配食用，营养丰富，满足人体营养的同时，又可利尿消肿，降低对人体健康不利的低密度脂蛋白胆固醇。

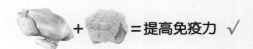

+ = 提高免疫力 ✓

花菜与鸡肉搭配食用，营养丰富，可增强肝脏的解毒作用，提高机体免疫力，对感冒和坏血病等疾病还有很好的防治作用。

鸡肉的营养元素表（每100g）

★ 碳水化合物 1.3g
★ 脂肪 9.4g
★ 蛋白质 19.3g
★ 钙 9mg
★ 钾 251mg

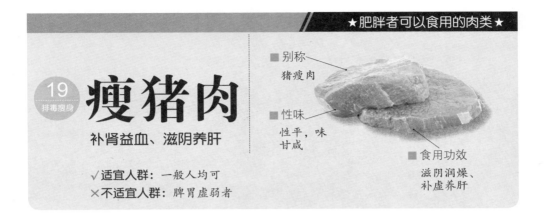

19
排毒瘦身

瘦猪肉
补肾益血、滋阴养肝

√适宜人群：一般人均可
×不适宜人群：脾胃虚弱者

■ 别称
猪瘦肉

■ 性味
性平，味
甘咸

■ 食用功效
滋阴润燥、
补虚养肝

☼ 瘦猪肉的排毒瘦身成分

1 蛋白质

瘦猪肉中含有丰富的蛋白质，每100g猪肉中蛋白质的含量是20.3g。蛋白质水解后的物质有利于调节人体水分的代谢，另外，蛋白质水解成氨基酸，还有利于消除水肿，预防水肿型肥胖。

2 脂肪

瘦猪肉中脂肪含量很低，每100g瘦肉中含脂肪只有6.2g，对于害怕肥胖的爱美人士来说，瘦猪肉是个不错的选择，但是每天别超过2两。

3 铁

猪肉含有丰富的铁质，可补虚强身，补血养颜，病后体弱、产后血虚、面黄羸瘦者皆可将猪肉当作日常生活的主要副食品，既能美容养颜，又能强健人体。

4 热量

瘦猪肉中的热量含量较肥猪肉低，每100g猪瘦肉的热量为143kcal，不易造成热量在人体内的堆积，从而避免了人体食用高热量物质造成的肥胖。

🗣 瘦猪肉的营养搭配

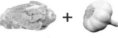 + = 强健体质 √

猪肉中含有丰富的维生素B_1，大蒜能延长维生素B_1在人体内停留的时间，以方便人体的吸收。两者搭配，营养丰富，充分吸收营养，可以起到促进人体血液循环，消除疲劳、强健体质的作用。

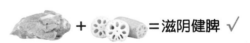 + = 滋阴健脾 √

藕性寒，具有健脾开胃、益血生肌、止泻的作用，配以滋阴润燥、补中益气的猪肉，素荤搭配，营养丰富，具有滋阴血、健脾胃的功效。

瘦猪肉的营养元素表（每100g）

★ 脂肪 6.2g　　★ 蛋白质 20.3g
★ 维生素A 44μg　★ 铁 3mg
★ 碳水化合物 1.5g

第四章
排毒瘦身食物TOP20，练就轻美人

牛肉

20 排毒瘦身

补中益气、瘦身美体

- 别称
  无
- 性味
  性温，味甘咸
- 食用功效
  滋养脾胃、强健筋骨

√ **适宜人群：**一般人均可
× **不适宜人群：**湿疹、瘙痒者以及内热盛者

牛肉的排毒瘦身成分

1 热量

牛肉中肥肉的含量少，脂肪含量很低，对于喜欢吃肉但是又害怕肥胖的人来讲，牛肉是个很好的选择。

2 蛋白质和脂肪

牛肉中含有丰富的蛋白质，但是脂肪含量很低，常食牛肉，既能满足人体营养和能量的需要，还不会造成人体肥胖，是需要低热量的女士的首选。

3 钾

牛肉中钾元素的含量很高，大约每100g含钾284mg。钾是维持肌肉兴奋性和人体酸碱平衡的重要物质。

4 铁

牛肉中含有丰富的铁质，每100g牛肉中含铁3.2mg，铁是造血必需的矿物质，有补血养颜、强健人体的作用。能使人体皮肤光滑细腻、充满光泽，是美体美肌的上好食物。

牛肉的食用宜忌

- ○ 一般人均可食用。
- ○ 身体虚弱、缺乏营养者可常食牛肉。
- ○ 贫血、面黄无光者适宜食用牛肉。

- × 服氨茶碱时禁忌食用牛肉。
- × 皮肤病、肝病、肾病患者慎食。
- × 牛肉的肌肉纤维较粗糙，不易消化，老人、幼儿及消化能力弱的人不宜多吃。
- × 内热盛者禁忌食用牛肉。

选购技巧：选购牛肉时，要选择颜色为红色、上面有光泽的牛肉。

储存秘籍：买回来的牛肉如果食用不完，最好用保鲜膜包裹好，放在冰箱的冷冻室内，需要食用的时候再解冻食用。而已经做熟的牛肉，最好不要放置太长时间。

牛肉的搭配宜忌

 + = 美容瘦身 ✓

牛肉有补脾养胃、强健筋骨、滋补身体的作用；芹菜有清热利尿、降压的功效。两者搭配食用，既能供给人体所需要的养分，又有美容瘦身的作用，很适合肥胖者或者高血压患者食用。

 + = 排毒养颜 ✓

牛肉中含有丰富的肉毒碱，用于脂肪的新陈代谢；姜也有促进人体新陈代谢的功能。两者搭配食用，既富含丰富的营养，又起到排毒养颜的作用，很适合爱美的人士食用。

 + = 滋补强身 ✓

牛肉有补中益气的作用，搭配南瓜食用，有补益五脏、强筋壮骨、解毒止痛的作用。很适合体质虚弱者滋补身体食用。

 + = 肝火旺盛 ✗

牛肉性温，味甘，有补气助火的作用；白酒也是助火之物。两者搭配食用，很容易使人肝火旺盛，进而易发口腔溃疡、眼睛红肿、牙齿肿痛等症状。所以，尽量避免两者一起食用。

牛肉的营养吃法

五香卤牛肉

材料：

牛肉500g，肉桂6g、丁香3g、八角6g、葱1棵，鸡汤1碗，盐、姜、葱、酱油、料酒、蒜、茴香、花椒适量。

做法：

牛肉去杂清洗干净，切成大块；将牛肉放入开水中焯水3分钟左右取出；在干锅中放油，烧热时放入葱、姜、蒜爆香，淋上料酒、酱油，撒入调料，放入牛肉，加热水和鸡汤，大火煮30分钟左右，改为小火炖制。

功效：

补中益气、滋养脾胃。

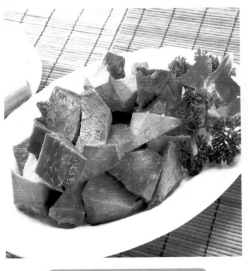

牛肉的营养元素表（每100g）

★ 脂肪 2.3g
★ 蛋白质 20.2g
★ 烟酸 6.3mg
★ 铁 2.8mg
★ 钾 284mg

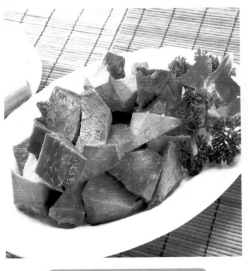

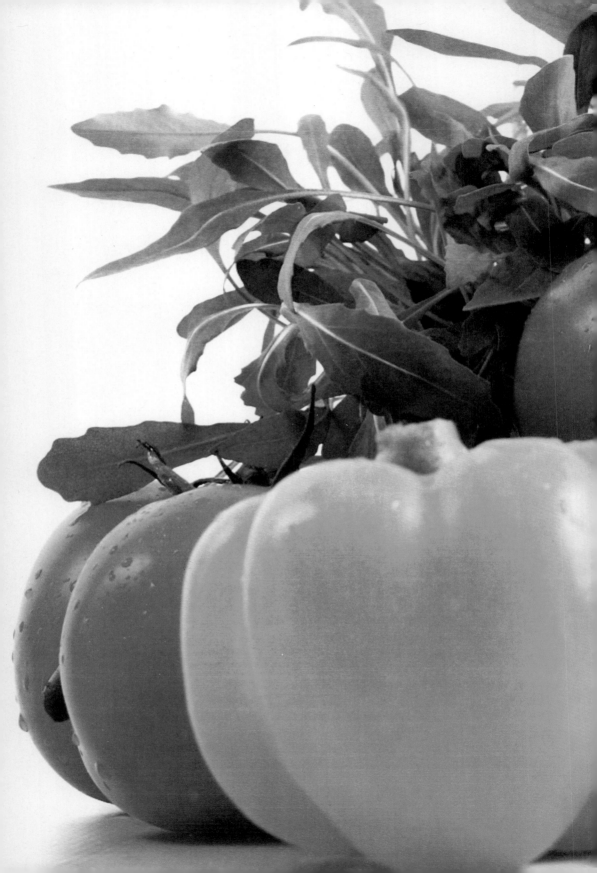

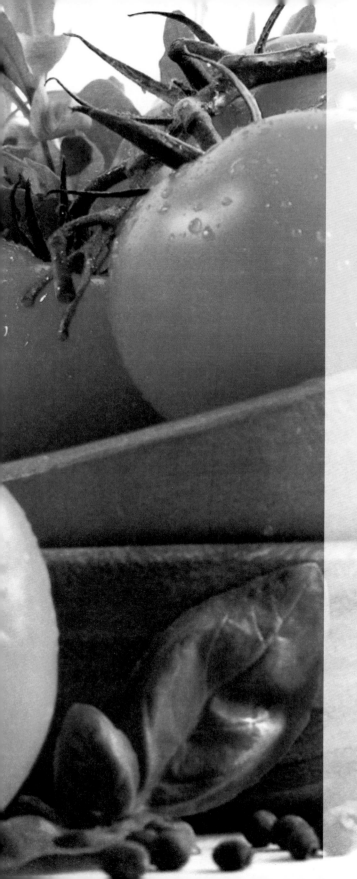

第五章

补脑益智食物Top20，吃好变聪明

人的大脑发育和工作需要很多的营养供给，这些营养大部分来自于食物。哪些食物可以让人的大脑更聪明呢？这些营养元素都有哪些？

以下20种食物，含有丰富的营养物质，强健身体的同时，还有补脑益智的作用，很适合青少年和需要补脑者食用。

前 20名
补脑益智食物排行榜

食物名称	上榜原因	食用功效	主要营养成分
核桃	■ 核桃中含有大量的不饱和脂肪酸，是改善和修复脑细胞的重要物质。因此，核桃对于营养大脑、增强记忆力有很好的效果。	滋补肝肾、乌发美容、强健筋骨	脂肪、烟酸、蛋白质、维生素
黄豆	■ 黄豆中含有胆碱，对神经传递物质的合成起着很重要的作用。	健脾利湿、益血补虚、解毒、活化脑力	卵磷脂、镁、色氨酸、维生素E、烟酸、钙、锌
银耳	■ 银耳中含有丰富的不饱和脂肪酸，不饱和脂肪酸对人体的大脑发育完善起着促进作用。	滋阴润肺、补脾开胃、补脑提神	脂肪、维生素A、维生素E、锌、钙、钾
黄豆芽	■ 黄豆芽中含有丰富的蛋白质，蛋白质是促进脑部发育活动的重要物质，对于补脑益智起着重要的作用。	滋阴清热、利尿解毒、补脑健脑	脂肪、蛋白质、维生素A、维生素C、烟酸、铁
黑木耳	■ 黑木耳中含有丰富的卵磷脂，它能不断地修复大脑，增加神经元，是改善脑细胞的重要物质。	养肝护肤、强化骨骼、补脑益智	脂肪、蛋白质、维生素A、维生素E、钙、铁
芦笋	■ 芦笋中含有丰富的叶酸，大约5根芦笋就含有100μg，叶酸对于人脑的正常发育，起着非常重要的作用。	清热解毒、养神补脑、养血补血	维生素C、维生素A、蛋白质、胡萝卜素、烟酸
大蒜	■ 大蒜含有人体所需要的9种氨基酸，这些氨基酸能帮助大脑传递信号。	杀菌消毒、预防感冒、降低血糖、抗衰老	维生素C、维生素B_6、锌、叶酸、硒、钙
桃子	■ 桃子中含有丰富的维生素C，是参与糖类转化能量的重要物质，对于增强记忆力、增加脑部活力有重要的作用。	补益气血、养阴生津、润燥活血	碳水化合物、脂肪、维生素、烟酸、胡萝卜素

桂圆	■ 桂圆含有丰富的蛋白质，为大脑活动提供神经传导物质，激发脑部活力。	补血安神、健脑益智、健脾养胃	蛋白质、维生素A、维生素C、胡萝卜素、烟酸
樱桃	■ 樱桃含有蛋白质，对于大脑的正常工作起着重要的作用。	调气活血、平肝去热、补中益气	脂肪、蛋白质、维生素A、维生素E、烟酸、钙
葵花子	■ 葵花子含有丰富的B族维生素和矿物质钙、磷、铁等，它们有很好的补脑健脑作用。	补虚损、降血脂、治疗失眠、增强记忆	蛋白质、维生素B_1、维生素E、脂肪、钙、铁、叶酸
鹌鹑肉	■ 鹌鹑肉富含卵磷脂和脑磷脂，是高级神经活动不可缺少的营养物质。	补五脏、益精血、止泻痢、温肾助阳	脂肪、钙、蛋白质、烟酸、维生素A、维生素E
猪肝	■ 猪肝含有丰富的微量元素，有利于避免大脑的记忆力衰退等症状。	补肝明目、养血补血、有助于智力发育	脂肪、烟酸、蛋白质、维生素C、铁、锌、硒
兔肉	■ 兔肉含有丰富的卵磷脂，是神经组织和脑脊髓的主要成分，对于健脑益智有很重要的功效。	补中益气、清热凉血、健脾止渴	脂肪、钙、蛋白质、铁、磷、核黄素
沙丁鱼	■ 沙丁鱼含丰富的DHA。DHA能促使脑神经的生长和修复。	健脾养胃、补虚健脑、抗老防癌	脂肪、蛋白质、维生素E、核黄素、烟酸、钙
鲈鱼	■ 鲈鱼含有的DHA在肌肉脂肪中位于首位，能促使脑神经不断增长。	补五脏、益筋骨、和肠胃、治水气	脂肪、蛋白质、维生素A、维生素E、烟酸、钙
鳝鱼	■ 鳝鱼含有的丰富DHA和卵磷脂，是构成人体各器官组织细胞膜的主要成分。	补气养血、补肝脾、强筋骨、祛风通络	脂肪、铁、蛋白质、维生素、烟酸、磷、钙
鲳鱼	■ 鲳鱼含有维生素B_1、维生素B_2和叶酸等B族维生素，对于大脑和神经系统正常工作起着重要的作用。	健脾开胃、安神止痢、益气填精	脂肪、锌、蛋白质、维生素E、烟酸、钙、铁
黑豆	■ 黑豆含有丰富的脂肪酸，其中的不饱和脂肪酸对大脑的生长发育发挥着重要的作用。	活血、利水、祛风、清热解毒、补肾养血	脂肪、镁、蛋白质、纤维素、维生素E、烟酸
黑米	■ 黑米含有大量的镁，镁对于维持正常的神经功能和肌肉放松发挥着重要的作用。	滋阴润肺、补肾养心、滋补脾胃	脂肪、镁、蛋白质、维生素E、核黄素、烟酸

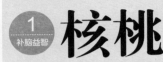

1 补脑益智

核桃

滋阴补肾、补脑益智

■ 别称
胡桃、羌桃

■ 性味
性温，味甘

■ 食用功效
强健筋骨、健脑益智

√ **适宜人群**：一般人均可

✕ **不适宜人群**：腹泻、阴虚火旺、痰湿内热者

☀ 核桃的补脑益智成分

1 蛋白质

核桃中含有丰富的蛋白质，每100g核桃中含蛋白质约14.9g。里面的酪氨酸和色氨酸是帮助大脑传递信号的神经传导的重要物质。多吃核桃有助于提神醒脑，提高注意力。

2 不饱和脂肪酸

核桃中含有大量的不饱和脂肪酸，是改善和修复脑细胞的重要物质。因此，核桃是很好的健脑益智食品，对于营养大脑、增强记忆力有很好的效果。

3 B族维生素

核桃中富含维生素B_1、维生素B_2、维生素B_6和烟碱素，这些是人体新陈代谢所需的重要物质，也是改善大脑机能的重

要物质。对于提高人体记忆力、思维判断能力、自制力起着很重要的作用。

4 维生素C和维生素E

核桃中含有丰富的维生素C和维生素E，是健脑和维持大脑工作的重要物质。维生素E还是一种抗氧化剂，可以延缓大脑衰老，对于记忆力下降和阿尔茨海默病等有很好的预防作用。

↻ 核桃的食用宜忌

○ 一般人群皆可食用。
○ 营养不良者宜食。
○ 心血管疾病患者宜食。

✕ 一次食用核桃不宜过多。
✕ 痰湿内热者尽量少食。
✕ 阴虚火旺者宜少食。

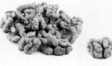

● **选购技巧**：选购核桃时，要选择大小均匀、壳皮薄、仁饱满的核桃。

● **储存秘籍**：核桃在储存的过程中，很容易生霉、生虫或者油脂氧化。因此，储存核桃的时候，最好放在通风、阴凉、背光的房内。如果核桃很多，需要用麻袋或者木箱保存。

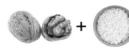

  = 健脑补肾 √

= 转变能量 √

核桃中含有丰富的B族维生素；大米中含有丰富的淀粉。两者搭配食用，核桃中的B族维生素会帮助淀粉转化为葡萄糖，进而成为身体需要的能量。

核桃营养丰富，含有人体所需要的大量营养物质；牛奶含有丰富的氨基酸和钙质，和核桃搭配食用，有顺气补血、止咳化痰、健脑补肾、强筋壮骨的功效。

= 美肌养颜 √

核桃中含有丰富的维生素E；南瓜中含有丰富的B族维生素。两者搭配食用，不但有助于消除疲劳、美肌养颜，还有利于预防动脉硬化等疾病。

= 刺激胃黏膜 ✕

核桃中含有丰富的铁元素，而茶叶中含有单宁酸，两者搭配食用，会使单宁酸与铁元素反应，不但刺激胃黏膜，还会造成铁质营养元素的流失。

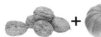 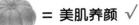 核桃的营养吃法

核桃香蕉豆浆

材料：
核桃60g，黄豆70g，香蕉1根，白糖适量。

做法：
核桃去壳取仁；黄豆洗净，提前泡发，香蕉去皮切断备用；将核桃仁、黄豆、香蕉放在豆浆机中，加入适量的清水；然后榨成豆浆，喜欢吃甜食者滤渣后加入适量的白糖或者蜂蜜，搅拌均匀后即可饮用。

功效：
强健筋骨、健脑益智。

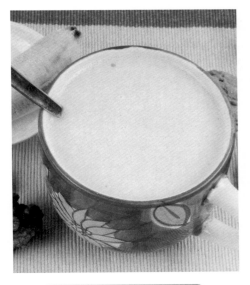

核桃的营养元素表（每100g）

★ 脂肪 58.5g	★ 维生素C 1mg
★ 蛋白质 14.9g	★ 维生素E 44mg
★ 维生素A 5μg	★ 烟酸 0.9mg

第五章 补脑益智食物TOP20，吃好变聪明

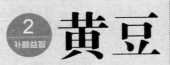

2
补脑益智

黄豆
健脑益智、健脾利湿

- 别称
  黄大豆、大豆
- 性味
  性平，味甘
- 食用功效
  益血补虚、解毒、活化脑力、抗衰老

√ 适宜人群：一般人
× 不适宜人群：痛风患者以及消化不良者等

黄豆的补脑益智成分

1 优质蛋白质

黄豆的蛋白质含量高、质量优。蛋白质含量高达35％～40％，是瘦猪肉的2倍、鸡蛋的3倍、牛奶的2倍。黄豆的蛋白质中含有人体所需要的8种氨基酸。这些氨基酸也是神经传导信息的重要传导物质。

2 卵磷脂

黄豆中含有丰富的卵磷脂，是大脑和神经组织的重要成分。里面含有的胆碱，对神经传递物质的合成起着很重要的作用，有增强神经细胞功能的重要作用。

3 B族维生素

黄豆中含有丰富的B族维生素，能够促进大脑和神经产生能量。其中的维生素B_1对于稳定神经细胞、安定情绪起着重要的作用。

4 微量元素和矿物质

黄豆中还含有丰富的钙、铁、锌、镁等物质，钙对于稳定神经系统、松弛神经有很重要的作用。镁与神经传导、肌肉收缩有关，对维持神经系统正常运作起着很重要的作用。

黄豆的食用宜忌

○ 一般人群皆可食用。
○ 黄豆是更年期女性、糖尿病、心血管病患者的理想食品。

× 黄豆制品必须加工熟透，否则会引起恶心、呕吐等症状，严重时甚至会危及生命。
× 患有肝病、肾病、痛风、消化性溃疡、动脉硬化、低碘者和对黄豆过敏者禁食。
× 消化不良、有慢性消化道疾病的人应尽量少食黄豆制品。

选购技巧： 选购黄豆的时候，要选择颗粒大而饱满、颜色为金黄色的黄豆，这样的比较新鲜。

储存秘籍： 黄豆储存的时候，应放在阴凉、干燥的地方。为避免黄豆返潮、发霉，可以在黄豆中放上干燥剂。对于煮熟的黄豆，尽量避免放置太长时间，最好现煮现食。

黄豆的搭配宜忌

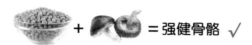 = 强健骨骼 ✓

黄豆里面含有丰富的钙质，香菇含有丰富的维生素D，两者搭配使用，香菇中的维生素D能促进人体对钙质的吸收，有利于强健骨骼、预防骨质疏松。

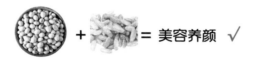 = 美容养颜 ✓

黄豆中含有维生素E和B族维生素，糙米中也含有这两种营养物质。两者搭配使用，有利于维生素E的吸收，有美容养颜、消除疲劳的作用。

 = 降低营养 ✗

黄豆的膳食纤维中含有醛糖酸残基，猪肝中含有丰富的铁质，两者搭配食用，会使醛糖酸残基和铁质发生反应，影响人体对铁质的吸收，从而造成营养物质的流失。

 = 滞气 ✗

黄豆中含有丰富的膳食纤维，里面含有醛糖酸残基，容易与猪血中的铁质发生反应，影响人体对铁质的吸收，造成营养的流失。另外，黄豆和猪血一起同食，也容易使人滞气。所以，应避免搭配食用。

黄豆的营养吃法

黄豆炒百合

材料：

泡发的黄豆一碗，百合300g，蒜2头，姜2片，食用油、味精各适量。

做法：

烧开一锅水，将百合放在开水焯一下，姜、蒜切碎末，将适量的油倒入锅中，放入姜蒜爆香；将黄豆、百合倒入锅中翻炒至熟；关火，将味精倒入锅中，翻炒均匀，即可食用。

功效：

健脾利湿、益血补虚。

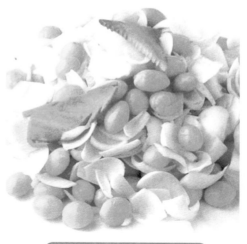

黄豆的营养元素表（每100g）

★ 碳水化合物 34.2g ★ 烟酸 2.1mg
★ 卵磷脂 1480mg ★ 钙 191mg
★ 色氨酸 455mg ★ 镁 199mg
★ 维生素E 18.9mg ★ 锌 3.4mg

第五章 补脑益智食物TOP20，吃好变聪明

★ 补脑提神的"菌中之冠" ★

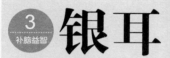

3 补脑益智 银耳

滋阴润肺、健脑益智

■ 别称
白木耳、银耳子

■ 食用功效
补脑提神

■ 性味
性平，味甘

✓适宜人群：一般人均可
✗不适宜人群：外感风寒者

银耳的补脑益智成分

1 不饱和脂肪酸

银耳中含有丰富的不饱和脂肪酸，不饱和脂肪酸对人体的大脑发育完善起着促进作用，有利于健脑益智。因此，食用银耳，有很好的补脑作用，很适合青少年和老人食用。

2 钾

银耳中含有丰富的钾，钾有助于人体的新陈代谢，维持人体细胞含水量的平衡。另外，它还有助于提升人体活力，起到健脑益智的作用。因此，应该在孩童的饮食中多补充一些钾元素。

3 锌

银耳中含有大量的锌，锌对儿童大脑发育起着重要的作用。这是因为锌是促进儿童成长发育的重要物质，如果缺少锌，会造成食欲减退、发育迟缓、影响大脑发育。因此，要补脑，食物中不可缺锌。

银耳的营养搭配

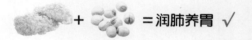

银耳中含有丰富的维生素E和膳食纤维，有美容减肥的功效；莲子也有滋阴润肺的功效。两者搭配，有减肥祛斑的作用，很适合爱美减肥的女士食用。

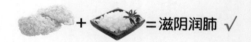

银耳和冰糖搭配食用，有滋阴润肺，生津止渴的功效。可以治疗秋冬时节的燥咳，还可以作为体质虚弱者的滋补之品。

银耳的营养元素表（每100g）

★脂肪 1.4g
★维生素A 8μg
★维生素E 1.26mg
★锌 3.3mg
★钙 36mg
★钾 588mg

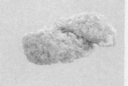

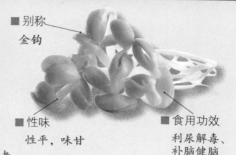

4 补脑益智 黄豆芽

清热解毒、促脑发育

■ 别称
金钩

■ 性味
性平，味甘

■ 食用功效
利尿解毒、
补脑健脑

√适宜人群：一般人均可
×不适宜人群：体质虚寒、腹泻者

☀ 黄豆芽的补脑益智成分

1 脂肪

黄豆芽中每100g含脂肪1.6g，这些脂肪可以帮助脑部的发育，促进脑部健全发展。

2 维生素

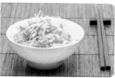

黄豆中含有丰富的维生素，分别有维生素C、B族维生素、维生素A和维生素E，能促进脑部发育，增加大脑的敏锐性和活力。

3 钙和糖

黄豆芽中含有大量的钙，还含有一定的糖。钙可以保证大脑高效地工作，糖类为大脑工作提供足够的能量。两者对于大脑的发育和强健起着重要的作用。

4 蛋白质

黄豆芽中含有丰富的蛋白质，每100g黄豆中含蛋白质4.5g，蛋白质对于补脑益智起着重要的作用。

🧑 黄豆芽的营养搭配

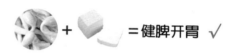 = 健脾开胃 √

黄豆芽有清热利尿、补脑健脑的作用；豆腐有润肠清便、强健人体的作用。两者搭配食用，营养又美味，有利于健脾开胃、清热解毒、补脑益智。

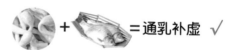 = 通乳补虚 √

黄豆芽有清热解毒的作用，和肉质鲜美、营养丰富的鲫鱼搭配，具有通乳补虚、除湿利水、温胃进食之功效。

黄豆芽的营养元素表（每100g）

★脂肪 1.6g
★蛋白质 4.5g
★维生素A 5μg
★维生素C 8mg
★烟酸 0.6mg
★铁 0.9mg

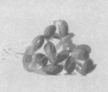

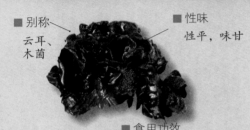

5 补脑益智

黑木耳

健脑益智、强化骨骼

■ 别称
　云耳、
　木菌

■ 性味
　性平，味甘

■ 食用功效
　增强免疫力、健脑益智

✓ 适宜人群：一般人均可，尤其便秘、贫血者
✗ 不适宜人群：体虚、易腹泻者

☼ 黑木耳的补脑益智成分

1 卵磷脂

黑木耳中含有丰富的卵磷脂，它能不断地修复大脑，是改善脑细胞的重要物质，对于补脑益智起着重要的作用。

2 维生素E

黑木耳中含有大量的维生素E，每100g含维生素E11.3mg，它是一种很好的抗氧化剂，能够阻止大脑功能的衰退。

3 氨基酸和蛋白质

黑木耳中含有丰富的氨基酸和蛋白质，每100g黑木耳中蛋白质的含量达到12.1g。这些物质有助于大脑正常地工作。

4 维生素A、胡萝卜素和矿物质

黑木耳中不仅含有丰富的维生素A和胡萝卜素，还含有大量的矿物质，这些物质

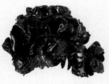

能够帮助大脑更好地工作，避免出现学习和记忆障碍。

👤 黑木耳的搭配宜忌

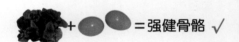

＝强健骨骼 ✓

黑木耳和鸡蛋中都含有丰富的钙、磷、铁等物质，两者搭配食用，有助于骨骼、牙齿的强健，很适合骨质疏松和牙齿松动者食用。

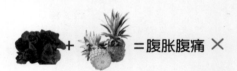

＝腹胀腹痛 ✗

黑木耳中含有丰富的钙；菠萝中含有大量的鞣酸。两种物质放在一起食用，钙和鞣酸会发生反应，形成人体不易消化的鞣酸钙，造成人体腹胀或者呕吐。

黑木耳的营养元素表（每100g）

★脂肪 1.5g	★维生素E 11.3mg
★蛋白质 12.1g	★钙 247mg
★维生素A 17μg	★铁 98mg

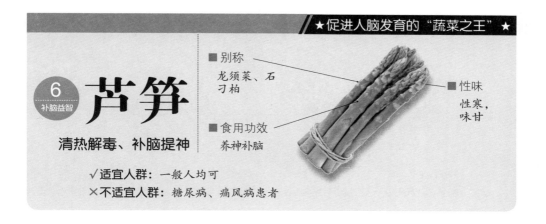

6 补脑益智

芦笋

清热解毒、补脑提神

- 别称 龙须菜、石刁柏
- 食用功效 养神补脑
- 性味 性寒，味甘

√ 适宜人群：一般人均可
✕ 不适宜人群：糖尿病、痛风病患者

☼ 芦笋的补脑益智成分

1 叶酸

芦笋中含有丰富的叶酸，大约每5根芦笋就含有100多μg，叶酸对于人脑的正常发育，起着非常重要的作用。现在很多女性怀孕前及孕期都会补充叶酸，目的就是为了婴儿大脑的正常发育。

2 维生素和胡萝卜素

芦笋中含有丰富的维生素A、维生素C和B族维生素，另外还含有很多蔬菜中没有的胡萝卜素，这些营养物质，对于补充大脑营养有很重要的作用，是大脑发育和完善的重要物质。

3 矿物质和微量元素

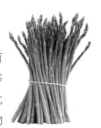

芦笋不仅含有钙、磷、铁等矿物质，还含有较多的硒、钼、镁、锰等微量元素，并且其含量比一般蔬菜都要高，这些物质对于大脑的正常发育和工作起着重要的作用，是补脑益智不可缺少之物。

👤 芦笋的营养搭配

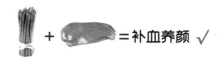

+ = 补血养颜 √

芦笋中含有丰富的铁质和叶酸，猪肝中也富含这两种营养物质，两者搭配食用，有利于铁质和叶酸的吸收，能够起到补血养颜的效果。对于改善皮肤干燥、黯淡等状况也有很好的作用。

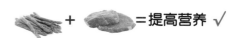

+ = 提高营养 √

芦笋营养丰富，有清热解毒、补脑提神的作用，和有补肾益气作用的猪肉搭配，能提高维生素的吸收率，从而有利于提高营养。

芦笋的营养元素表（每100g）

★蛋白质 1.4g	★烟酸 0.7mg
★维生素A 17μg	★钙 10mg
★维生素C 45mg	★磷 213mg
★胡萝卜素 100μg	

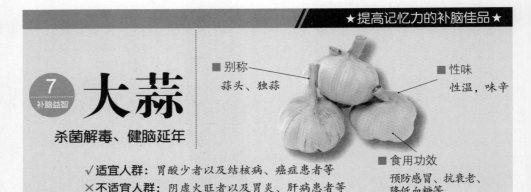

■ 别称
蒜头、独蒜

■ 性味
性温，味辛

■ 食用功效
预防感冒、抗衰老、
降低血糖等

7
补脑益智
大蒜
杀菌解毒、健脑延年

√ 适宜人群：胃酸少者以及结核病、癌症患者等
✕ 不适宜人群：阴虚火旺者以及胃炎、肝病患者等

☀ 大蒜的补脑益智成分

1 氨基酸

大蒜含有人体所需要的9种氨基酸，这些氨基酸满足人体需要的同时，还能帮助大脑传递信号，对于维持大脑的正常工作起着很重要的作用。

2 硒和维生素E

大蒜中含有丰富的维生素E，还含有稀有的硒元素，这些物质都是很好的抗氧化剂，能够防止大脑进入老化，对于预防记忆力下降和阿尔茨海默病等症有很好的作用。

3 蒜素

大蒜中含有丰富的蒜素，会促进维生素B_1的吸收，增强维生素B_1的作用。而维生素B_1则是葡萄糖转化为脑能量的重要物质，对于健脑益智起着很重要的作用。

4 维生素和矿物质

大蒜中含有丰富的维生素C、B族维生素以及钙、磷、铁等矿物质，这些营养物质，对于大脑的发育完善和正常工作，起着很重要的作用，有助于健脑益智。

👤 大蒜的搭配宜忌

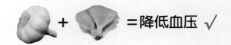
＋ ＝降低血压 √

大蒜有降低血糖、血压、杀菌消毒的作用；平菇有降血压、强健筋骨的作用。两者搭配食用，有降血压、防癌治癌的作用，很适合高血压、癌症患者食用。

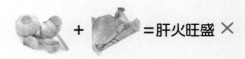
＋ ＝肝火旺盛 ✕

大蒜性温，味辛，是易上火食物；狗肉也是温补之物。两者搭配食用，更易引起人体上火。肝火旺盛之人，应当避免将大蒜和狗肉放在一起食用。

大蒜的营养元素表（每100g）

★ 维生素C 7mg
★ 维生素B_6 1.5mg
★ 硒 3.1μg
★ 叶酸 92μg
★ 钙 39mg

8
补脑益智

桃子
补血健脑、养阴润燥

■ 别称
寿桃、仙桃

■ 性味
性温，味甘、酸

■ 食用功效
润燥活血、健脑益智

√适宜人群：一般人均可
×不适宜人群：肝火旺盛、长痔疮者以及糖尿病患者

☼ 桃子的补脑益智成分

1 维生素C

桃子中含有丰富的维生素C，每100g桃子中含维生素C7mg。维生素C是促进神经递质合成的重要物质，对于增强记忆力、增加脑部活力有重要的作用。

2 B族维生素

桃子中含有丰富的B族维生素，维生素B_1、维生素B_2等都是改善大脑机能的重要物质，其中维生素B_1对于思维判断能力、记忆力和自知能力起着重要的作用，维生素B_2参与大脑中枢神经的功能发挥，缺乏这些元素，会导致人记忆力的下降。

3 锌

桃子中含有丰富的锌，每100g桃子中含锌量达0.8mg。锌是脑组织生长发育和组织再生的重要物质。

4 维生素E

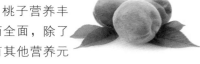

桃子营养丰富而全面，除了含有其他营养元素外，还含有维生素E，维生素E是一种抗氧化剂，可以预防脑细胞出现老化，从而避免人体记忆力下降，对阿尔茨海默病也有一定的预防和延缓作用。

↻ 桃子的食用宜忌

○ 高血压患者宜食用。
○ 有肺病的人宜吃。

× 未成熟的桃子、烂的桃子慎吃。
× 糖尿病患者应少食。
× 胃肠功能不良的人及老人、小孩不宜多吃。
× 妊娠妇女慎用桃仁。

● 选购技巧：选购桃子时，最好选择体形大、外表没有损伤和虫蛀的桃子。

● 储存秘籍：桃子最好现食现买，冰箱储存桃子会影响桃子的美味。因此，尽量避免冰箱储存桃子。如果需要储存，可以用纸袋包裹放在阴凉处。

第五章 补脑益智食物TOP20，吃好变聪明

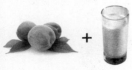 **桃子的搭配宜忌**

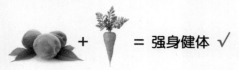

桃子中富含铁质，有补血养颜的作用，很适合小孩和孕妇补血食用；牛奶中含有丰富的钙质和其他营养元素。两者搭配食用，不仅营养丰富，还是夏季清凉的饮品。

桃子有补血养颜、滋阴生津的功效；胡萝卜有清肝明目、强身健体的作用。两者搭配食用，强身健体的同时，还有助于美容养颜，很适合爱美的女士食用。

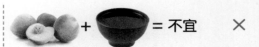

桃子是易上火之物，烧酒也是温热助火之物，两者搭配食用，容易使人上火。因此，应尽量避免将桃子和烧酒放在一起食用。

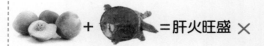

桃子性温，味甘酸，是易上火之物，不宜多食；甲鱼血性温，味咸，是温热滋补之物。两者放在一起食用，易使人肝火旺盛。

桃子的营养吃法

桃子蜂蜜汁

材料：

桃子3个，纯净水、蜂蜜适量。

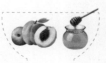

做法：

将桃子洗净，去核切成小块；然后将切成小块的桃子放入榨汁机中，加入适量的纯净水榨制成汁，最后滤出桃汁加入蜂蜜搅拌均匀即可。如果是冬天，也可以将桃子和纯净水放入豆浆机中榨成热果汁饮用。

功效：

补益气血、养阴生津、润燥活血。

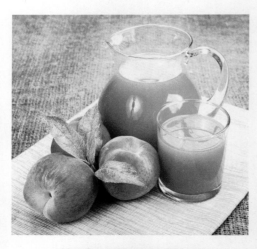

桃子的营养元素表（每100g）

★碳水化合物 12.2g　　★维生素E 1.5μg
★脂肪 0.1g　　　　　　★胡萝卜素 20μg
★维生素A 3μg　　　　 ★烟酸 0.7mg
★维生素C 7mg

桂圆

9
补脑益智

补血安神、健脑益智

√适宜人群：一般人均可
×不适宜人群：上火发炎者、孕妇

■别称
龙眼、益智、骊珠

■性味
性温，味甘

■食用功效
健脑益智、健脾养胃

☼ 桂圆的补脑益智成分

1 维生素

桂圆中的维生素A、维生素C和B族维生素，对维持大脑正常工作起着重要的作用，具有养血安神、驻颜抗衰的作用，在健脑益智的同时，还可以预防记忆力下降和阿尔茨海默病。

2 蛋白质

桂圆中含有 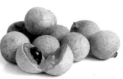 丰富的蛋白质，为大脑活动提供神经传导物质，激发脑部活力，处在发育期的孩子食用桂圆，有助于促进大脑的发育。

3 糖类

桂圆中含有丰富的糖类，这些糖类为脑部活动提供能量，是脑部活动不可缺少的营养元素。

4 钙、磷、铁、镁、锌等

桂圆中含有钙、磷、铁、镁、锌等多种矿物质和营养元素，这些物质都有补脑健脑作用。经常食用桂圆，不仅可以使皮肤细腻、光滑红润，还可以使记忆力增强、头脑反应灵敏。

↻ 桂圆的食用宜忌

○ 一般人均可食用。

○ 身体虚弱、记忆力下降、头晕目眩者宜食。

○ 女性最宜食用桂圆。

○ 新鲜的桂圆最有营养，购买时，最好选择新鲜的。

× 桂圆不宜多食，否则容易引起滞气。

× 变味的桂圆含有毒素，不宜食用。

× 有上火发炎症状时不宜食用。

● **选购技巧**：选购桂圆时，最好选择果肉透明无薄膜的桂圆，这样的桂圆不易变坏。

● **储存秘籍**：桂圆含有丰富的水分，放置太长时间，水分很容易流失。所以，为了食用新鲜，桂圆最好现买现食。食用变味桂圆之后，会对健康造成影响，尽量避免食用。

第五章
补脑益智食物TOP20，吃好变聪明

桂圆的搭配宜忌

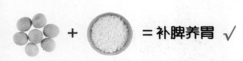

+ = 补脾养胃 ✓

桂圆含有多种营养物质，大米的营养也很丰富，两者搭配熬粥，有健脑益智、补脾养胃、养血安神的作用，很适合贫血的患者滋补身体食用。

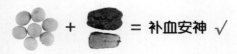

+ = 补血安神 ✓

桂圆有养血安神的作用；红枣是补血养血之物。两者搭配食用，能为人体提供丰富的养分，还对闭经、月经量过少有一定的治疗作用，很适合闭经的女士食用。

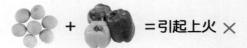

+ = 肝火旺盛 ✗

桂圆性温，味甘，是温补之物；大蒜性温，味辛，也是助火之物。两者搭配食用，很容易引起人肝火旺盛。因此，肝火旺盛者，应避免将大蒜和桂圆放在一起食用。

+ = 引起上火 ✗

桂圆性温，味甘，是助火之物；辣椒性温，也是易上火之物。两者放在一起食用，很容易引起人体上火。肝火旺盛者，应避免将桂圆和辣椒放在一起食用。

桂圆的营养吃法

桂圆奶汁

材料：

桂圆5颗，牛奶100毫升。

做法：

将桂圆洗净后，去皮取出果肉备用。然后将桂圆肉和牛奶放在榨汁机中，加入适量的纯净水，然后榨制成汁。滤渣后即可饮用，喜欢吃甜食者，也可以加入适量的蜂蜜或者冰糖来入味。

功效：

补血安神、健脑益智。

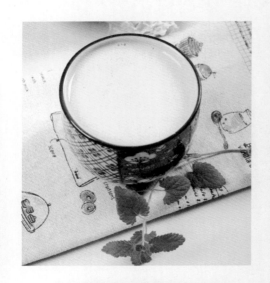

桂圆的营养元素表（每100g）

★蛋白质 1.2g　　　　★胡萝卜素 20μg
★维生素A 3μg　　　　★烟酸 1.3mg
★维生素C 43mg　　　★钙 6mg

10 补脑益智 樱桃

调气活血、补脑提神

- **别称**
  莺桃、含桃、荆桃

- **食用功效**
  安神补脑

- **性味**
  性温，味甘

√**适宜人群**：一般人均可，尤其消化不良、面色黯淡者

✗**不适宜人群**：上火、溃疡者以及糖尿病患者

☀ 樱桃的补脑益智成分

1 蛋白质

樱桃含有丰富的蛋白质，是帮助大脑补充营养的物质，对于大脑的正常工作起着重要的作用。

2 维生素

樱桃中含有丰富的维生素，如维生素A、B族维生素、维生素C及维生素E等，这些维生素是神经、大脑工作的重要物质，维生素E还可以预防大脑老化，对于提高记忆力有着重要的作用。

3 微量元素

樱桃中含有锌、锰、钾等微量元素，其中钾的含量极其丰富，每100g樱桃中含钾量达232mg。这些微量元素对于大脑的发育和工作起着很重要的作用。

4 矿物质

樱桃中含有丰富的矿物质，分别含有钙、磷、铁、镁、钠等多种矿物质，这些物质为大脑工作提供养分，对于大脑的活动和正常发育也起着重要的作用。

👄 樱桃的营养搭配

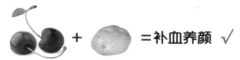

= **补血养颜** √

樱桃有补血养颜、安神补脑的作用；土豆中含有大量的淀粉和蛋白质，能够满足人体活动的需要。两者搭配食用，能够增强细胞的活性，延缓皮肤的衰老，对于爱美的女士是个不错的选择。

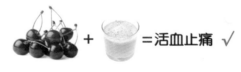

= **活血止痛** √

樱桃和米酒搭配制作的米酒汤，具有祛风湿、活血止痛的功效。适用于风湿腰腿疼痛，屈伸不利及冻疮等病症。

樱桃的营养元素表（每100g）

★脂肪 0.2g	★烟酸 0.6g
★蛋白质 1.1g	★钙 11mg
★维生素A 35g	★钾 232mg
★维生素E 2.3g	

葵花子

补脑益智、美容养颜

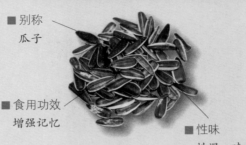

■ 别称
瓜子

■ 食用功效
增强记忆

■ 性味
性温，味甘

√ 适宜人群：一般人均可
✗ 不适宜人群：上火者以及肝病患者等

☀ 葵花子的补脑益智成分

1 维生素E

葵花子中维生素E的含量特别丰富，每天吃一把葵花子，就能满足人体一天所需的维生素E。维生素E是很好的抗氧化剂，能促进生殖器官机能，也是大脑正常活动的重要物质，还可以预防大脑老化，对于预防记忆力下降、阿尔茨海默病等有很好的疗效作用。

2 不饱和脂肪酸

葵花子中含有丰富的脂肪，每100g含脂肪49.9g，其中主要为不饱和脂肪酸，是完善和促进大脑工作的重要物质，对于脑细胞有很好的修复作用。因此，葵花子是补脑益智的上好食物，应适量多食。

3 叶酸

葵花子中含有丰富的B族维生素和矿物质钙、磷、铁等，这些营养元素有很好的补脑健脑作用，有利于促进大脑思维敏捷，还可以增强大脑的记忆力。叶酸有促进骨髓中幼细胞成熟的作用，缺乏叶酸可能引起巨红细胞性贫血，孕妇应多食。

😋 葵花子的营养搭配

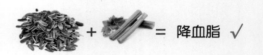

+ = 降血脂 √

葵花子有降血脂、补虚损的作用；芹菜有降血压、润肠通便的功能。两者搭配食用，有降压、排毒养颜的作用，很适合高血压和爱美的人士食用。

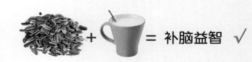

+ = 补脑益智 √

葵花籽富含不饱和脂肪酸，是补脑益智的上好食物，豆浆也有很好的补脑作用。两者搭配，很适合经常用脑者食用。

葵花子的营养元素表（每100g）

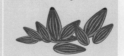

★ 蛋白质 23.9g
★ 脂肪 49.9g
★ 钙 72mg
★ 铁 5.7mg
★ 维生素E 35mg

★ B族维生素 10.3mg
★ 叶酸 280mg

12 补脑益智 鹌鹑肉

健脑益智、温肾助阳

- 别称
  动物人参
- 食用功效
  补五脏、健脑
- 性味
  性平，味甘

√适宜人群：一般人均可

×不适宜人群：老年人以及高胆固醇、高脂血症患者

☀ 鹌鹑肉的补脑益智成分

1 脂肪

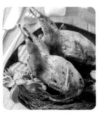

鹌鹑肉中含有丰富的脂肪，其中富含卵磷脂和脑磷脂，是高级神经活动不可缺少的营养物质，具有健脑的功效，有使大脑聪明、反应敏捷、不易疲劳的作用。很适合青少年和儿童及大量用脑的人滋补所用。

2 蛋白质

鹌鹑肉中含有大量的蛋白质，每100g鹌鹑肉含蛋白质约20.2g，这些蛋白质对脑部正常工作和活动发挥着重要的作用。因此，鹌鹑肉也成为补脑益智的重要补品。

3 维生素E

鹌鹑肉中也含有丰富的维生素E。维生素E是一种很强的抗氧化剂，能够预防不饱和脂肪酸和磷脂被氧化，延缓脑部的老化，增强记忆力，预防阿尔茨海默病。

👤 鹌鹑肉的营养搭配

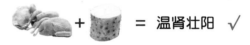

+ = 温肾壮阳 √

鹌鹑肉含有丰富的营养物质，有益精血、温肾壮阳的功效；山药有益肾强阴、滋阴壮阳的作用。两者搭配食用，对于肾虚、腰膝酸软等症有很好的疗效。

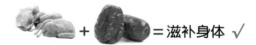

+ = 滋补身体 √

鹌鹑肉营养丰富，适宜于营养不良、体虚乏力等症，红枣有补血补虚的功效。两者搭配，很适合体虚者滋补身体食用。

鹌鹑肉的营养元素表（每100g）

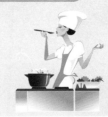

★脂肪 3.1g
★蛋白质 20.2g
★维生素A 40μg
★维生素E 0.44mg
★烟酸 6.3mg
★钙 48mg

第五章 补脑益智食物TOP20，吃好变聪明

13 猪肝
补脑益智

补肝明目、健脾益智

- ■ 别称
  无
- ■ 性味
  性温，味甘苦
- ■ 食用功效
  养血补血、有助于智力发育

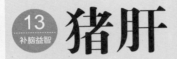

√适宜人群：一般人均可

✕不适宜人群：高血压、冠心病、血脂高者等

☼ 猪肝的补脑益智成分

1 蛋白质

猪肝中富含蛋白质，每100g猪肝中含蛋白质约19.3g，蛋白质对于脑细胞的新陈代谢起着很重要的作用，可以预防人脑记忆力下降。因此，猪肝是补脑的上好食物。

2 卵磷脂

猪肝中富含脂肪，其中的卵磷脂是脑神经和脑脊髓组织的重要组成物质，及时补充卵磷脂，可以使大脑反应敏捷、记忆力增强、不易疲劳。

3 微量元素

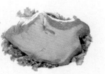

猪肝中含有丰富的微量元素，特别是含有丰富的铁，可以满足脑部的血供应，避免脑部因为供血不足，出现大脑记忆力衰退的症状。

4 抗氧化剂

猪肝中含有维生素E、维生素C和硒等大量营养物质，这些物质都是很好的抗氧化剂，可以预防卵磷脂和不饱和脂肪酸氧化引起的记忆力下降，对于阿尔茨海默病等脑部疾病也有很好的预防作用。

↻ 猪肝的食用宜忌

- ○ 一般人群皆可食用。
- ○ 贫血和经常面对电脑工作者宜常食猪肝。
- ○ 猪肝可与菠菜同食，可治疗贫血。

- ✕ 猪肝烹调时间不能太短，可急火炒至肝完全变成灰褐色，看不到血丝为好。
- ✕ 动物肝中胆固醇含量高，因此高胆固醇血症、肝病、高血压和冠心病患者不宜吃。
- ✕ 动物肝不宜与维生素C同食，因此吃猪肝后不要立即吃水果。

选购技巧： 选购猪肝，应选择外表颜色紫红均匀、表面有光泽的，这样的猪肝一般比较新鲜。

储存秘籍： 猪肝最好现吃现买，尽量不要储存太长时间。如果吃不完，可以用水煮熟放凉后，用盘子盛放，然后放在冰箱的冷藏室内。需要吃的时候，再拿出来食用。

猪肝的搭配宜忌

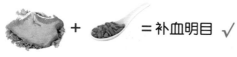 = 补血明目 √

　　猪肝性温，味甘，有补血健脾、清肝明目的作用；枸杞有补中益气的作用。两者搭配食用，能够促进铁质的吸收，有利于补血明目。在日常生活中，贫血或者视力模糊者应多食用。

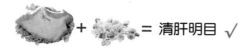 = 清肝明目 √

　　猪肝有补血明目的作用；菊花有清热解毒、清肝明目的作用。两者搭配食用，对于视力模糊、头晕目眩、眼睛干涩、夜盲症、青光眼等症有一定的食疗作用。

 :防癌抗癌 √

　　猪肝含有维生素C、硒等多种抗癌物质，苦瓜也有一定的防癌功效。两者搭配食用，不仅有清热解毒的功效，还能起到防癌抗癌的效果。

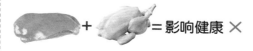 = 影响健康 ✗

　　猪肝性温，味甘、苦；鸡肉性寒味酸。两者性味不同，功效也不一样，搭配食用，不利于身体健康，严重者还会引发不良反应，在日常生活中要注意饮食的搭配，合理饮食，养出健康身体。

猪肝的营养吃法

小葱爆猪肝

材料：

猪肝300g，小葱一把，蒜4瓣；盐、酱油、淀粉、味精、料酒、食用油适量。

做法：

蒜切末；小葱切段；猪肝切片，放盐、料酒、酱油拌匀腌制10分钟，再滚上一层淀粉；将适量的油倒入锅中，烧热后放入猪肝滑炒至8成熟，盛出；锅底留油，放入葱蒜煸炒，烹入适量的盐和酱油，再放入猪肝同炒至猪肝熟透；撒上味精，翻炒均匀，即可盛出。

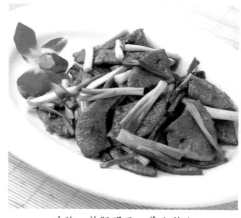

功效：补肝明目、养血补血

猪肝的营养元素表（每100g）

- ★脂肪 3.5g
- ★蛋白质 19.3g
- ★维生素C 20mg
- ★烟酸 15mg
- ★铁 5.78mg
- ★锌 22.6mg
- ★硒 19.2μg

14 补脑益智

兔肉

补中益气、老年人保健

✓ 适宜人群：一般人均可
✗ 不适宜人群：脾胃虚寒、腹泻者以及孕妇及经期妇女

■ 别称
菜兔肉、野兔肉

■ 性味
性凉，味甘

■ 食用功效
清热凉血、健脾止渴、安神补脑

兔肉的补脑益智成分

1 卵磷脂

兔肉中含有丰富的卵磷脂，是神经组织和脑脊髓的主要成分，是儿童、青少年大脑和其他器官发育不可缺少的物质，对于健脑益智有很重要的功效。因此，兔肉是补脑的一种上好肉制品，儿童应该多食。

2 氨基酸

兔肉中含有人体所需要的8种氨基酸，其中的酪氨酸和色氨酸是帮助大脑传递信号的重要物质。如果这两种物质缺乏，大脑会失去正常的工作机能，因此，常吃兔肉，有助于安神补脑，兔肉在国际上有"保健肉"的称号。

3 微量元素和矿物质

兔肉中含有大量的微量元素和矿物质，钙、铁含量也很丰富。钙与神经细胞传递信息和肌肉收缩有重要的联系，铁为合成红细胞的重要物质，保证脑部活动充足的血量。

兔肉的搭配宜忌

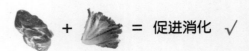

+ = **促进消化** ✓

兔肉是高蛋白、低脂肪的肉制品；生菜有利水通便、清肝明目、强筋骨的作用。两者荤素搭配食用，可以减少兔肉的油腻，还可以开胃、助消化，促进营养物质充分地吸收。

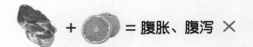

+ = **腹胀、腹泻** ✗

兔肉性寒，味酸；橘子性温，味甘，含有多种维生素和酸性物质。两者性味相反，搭配食用后，易出现腹胀、腹泻的症状。因此，应尽量避免将兔肉和橘子放在一起食用。

兔肉的营养元素表（每100g）

★脂肪 2.2g	★烟酸 5.8mg
★蛋白质 19.7g	★钙 12mg
★维生素E 0.4g	★铁 2mg
★核黄素 0.1mg	★磷 165mg

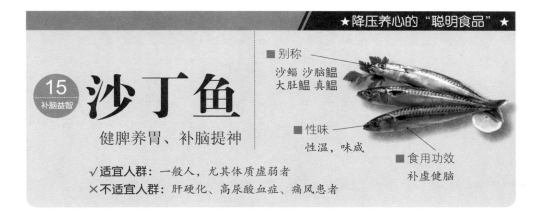

15
补脑益智

沙丁鱼

健脾养胃、补脑提神

■ 别称
沙鳀 沙脑鰮
大肚鰮 真鰮

■ 性味
性温，味咸

■ 食用功效
补虚健脑

√**适宜人群**：一般人，尤其体质虚弱者
×**不适宜人群**：肝硬化、高尿酸血症、痛风患者

☀ 沙丁鱼的补脑益智成分

1 酪氨酸

　　沙丁鱼含有丰富的酪氨酸，能帮助产生大脑的神经递质，使人注意力集中，思维活跃。沙丁鱼还含有二十二碳六烯酸，该物质具有促进儿童大脑发育、延缓老人记忆衰退的作用。

2 不饱和脂肪酸

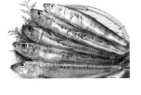

　　沙丁鱼中含有丰富的不饱和脂肪酸及DHA。DHA是提高智力、提升心理承受力、增强记忆力的重要物质。有活化大脑细胞的作用。对于提高记忆力、发展智力、增强思维能力也起着重要的作用。

3 B族维生素

　　沙丁鱼中含有叶酸、烟酸等维生

素，它们是改善大脑机能的重要物质，对人的记忆力、判断力、认知力有着重要的影响。

4 微量元素

　　沙丁鱼中含有丰富的微量元素如钙、磷、铁、钾、锌等，这些物质对于大脑的生长发育、正常工作和活动，都起着重要的影响和作用。

↻ 沙丁鱼的食用宜忌

○ 一般人皆可食用。
○ 体质虚弱者宜食。
○ 心脏病、动脉硬化、贫血者宜食。
○ 女性美容减肥，可常食沙丁鱼。
○ 心脑血管疾病患者、正发育的儿童，也要常食沙丁鱼。

× 不新鲜的沙丁鱼有毒，忌食。
× 感冒患者忌食。

● **选购技巧**：选购沙丁鱼，应该选择颜色鲜红，摸起来有弹性的沙丁鱼。

● **储存秘籍**：沙丁鱼宰杀干净，用水冲洗后，控去水分，用保鲜袋包裹。然后放进冰箱的冷冻室内，需要食用时可以取出。对于加工过的沙丁鱼，最好现做现食。

沙丁鱼的搭配宜忌

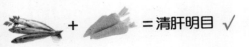 = 清肝明目 √

沙丁鱼中含有丰富的不饱和脂肪酸；胡萝卜中含有大量的类胡萝卜素。两种食物搭配食用，有清肝明目、防癌抗老的作用。对于心脏病、视力低下、癌症等症有很好的防治作用。

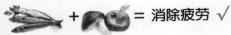 = 消除疲劳 √

沙丁鱼中含有丰富的维生素E；香菇中含有丰富的维生素和微量元素。两者搭配食用，有助于美肌健体、消除疲劳，对于动脉硬化、头发脱落等症，沙丁鱼也有很好的食疗作用。

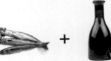 = 肠胃不适 ✕

沙丁鱼是一种高蛋白食物；醋中含有大量的醋酸。两者搭配食用，会使醋和蛋白质发生反应，产生不利于人体的物质，影响身体健康。因此，肠胃不适者，尽量避免将两种食物搭配食用。

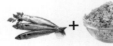 = 降低营养 ✕

沙丁鱼含有大量的蛋白质；燕麦中含有丰富的植酸。两者搭配食用，会使植酸和蛋白质发生反应，影响人体对蛋白质的吸收，从而造成营养的流失。

沙丁鱼的营养吃法

红烧沙丁鱼

材料：

沙丁鱼1条，香葱6棵，姜片、盐、白糖、酱油、料酒、醋、番茄酱适量。

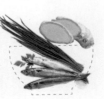

做法：

将沙丁鱼宰杀干净，用料酒、盐腌制30分钟；香葱洗净切碎；锅中倒油，油热时，将鱼过油，炸成金黄色，捞出；锅内倒入少量的油，下白糖，变色后倒入其他调料，出香味后，将鱼倒入；添入少量的水，小火，待锅内的汤基本变干，撒上葱花，就可以出锅了。

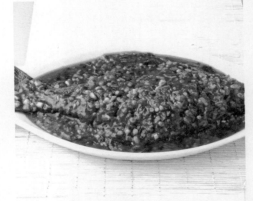

功效：健脾养胃、补虚健脑

沙丁鱼的营养元素表（每100g）

★脂肪 1.1g	★烟酸 2mg
★蛋白质 19.8g	★钙 184mg
★维生素E 0.26μg	★磷 183mg
★核黄素 0.03mg	★铁 1.4mg

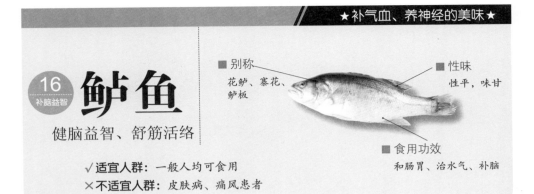

16
补脑益智

鲈鱼
健脑益智、舒筋活络

■ 别称
花鲈、寨花、鲈板

■ 性味
性平，味甘

■ 食用功效
和肠胃、治水气、补脑

√ 适宜人群：一般人均可食用
× 不适宜人群：皮肤病、痛风患者

☀ 鲈鱼的补脑益智成分

1 蛋白质

鲈鱼中含有丰富的蛋白质，每100g鲈鱼含蛋白质约18.6g，是一种高蛋白食物。优质的蛋白质是预防记忆力下降的重要物质，是人体最需要的基本物质之一。

2 DHA

鲈鱼中含有DHA，DHA俗称脑黄金，是一种对人体非常重要的多不饱和脂肪酸，是神经系统细胞维持正常工作的一种重要元素。它能活化大脑细胞，维持脑神经正常活动。因此，DHA也是目前最重要的补脑营养素，对于学生增进智力、提高记忆力和学习能力有很重要的促进作用。

3 维生素E和硒元素

鲈鱼中含有丰富的维生素E和硒元素，其中每100g含鲈鱼中硒元素的含量约33μg。这两种物质是很强的抗氧化剂，可以预防大脑提前出现老化，对于提高记忆力、预防阿尔茨海默病有很好的作用。

👤 鲈鱼的营养搭配

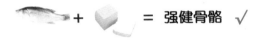 + = 强健骨骼 √

鲈鱼中含有丰富的维生素D和钙质；豆腐中含有丰富的钙。两种食物搭配在一起，维生素D可以帮助人体对钙质的吸收，有利于强健骨骼、强身健体。

 + = 促进消化 √

鲈鱼富含蛋白质、维生素和微量元素，和葱搭配，不仅能祛除鲈鱼本身的鱼腥味，还有促进消化的作用，对小儿消化不良有很好的缓解作用。

鲈鱼的营养元素表（每100g）

★ 脂肪 3.4g	★ 钙 138mg
★ 蛋白质 18.6g	★ 铁 2mg
★ 维生素A 19μg	★ 锌 2.9mg
★ 维生素E 0.75mg	★ 硒 33μg
★ 烟酸 3.1mg	

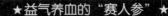

17
补脑益智

鳍鱼

补气益血、健脑益智

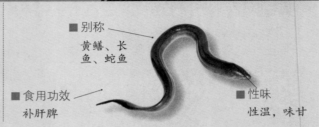

■ 别称
黄鳝、长
鱼、蛇鱼

■ 食用功效
补肝脾

■ 性味
性温，味甘

√ **适宜人群**：一般人尤其是贫血者、糖尿病患者和老年人
× **不适宜人群**：皮肤病、支气管炎患者等

鳍鱼的补脑益智成分

1 DHA和卵磷脂

鳍鱼中含有丰富的DHA和卵磷脂，它们不仅是构成人体各器官组织细胞膜的主要成分，而且是脑细胞不可缺少的营养。

2 蛋白质

鳍鱼是高蛋白食物，每100g鳍鱼中含蛋白质约18g，里面含有大量的色氨酸，每100g鳍鱼中含有色氨酸约250mg。这些营养物质对于脑部工作和活动发挥着重要的作用，是人体不可缺少的物质。

3 B族维生素

鳍鱼中含有丰富的B族维生素，维生素B_1和维生素B_2能促进热量的转化，供应脑部和脑神经正常工作。可以维持神经系统健康、消除人体烦躁，增强记忆力，是维持身体代谢不可缺少的物质。

4 钙、锌

鳍鱼中含有丰富的钙和锌，钙能促进骨骼发育，参与神经传导和肌肉活动，对稳定神经发挥着重要作用；锌是维护大脑机能的重要物质，能够维持注意力、记忆力，对人体智力的发展也起着重要的作用。

鳍鱼的食用宜忌

○ 一般人群皆可食用。
○ 糖尿病患者宜食鳍鱼。
○ 老年人、营养不良者宜食。

× 最好是食用鲜活的鳍鱼，已死半天以上的鳍鱼不宜食用。
× 鳍鱼虽好，也不宜食之过量，否则不仅不易消化，而且还可能引发旧症。
× 鳍鱼不宜与菠菜同食，易引发腹泻。
× 鳍鱼不宜与含鞣酸多的水果同食。

● **选购技巧**：选购鳍鱼时，最好选择颜色灰黄、摸起来比较柔软的鳍鱼。

● **储存秘籍**：鳍鱼死后易产生组胺，这种物质带有毒性，食用后会造成人体中毒。因此，鳍鱼宰杀后最好立即食用，避免放置或者储存。

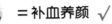
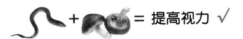

鳝鱼中含有丰富的铁质；花菜中含有丰富的维生素C。两种食物搭配在一起食用，可以促进人体对铁质的吸收，有补血养颜、强健筋骨的作用。很适合贫血患者和骨质疏松者食用。

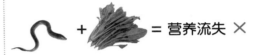

鳝鱼中含有丰富的铁质；茶叶中含有单宁酸。两种食物搭配食用，易使铁质和单宁酸发生反应，生成螯合物，这种物质影响人体对铁质吸收的同时，还对人体的肠胃有刺激作用。

鳝鱼中含有丰富的维生素A，有明目清肝的作用；香菇中含有丰富的维生素D，能够促进维生素A的吸收。两者搭配食用，有助于提高视力，对于视力模糊、青光眼等症有很好的食疗作用。

鳝鱼中含有丰富的钙质；菠菜中含有丰富的草酸。两种食物放在一起食用，草酸和钙质会发生反应，形成草酸钙。这就影响了人体对钙质的吸收，造成营养的流失，在日常生活中需要注意。

鳝鱼的营养吃法

煸烧鳝鱼

材料:

鳝鱼4条；青椒2个，姜2片，葱1棵，蒜4瓣，豆瓣酱、盐、料酒、油各适量。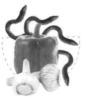

做法:

葱切成葱花；姜切成末；蒜切成片；青椒切成段状；先把鳝鱼处理干净，去头和刺，将适量的油倒入锅中，将鳝鱼用油炸至金黄色后捞出待用；将葱、姜、青椒、蒜爆香，将鳝鱼段、豆瓣酱倒入锅中烹炒，稍后烹入其余调料，熟后即可食用。

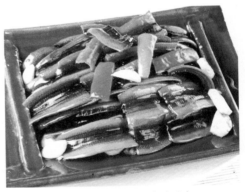

功效：祛风通络、补脑益智

鳝鱼的营养元素表（每100g）

★脂肪 1.4g	★钙 42mg
★蛋白质 18g	★铁 2.5mg
★维生素A 50μg	★磷 206mg
★烟酸 3.7mg	★硒 34μg

第五章 补脑益智食物TOP20，吃好变聪明

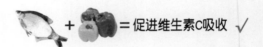

18 补脑益智

鲳鱼

健脾养胃、安神补脑

- ■ 别称
  银鲳、镜鱼、鲳鱼

- ■ 性味
  性平，味甘、咸

- ■ 食用功效
  健脾开胃、安神止痢、益气填精、补脑益智

√ 适宜人群：一般人均可，尤其贫血、食欲不振者

✕ 不适宜人群：过敏体质者以及哮喘患者等

☼ 鲳鱼的补脑益智成分

1 蛋白质

鲳鱼是一种高蛋白物质，其蛋白质中含有酪氨酸、色氨酸等17种氨基酸。其中的酪氨酸和色氨酸，可以改善睡眠，是帮助大脑神经传导信息的重要神经传导介质。

2 B族维生素

鲳鱼中含有维生素B_1、维生素B_2和叶酸等B族维生素，对于大脑正常工作和神经系统健康起着重要的作用。因此，青少年和经常用脑者，应多吃一些鲳鱼。

3 维生素E和硒元素

鲳鱼中含有丰富的维生素E和硒元素，能够预防DHA和磷脂被氧化，对于记忆力下降有很好的预防作用。

4 微量元素

鲳鱼中含有丰富的微量元素，每100g含钙78mg，钙对于神经传导和肌肉的运动起着一定的作用，所以鲳鱼对于稳定神经系统、肌肉活动等有很好的功效。

👤 鲳鱼的搭配宜忌

 = 促进维生素C吸收 √

柿子椒富含维生素C和胡萝卜素，具有促进消化的作用，与富含营养的鲳鱼搭配，不仅能丰富营养，还能促进维生素C的吸收。

 = 消化不良 ✕

鲳鱼是一种高蛋白物质，有微毒，多食不易消化；高粱米也是一种不易消化的食物。两者搭配食用，容易形成人体不易消化的物质，造成消化不良、积食。肠胃功能虚弱者在食用时要特别注意。

鲳鱼的营养元素表（每100g）

★ 脂肪 7.3g	★ 锌 0.9mg
★ 蛋白质 18.5g	★ 硒 55μg
★ 维生素E 1.26mg	
★ 烟酸 2.3mg	
★ 钙 78mg	
★ 铁 0.9mg	

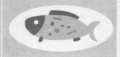

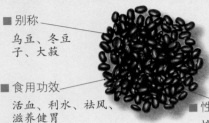

19
补脑益智

黑豆

清热解毒、安神补脑

√适宜人群：一般人均可
×不适宜人群：幼儿

■别称
乌豆、冬豆子、大菽

■食用功效
活血、利水、祛风、滋养健胃

■性味
性温，味甘

☼ 黑豆的补脑益智成分

1 蛋白质

黑豆的蛋白质含量高达40%，每100g黑豆含蛋白质36g，这相当于肉类中所含蛋白质的2倍；黑豆中的氨基酸含量很丰富，囊括了人体必需的8种氨基酸，对于大脑的正常活动发挥着重要的作用。

2 维生素E

黑豆中含有丰富的维生素E，每100g黑豆含维生素E约17.36mg。维生素E是一种很重要的抗氧化剂之一，能提高强化脑细胞功能，对于延缓大脑的衰老发挥着重要的作用。

3 微量元素

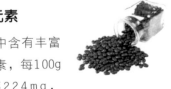

黑豆中含有丰富的微量元素，每100g黑豆含钙224mg，含镁243mg，含磷577mg。其他铁、锌、硒、锰等元素含量也不低。这些营养元素能延缓大脑机体衰老，对激发大脑活力发挥着重要的作用。

👄 黑豆的营养搭配

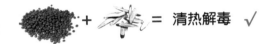

清热解毒 √

黑豆有清热解毒的作用；甘草是解毒的重要中药。两者加水煎熬成汁，对于脚气水肿、热风毒等症有很好的食疗作用。需要注意的是，幼儿最好不要采用此方。

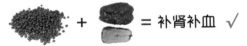

补肾补血 √

黑豆有补肾补血、安神补脑、清热解毒的功效；红枣有补中益气、补血养颜的作用。两者搭配,补肾补血功效更强。

黑豆的营养元素表（每100g）

★脂肪 15.9g	★钙 224mg
★蛋白质 36g	★钾 1377mg
★纤维素 10.2g	★磷 577mg
★维生素E 17.36mg	
★烟酸 2mg	
★镁 243mg	

第五章 补脑益智食物TOP20，吃好变聪明

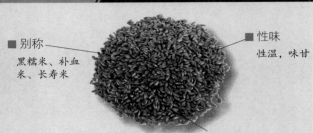

20 补脑益智

黑米

滋阴润肺、补脑养心

√ 适宜人群：一般人均可
✗ 不适宜人群：脾胃虚弱者

■ 别称
黑糯米、补血米、长寿米

■ 性味
性温，味甘

■ 食用功效
养心、滋补脾胃、补肾健脾、健脑益智

☼ 黑米的补脑益智成分

1 B族维生素

黑米中含有丰富的B族维生素，其中维生素B_1的含量为每100g含量0.46mg。这些营养物质对于维持脑部神经系统的正常运作发挥着重要的作用。

2 镁

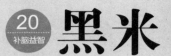

黑米中含有大量的镁，每100g黑米中含镁量达147mg。镁对于维持正常的神经功能和肌肉放松发挥着重要的作用。

3 锌

黑米中的锌含量很丰富，每100g黑米中含锌量达到3.8mg。锌是脑部正常发育的重要物质，对于稳定情绪、活化脑部功能、维持记忆力发挥着重要作用。

4 维生素E和硒

黑米中含有维生素E和硒元素，这两种物质都是很强的抗氧化剂，可以预防DHA和磷脂的氧化，从而预防大脑的老化，对于维持记忆力有着重要的作用。

↻ 黑米的食用宜忌

○ 可先吃些紫红糯米，再食用黑米。

○ 黑米的米粒外部有一层坚韧的种皮包裹，不易煮烂，故黑米应先浸泡一夜再煮。

○ 黑米粥宜煮至黑米完全变烂，汤汁黏稠，否则不利于消化。

○ 黑米适宜产后血虚、病后体虚者、贫血者、肾虚者、年少须发早白者食用。

✗ 消化功能较弱的孩子和老弱病者不宜食用黑米粥。

✗ 腹胀、腹痛者忌食。

● **选购技巧：** 购买时可以用手轻搓黑米皮，如果手上出现黑色，一般是染制的假黑米。

● **储存秘籍：** 储存黑米的时候，最好放在阴凉、干燥的地方，并可以在黑米的袋子中放上一些花椒。如果黑米量不是很多，可以将黑米放在小袋子中，然后放在冰箱的冷藏室内备用。

🥄 黑米的搭配宜忌

 + = 滋阴润肺 ✓

黑米含有丰富的营养物质，有滋阴润肺、补肾健脾的作用；银耳有补肾润肺、补脑强身的功效。两者搭配食用，有滋阴润肺、补脾养胃的作用，适合四季滋补身体食用。

 + = 乌发美容 ✓

黑米有补脾养胃、补脑益智的作用；黑芝麻有乌发美容、补血的功效。两者搭配食用，补脑益智的同时，还能使肌肤更加红润光洁，很适合头发花白以及贫血患者食用。

 + = 补脑益智 ✓

黑米中含蛋白质、碳水化合物、维生素等营养元素，有补脑养心、健脾补肾的作用。和核桃搭配，固精强肾的同时，还可以补脑益智。

 + = 刺激肠胃 ✗

黑米中含有丰富的铁质；茶叶中含有大量的单宁酸。两者搭配食用，会使铁质和单宁酸发生反应，影响人体对铁的吸收的同时，其生成物对人体的肠胃还有刺激作用，肠胃虚弱者应少食用。

🍴 黑米的营养吃法

黑米红枣粥

材料：

黑米30g，粳米40g，红枣8颗，花生仁10g。

做法：

红枣洗净去核；黑米、粳米、花生仁淘洗干净。将上述材料放在一起煮粥食用即可。煮熟之后也可加入白糖调味。

功效：

味道香甜，有滋阴润肺、养心补肾、滋补脾胃的作用。

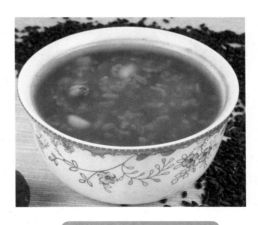

黑米的营养元素表（每100g）

★ 脂肪 2.5g	★ 烟酸 7.9mg
★ 蛋白质 9.4g	★ 镁 147mg
★ 维生素E 0.3mg	★ 钙 12mg
★ 核黄素 0.13mg	★ 铁 1.6mg

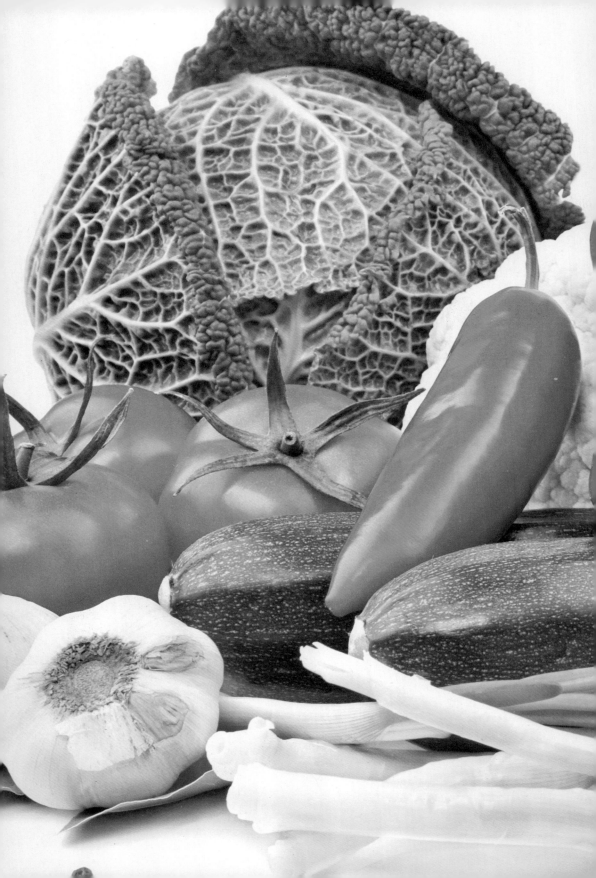

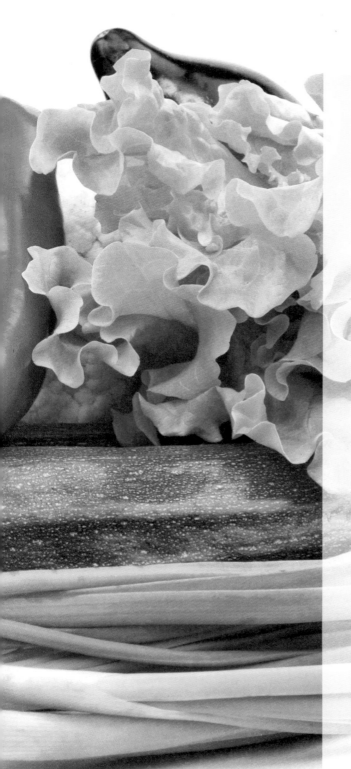

第六章

防病治病食物Top20，吃对百病消

食物中含有丰富的营养物质，这些营养物质通过食物被摄入人体，经过人体的消化和吸收后，就能维持人体的健康成长。除此之外，食物对于一些疾病还有一定预防和食疗作用。下面就介绍20种能防病治病的食物。

以下20种食物在防病治病方面起着很重要的作用，是食疗保健的营养佳品。

前 20名
防病治病食物排行榜

食物名称	上榜原因	食用功效	主要营养成分
百合	■ 中药有"百合固金汤"，可辅助治疗久咳、咳喘、咯血、肺伤咽痛。	清心润肺、安神定志、止咳平喘、利大小便	脂肪、蛋白质、纤维素、维生素、烟酸、钙、铁
红枣	■ 大枣有抑制癌细胞，提高人体免疫力的功效，可补脾和胃，益气生津，解药毒。	补虚益气、养血安神、美容养颜、降低血清胆固醇	蛋白质、脂肪、维生素C、维生素E、核黄素
乌鸡肉	■ 乌鸡体内的黑色物质含铁、铜元素较高，对产后贫血者具有补血、促进康复的作用。	滋阴补肾、养血填精、益肝退热	蛋白质、维生素E、胆固醇、钙、钾、磷
马齿苋	■ 马齿苋含有抑制细菌的物质，对痢疾杆菌有抑制作用，适用于胃肠疾病及泌尿系统疾病。	清热解毒、散血消肿、利润肠	脂肪、蛋白质、胡萝卜素、钙、铁、磷、核黄素
山药	■ 山药中含有皂甙、黏液质，对肺部有滋润作用。因此，有润肺止咳的功效。	益肾强阴、消渴生津、补益中气、美容减肥	蛋白质、脂肪、纤维素、维生素E
板栗	■ 板栗对人体的滋补功能，具有健脾补肾、抗衰老的作用，特别是对老年肾虚、大便溏泻者疗效更佳。	补脾健胃、补肾强筋、活血止血、抗衰老	维生素C、蛋白质、纤维素、钙
梨	■ 梨有降压、清热的功效，经常食用，对高血压、心脏病、肝硬化患者的症状有缓解作用。	清热生津、除烦止渴、润燥化痰、润肠通便	脂肪、蛋白质、纤维素、维生素C
红豆	■ 红豆含有丰富的膳食纤维，具有良好的润肠通便、调节血糖、预防结石、健美减肥的作用。	利小便、消胀、除肿、止吐、消除疲劳、改善贫血	脂肪、蛋白质、纤维素、维生素、烟酸、钙、铁
螃蟹	■ 螃蟹壳含碳酸钙、甲壳素、蟹黄素、蟹红素以及蛋白质等，这些物质有解毒消肿的作用。	清热解毒、补骨添髓、养筋活血、清热解毒、滋补身体	脂肪、蛋白质、维生素E、烟酸、钙、铁、锌

花生	■ 花生含有丰富的蛋白质和脂肪油，是供给身体能量，增强抵抗力，促进生长发育的重要物质。	健脾和胃、润肺化痰、滋阴调气、防治高血压、冠心病	维生素C、脂肪、蛋白质、维生素E、纤维素
蜗牛肉	■ 蜗牛有清热解毒、消肿利尿、平喘的作用，对于防治痢疾、夜尿、尿频等疾病有很好的作用。	清热解毒、消肿止痛、平喘理气、促进消化	水分、脂肪、蛋白质、碳水化合物
鲤鱼	■ 鲤鱼有助于降低胆固醇，防治动脉硬化、冠心病，对于人体健康起着很重要的作用。	益气健脾、利水消肿、下气通乳、安胎止咳	维生素A、维生素E、脂肪、蛋白质
高粱米	■ 经常食用高粱米有凉血解毒的功效，还可以和胃健脾，消积。	温中利气、止泄涩肠、主治小便湿热不利	脂肪、蛋白质、纤维素、核黄素
南瓜	■ 南瓜中含有丰富的维生素和果胶，能起到很好的解毒作用。	润肺益气、化痰排脓、驱虫解毒、治咳止喘	脂肪、蛋白质、纤维素、维生素C、烟酸、钙
莲藕	■ 莲藕中含有丰富的丹宁酸，具有收缩血管和止血的作用。	生津凉血、补脾益血、生肌、止泻	脂肪、蛋白质、维生素
荸荠	■ 荸荠有预防急性传染病的功能。在麻疹、流行性脑膜炎较易发生的春季，荸荠是很好的防病食品。	凉血解毒、利尿通便、清热泻火、美容养颜、防治急性疾病	脂肪、蛋白质、纤维素、维生素C、核黄素、铁
茄子	■ 茄子对痛经、慢性胃炎及胃炎水肿等有一定的治疗作用。茄皮中含有色素茄色甙、紫苏甙等。	活血化淤、清热消肿、宽肠通便、预防癌症	维生素A、维生素E、钙、脂肪
鸭蛋	■ 中医认为，鸭蛋性凉味甘、咸，有滋阴清热的作用，对于上火引起的疾病和便秘有很好的治疗作用。	滋阴清热、生津益胃、清肺、丰肌除热	核黄素、维生素A、钙、铁、硒
糯米	■ 糯米有利水消肿、止汗的作用，并且可以辅助治疗尿频、盗汗且有较好的疗效。	温暖脾胃、补益中气、治疗尿频、盗汗、多汗症	脂肪、蛋白质、纤维素、维生素E、烟酸、钙、铁
鱿鱼	■ 鱿鱼含有丰富的钙、磷、铁元素，钙可以预防人体骨骼疏松。	补虚润肤、维持骨骼牙齿健康	维生素E、脂肪、蛋白质、核黄素、钙

百合

1 防病治病

清心润肺、解毒防癌

■ 食用功效
安神定志

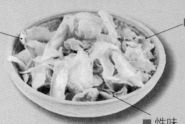

■ 别称
蒜脑薯

■ 性味
性平，味甘

√ 适宜人群：一般人均可
✕ 不适宜人群：风寒咳嗽、虚寒出血、脾虚便溏者等

百合的防病治病功效

1 润肺止咳、清心安神

百合入心、肺经，可用于久咳、咳喘、咯血、肺伤咽痛。中药有"百合固金汤"。

2 防治"三高"

百合高钾、低钠，能预防高血压，有保护血管的作用。百合含果胶甚丰，能降低血浆中的胆固醇、降低血糖、增进大肠功能、促进排便通畅。

3 改善病情

百合可以解渴润燥，支气管不好的人食用百合有助于改善病情。百合主要含秋水仙碱等多种生物碱，可缓解通风、高尿酸血症，百合营养丰富，有良好的营养滋补之功，特别是对病后体弱症大有裨益。

4 防癌抗癌

百合中矿物质含量丰富，能有效改善贫血并能排毒，尤其适宜工作压力大的人群。百合含有百合甙和秋水仙碱，能抑制癌细胞繁殖，有抗癌作用。

百合的食用宜忌

○ 百合是老少皆宜的食物。

○ 在烹煮百合前，须进行泡发、预煮、蜜炙等预加工步骤。

○ 百合为药食兼优的滋补佳品，四季皆可食用，但更宜于秋季食用。

✕ 百合制作时不宜加入过多调料，应尽量保持其本身所具鲜味。

✕ 百合性偏凉，凡风寒咳嗽、虚寒出血、脾虚便溏者不宜选用。

● **选购技巧：** 新鲜百合选购的时候应选择个儿大的、颜色白并瓣均、底部凹处泥土少的。

● **储存秘籍：** 新鲜百合保存的时候应存储在冰箱里；干百合保存的时候，最好放在干燥容器内并密封，放置在冰箱或通风干燥处。

百合的营养搭配

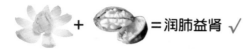

百合和核桃搭配食用，有润肺益肾、止咳平喘的作用。将百合、核桃和糯米煮粥食用，很适合面色苍白、头晕乏力、神疲乏力、少痰咳嗽者食用。

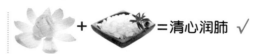

百合和冰糖搭配，有润燥清火、清心养肺、解毒防癌的功效。适用于肺燥干咳、口干舌燥、心烦意乱等症。

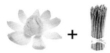= 润肺止咳 √

百合性寒，味甘，有润肺止咳、清热解毒的作用；芦笋有抑制癌细胞的作用。两者搭配食用，有润肺止咳的作用，很适合喉咙干痒、久咳不愈患者食用。

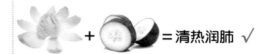

百合有清心润肺、安神补脑的作用，和有清热利水作用的冬瓜搭配，有清凉、润肺、祛热、解暑的功效，是夏季食疗佳肴。

百合的营养吃法

百合拌杏仁

材料：

杏仁50g，百合30g，青、红椒各一个，盐5g，香油、鸡精、生抽适量。

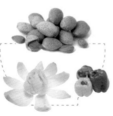

做法：

将杏仁泡发，以便去掉苦味；百合用清水冲洗一下；青、红椒洗净之后切成小丁待用，然后将杏仁和百合分别在开水中焯熟，用凉开水冲洗，然后和青、红椒一起装入盘中，加入盐、香油、鸡精、生抽等调料搅拌均匀即可食用。

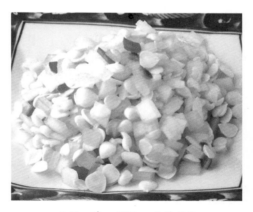

功效：清心润肺、安神定气

百合的营养元素表(每100g)

★ 脂肪 0.1g	★ 铁 1mg
★ 蛋白质 3.2g	★ 维生素C 18mg
★ 纤维素 1.7g	
★ 烟酸 0.7mg	
★ 钙 11mg	

红枣

2 防病治病

温肾助阳、益脾健胃

- 别称 大枣、枣
- 性味 性温，味甘
- 食用功效 养血安神、美容养颜、降低血清胆固醇

✓适宜人群：中老年人、青少年、女性等
✕不适宜人群：腹胀、胃胀者等

☼ 红枣的防病治病功效

1 预防癌症

红枣有抑制癌细胞，提高人体免疫力的功效。药理研究发现，红枣能促进白细胞的生成，降低血清胆固醇，提高血清白蛋白，保护肝脏。

2 防治脾胃疾病

红枣还可以抗过敏，除腥臭怪味，宁心安神，益智健脑，增强食欲。用于脾胃虚弱、贫血虚寒、肠胃病食欲不振、大便溏稀、疲乏无力、气血不足、津液亏损等症。

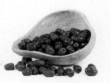

3 预防胆结石

经常食用鲜枣的人很少患胆结石，这是因为鲜枣中丰富的维生素C，可以帮助体内多余的胆固醇转变为胆汁酸，降低结石形成的概率。

4 防治高血压

红枣中所含的芦丁，是一种使血管软化、使血压降低的物质，对高血压病有防治功效，很适合高血压患者食用。

↻ 红枣的食用宜忌

○ 一般人均可食用。
○ 红枣是中老年人、青少年及女性理想的天然保健食品。
○ 枣皮中含有丰富的营养素，炖汤时应连皮一起烹调。
○ 病后调养的人宜用。
○ 红枣适宜和龙眼搭配煮汤，补血美容的效果更好。

✕ 腹胀、胃胀者忌食。
✕ 腐烂的红枣不宜食用，否则会引起中毒。
✕ 糖尿病患者不宜多食红枣。

- **选购技巧**：选购红枣的时候，最好选择颜色紫红、颗粒均匀、皱纹少的红枣。

- **储存秘籍**：红枣容易生虫或者发霉。因此，一定要注意储存。储存红枣时，最好将红枣放在阴凉通风的地方。如果红枣不多，可以装在小纸袋里，放在冰箱的冷藏室内。

红枣的搭配宜忌

 + = 补中益气 √

红枣含有丰富的维生素、铁质，有养血安神、补中益气的作用；牛肉含有丰富的微量元素，有滋养脾胃、化痰止渴的功效。两者搭配食用，富含营养，有助于病后滋补身体。

 + = 补血养颜 √

红枣中富含各种矿物质和维生素，维生素C和铁含量尤为丰富；牛奶富含钙质，两者搭配，有补血养颜、强健骨骼的功效。很适合贫血、气血不足者食用。

 + = 提高免疫力 √

红枣中含有丰富的维生素和微量元素，有提高人体免疫力、防止骨质疏松的作用；糯米有健脾养胃、止虚汗的作用。两者搭配食用，有养胃补虚的作用，对胃脘隐痛等症有很好的疗效。

 + = 寒热 ✕

任何食物都有寒热温凉的属性，它们可能相生相克。红枣性温，味甘；螃蟹性寒，味酸咸。两者性味相反，搭配食用，容易引起寒热，对身体健康不利。因此，应尽量避免将红枣和螃蟹放在一起食用。

红枣的营养吃法

红枣牛肉汤

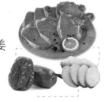

材料：

红枣10枚，牛肉300g，姜片2片，盐、鸡精适量。

做法：

红枣洗净用清水泡开；牛肉切块；然后将红枣、牛肉和姜片放入锅中，加入适量水，煮至肉烂，加入盐、鸡精皆可。

功效：

此汤适合肠胃虚弱者，有补血美容的作用，还可以提高睡眠质量，对于中风、虚悸、四肢沉重等症也有很好的疗效。

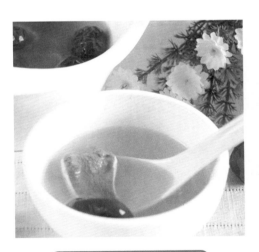

红枣的营养元素表(每100g)

★蛋白质 3.2g	★维生素E 3.04mg
★脂肪 0.5g	★核黄素 0.16mg
★纤维素 6.2g	★钙 64mg
★维生素C 14mg	

第六章 —— 防病治病食物TOP20，吃对百病消

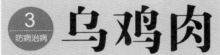

3 防病治病 乌鸡肉

强健骨骼、防妇科病

√适宜人群：一般人皆可
×不适宜人群：生痰助火，感冒发热或湿热内蕴而见食少、腹胀者

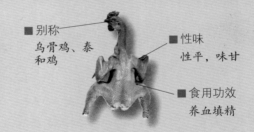

- 别称
  乌骨鸡、泰和鸡
- 性味
  性平，味甘
- 食用功效
  养血填精

☼ 乌鸡肉的防病治病功效

1 防治妇科疾病

乌鸡含有丰富的营养物质，乌鸡能补虚劳羸弱，益产妇，有补气、养血、调经、止带、阴阳双补等多种功能，对于治疗月经不调、美容养颜疗效显著。乌鸡是中国特有的药用珍禽，乌鸡白凤丸就是利用乌鸡制成的医治妇科病的药，能够滋养肝肾、养血益精、健脾固冲。

2 防治贫血

乌鸡适合一切体虚血亏、肝肾不足、脾胃不健的人食用。乌鸡体内含铁、铜元素较高，对于病后、产后贫血者具有补血、促进康复的作用。

3 预防骨质疏松

食用乌鸡可以提高生理机能，延缓衰老，强筋健骨，对防治骨质疏松、佝偻病、女性缺铁性贫血等有明显功效。

4 预防身体虚弱

乌鸡中含有人体不可缺少的赖氨酸、蛋氨酸和组氨酸，有相当高的滋补药用价值。特别是富含极高滋补药用价值的黑色素，有助于保护我们的细胞，而且还可以预防身体虚弱。

↻ 乌鸡肉的食用宜忌

○ 一般人群皆可食用。
○ 尤适合一切体虚血亏、肝肾不足、脾胃不健的人食用。
○ 乌鸡熬汤，滋补的效果最佳。
○ 乌鸡宜与黑芝麻同食，能美容。
○ 炖煮时最好不用高压锅，使用砂锅文火慢炖最好。

× 乌鸡多食生痰助火，感冒发热或湿热内蕴而见食少、腹胀者不宜食用。
× 乌鸡白凤丸对某种病症的针对性不强，女人不可以滥用乌鸡白凤丸来调理身体。

●选购技巧：选购乌鸡的时候，最好选择不要太老的乌鸡，一般在四斤以下。

●储存秘籍：乌鸡避免储存太长时间，最好现买现食。肉类食品尽量避免放置时间太长。

🗣 乌鸡肉的搭配宜忌

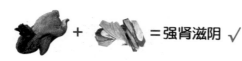 =强肾滋阴 √

乌鸡富含营养，有滋阴补肾、养血填精的作用；黄芪有补气固表、利尿排毒的功效。两者搭配食用，有利于补中益气、强肾滋阴。对于肺气虚弱、气虚盗汗、小便不利等症有很好的食疗作用。

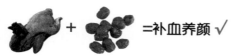 =补血养颜 √

乌鸡含有丰富的营养，是益气滋阴的佳品；红枣含有丰富的铁质，是补血的上好食物。两者搭配食用，对于月经紊乱、皮肤黯淡等症状有很好的治疗效果，特别适合爱美女性食用。

 =降低营养 ✕

乌鸡中含有丰富的蛋白质、铁、锌等营养物质，而黄豆中含有植酸。如果两者搭配食用，会影响人体对乌鸡营养物质的吸收，从而造成营养流失。因此，应尽量避免将两者搭配食用。

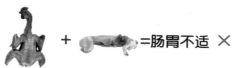 =肠胃不适 ✕

乌鸡性平，味甘；兔肉性寒，味酸。两者搭配食用，会引起人体肠胃不适，不利于营养的吸收，严重者还会造成腹泻。肠胃功能薄弱者更应禁食。因此，应避免将乌鸡和兔肉搭配食用。

🍴 乌鸡肉的营养吃法

黄芪炖乌鸡

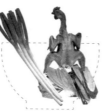

材料：

乌鸡1只，黄芪10g，葱1棵，姜1块，鸡精、盐适量。

做法：

乌鸡宰杀干净，葱洗净切成小段，姜洗净切小片；然后将乌鸡、黄芪、葱段以及姜片放入锅中，加入适量的水，大火炖1个小时左右，转成小火炖20分钟即可，然后加入盐、鸡精搅拌均匀即可。

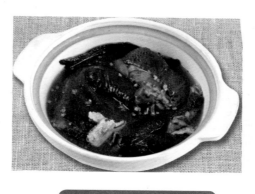

乌鸡的营养元素表(每100g)

★脂肪 2.3g	★磷 210mg
★蛋白质 22.3g	
★维生素E 1.77mg	
★胆固醇 106mg	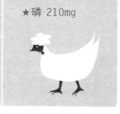
★钙 17mg	
★钾 323mg	

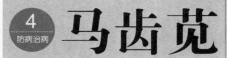

★凉血止痢的"保健菜"★

马齿苋

4
防病治病

清热解毒、散血消肿

✓适宜人群：一般人皆可
✗不适宜人群：孕妇、腹泻者

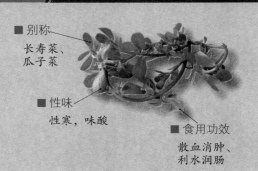

■ 别称
长寿菜、瓜子菜

■ 性味
性寒，味酸

■ 食用功效
散血消肿、利水润肠

☼ 马齿苋的防病治病功效

1 防治心脏病

马齿苋中含有的 γ-3 脂肪酸能抑制人体对胆固酸的吸收，可以降低血液的黏稠度、扩张血管，防止血小板聚集，从而预防心脏病的发生，因此，马齿苋对心脏病患者有一定的食疗作用。

2 降血压

马齿苋有利水消肿的作用，可以辅助治疗水肿，同时还有降血脂的功效，从而达到降血压的目的。

3 杀菌消炎

马齿苋的提取物，对大肠杆菌、伤寒杆菌、痢疾杆菌、金黄色葡萄球菌等多种致病细菌，有很强的抑制作用，特别是对痢疾杆菌的杀灭作用明显。

4 防治腹泻、痢疾

马齿苋对于湿热引起的腹泻、痢疾等症有很好的防治和缓解作用。一般使用的时候常和黄连、木香搭配。

🥄 马齿苋的搭配宜忌

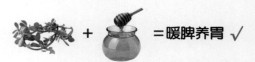

= 暖脾养胃 ✓

马齿苋有清热解毒、散热消肿的作用；蜂蜜有暖脾养胃、润燥收敛的作用。两者搭配食用，可以预防很多疾病，对于产后血痢、小便不通、脐腹疼痛等症也有很好的疗效。

= 降低营养 ✗

马齿苋性寒，味酸；花椒性温，味麻。马齿苋和花椒性味相反，放在一起食用，会引起身体不适。因此，应尽量避免将马齿苋和花椒放在一起食用。

马齿苋的营养元素表(每100g)

★脂肪 0.1g
★蛋白质 0.7g
★纤维素 0.8g
★维生素C 8mg
★烟酸 0.4g

★钙 16mg

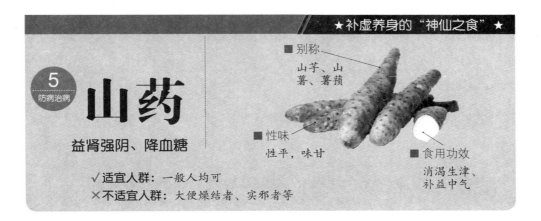

5
防病治病

山药
益肾强阴、降血糖

■ 别称
山芋、山薯、薯蓣

■ 性味
性平，味甘

■ 食用功效
消渴生津、补益中气

√ **适宜人群：** 一般人均可

× **不适宜人群：** 大便燥结者、实邪者等

☼ 山药的防病治病功效

1 止咳润肺

山药中含有皂甙、黏液质，对肺部有滋润作用。因此有润肺止咳的功效，对于治疗肺虚咳嗽等症起到很好的疗效。

2 降低血糖

山药中含有丰富的黏液蛋白。黏液蛋白有降低血糖的作用，可以预防和治疗糖尿病，很适合糖尿病患者食用。

3 预防心血管疾病

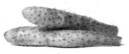

山药中含有丰富的黏液蛋白、维生素以及微量元素，对阻止血脂在血管壁沉淀、预防心血管疾病有很好的作用。

4 预防骨质疏松

山药中含有丰富的钙质，对于骨质

疏松、牙齿脱落、伤筋动骨等症有很好的防治作用，特别

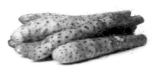

适合中老年人。对于冻疮、消化不良等症也有很好的疗效。

↻ 山药的食用宜忌

○ 老幼皆可食用。

○ 山药宜去皮食用，以免产生麻、刺等异常口感。

○ 腹胀、病后虚弱者、慢性肾炎患者、长期腹泻者可常食山药。

× 糖尿病患者食之不可过量。

× 有实邪者忌食山药。

× 山药有收涩的作用，故大便燥结者不宜食用。

● **选购技巧：** 选购山药，要选择大小相同、拿起来很重的山药，这样的山药一般含水分丰富。

● **储存秘籍：** 为了便于山药的储存，买回来的山药最好先去皮清洗干净，放进干净的塑料袋中，然后放进冰箱的冷冻室冷冻。冷冻的山药重新食用的时候，最好拿出来后立即下锅。

山药的搭配宜忌

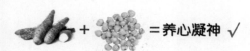

= 养心凝神 ✓

莲子含有丰富的维生素和无机盐，有镇静安神、固齿养血的作用；山药富含多种营养。莲子和山药搭配食用，有养心安神的功效，很适合调养身体食用。

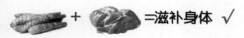

= 滋补身体 ✓

山药有健脾养胃、固精益肾的作用；羊肉富含钙质和铁质等多种营养，常用来滋补身体。两者搭配食用，营养丰富，很适合产妇或者身体虚弱者滋补身体食用。需要注意的是，一次最好不要食用过多。

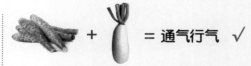

= 通气行气 ✓

山药营养丰富，有降血糖、益肾强阴的功效；白萝卜有补中益气、清热利水的作用。两者搭配食用，有通气行气、保养肌肤的功效。

= 消化不良 ✗

山药中含有大量的鞣酸；白酒食用后会刺激肠胃。两者搭配食用，鞣酸和胃液发生反应，会生成人体不易消化的物质，容易引发肠胃疾病。因此，应尽量避免将山药和白酒放在一起食用。

山药的营养吃法

蒸山药

材料：

山药5根，糖或者蜂蜜
1小碟。

做法：

将山药清洗干净后，切成大小整齐的长段，在锅中添水，水开之后放入蒸笼，然后将山药放入蒸笼中，蒸制10分钟左右，改用小火蒸20分钟后出笼。将山药放入盘中，微凉之后即可食用。喜欢吃糖者可以蘸糖食用，也可拌蜂蜜食用。

功效：

常食山药有益志安神、延年益寿之功效。

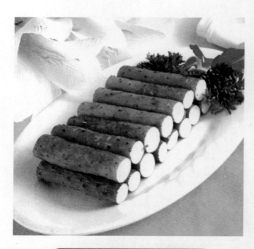

山药的营养元素表(每100g)

★脂肪 0.2g
★蛋白质 1.9g
★纤维素 0.8g
★胡萝卜素 20μg
★维生素E 0.24mg
★钙 16mg
★钾 213mg

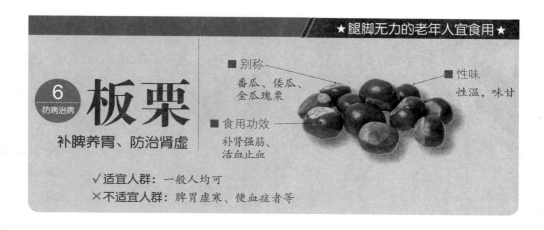

6
防病治病
板栗
补脾养胃、防治肾虚

■ 别称
番瓜、倭瓜、
金瓜瑰栗

■ 食用功效
补肾强筋、
活血止血

■ 性味
性温，味甘

√适宜人群：一般人均可
×不适宜人群：脾胃虚寒、便血症者等

☼ 板栗的防病治病功效

1 防治口疮

每100g板栗中含核黄素约0.13mg。核黄素对日久难愈的小儿口舌生疮和成人口腔溃疡有很好的疗效。

2 防治肾虚

板栗营养丰富，对人体具有滋补功能。板栗还具有辅助治疗肾虚的功效，特别是对老年肾虚、大便溏泻者疗效更佳，所以被称之为"肾之果"。

3 抗衰老

板栗中含有丰富的维生素C和钙，能够维持牙齿、血管肌肉的正常工作，提高免疫力，从而可以有效地防治骨质疏松、腰膝酸疼、人体衰老等疾病。

4 防治高血压、冠心病等

板栗中所含的丰富的不饱和脂肪酸和维生素、矿物质，能防治高血压病、冠心病、动脉硬化等疾病。

👄 板栗的搭配宜忌

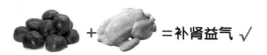

板栗 + 鸡肉 = 补肾益气 √

板栗有健脾养胃、强筋补肾的作用；鸡肉中含有蛋白质。两者搭配食用，食物会变得更有营养，并且板栗和鸡肉搭配，会增加鸡肉的美味。

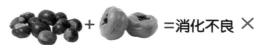

板栗 + 柿子 = 消化不良 ×

板栗不宜与柿子及含草酸、鞣酸的食物搭配，否则，易导致消化不良。

板栗的营养元素表(每100g)

★碳水化合物 46g
★蛋白质 1.5g
★纤维素 4.8g
★核黄素 0.13mg
★维生素C 36g

★钙 15mg

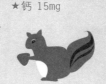

第六章 ---- 防病治病食物TOP20，吃对百病消

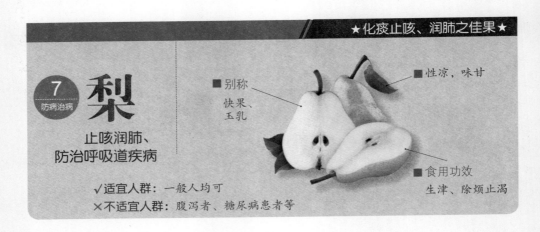

7
防病治病
梨
止咳润肺、防治呼吸道疾病

■别称
快果、玉乳

■性凉，味甘

■食用功效
生津、除烦止渴

√适宜人群：一般人均可
×不适宜人群：腹泻者、糖尿病患者等

☼ 梨的防病治病功效

1 预防类风湿以及流行性感冒

梨能促进食欲，并有利尿通便和解热作用，可用于高热时补充水分和营养。在秋季气候干燥时，人们常感到皮肤瘙痒，口鼻干燥，有时干咳少痰，每天吃1~2个梨可解秋燥，有益健康，对防治流行性感冒也有一定的作用。

2 防治呼吸道疾病

梨性味甘寒，对肺结核、气管炎和上呼吸道感染的患者所出现的咽干、痒痛、音哑、痰稠等症皆有效。

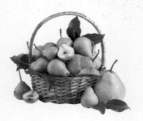

3 防癌

梨中含有能抑制亚硝酸盐形成的物质，从而能有效地预防癌症疾病的发生。

4 防治高血压、心脏病等

梨有降压、养阴、清热的功效，经常食用，对高血压、心脏病、肝炎、肝硬化患者的症状有一定的缓解作用。

↻ 梨的食用宜忌

○ 梨宜鲜食为主，亦可煮、烤、蒸、冻、泡等。

○ 患有肝炎、肝硬化患者，肾功能不佳者宜食用。

○ 梨宜与姜汁蜂蜜同食。

× 慢性胃炎、肠炎者忌食生梨。

× 糖尿病患者不宜多吃梨。

× 脾胃虚寒者、发热的人不宜吃生梨，可把梨切块煮水食用。

● **选购技巧**：选购梨时，要选择皮薄、颜色鲜亮、没有疤痕、形状饱满的梨。

● **储存秘籍**：梨储存时，要放在阴凉干燥的地方。如果想长期储存，最好用纸袋包裹放在冰箱冷藏室内，可以储存3~5天的时间。需要注意的是，梨存放冰箱前，不要清洗。

梨的搭配宜忌

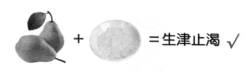

=生津止渴 ✓

梨含有丰富的维生素以及微量元素，有生津止渴、润肺清痰的作用；冰糖有清热解毒的功效。两者搭配食用，有润肺止咳、生津止渴、和胃降逆的功效，对肺部器官有很好的保护作用。

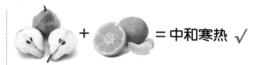

=中和寒热 ✓

梨性寒，是清热降火的首选水果，但梨寒性重，吃多了容易伤及脾胃，搭配性热的橘子一起吃，可以起到中和的作用。

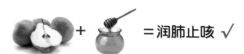

=润肺止咳 ✓

梨性凉，味甘，有生津止渴、益脾养胃的作用；蜂蜜有暖胃润肺的功效。两者搭配食用，不但口感甘甜美味，还有润肺止咳、祛烦除燥的作用。

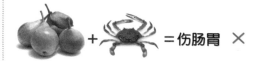

=伤肠胃 ✗

《饮膳正要》中曰："梨不可与蟹同食。"梨味甘，微酸，性寒，螃蟹也是寒凉之物。两者搭配食用，容易伤肠胃，严重者还会引起腹泻。

梨的营养吃法

雪梨红枣银耳汤

材料:

雪梨2个，红枣、银耳、冰糖各10g。

做法:

雪梨洗净去皮和核，切成小块；银耳入水泡发待用；红枣洗净；将雪梨块、红枣和适量的水倒入锅中，煮至沸腾；转小火，将银耳和冰糖倒入锅中同煮，待红枣软烂，即可关火；将汤盛出，即可食用。

功效:

适合在天气干燥的时候食用，有润喉清热、止咳祛痰的作用。

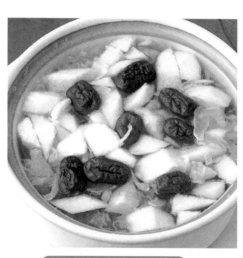

梨的营养元素表（每100g）

★脂肪 0.2g	★烟酸 0.3mg
★蛋白质 1.9g	★钙 39mg
★纤维素 1.2g	★钾 243mg
★维生素A 3μg	

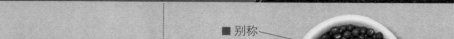

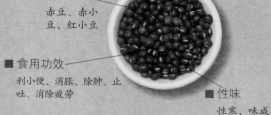

8 防病治病 红豆

改善贫血、防胆结石

✓适宜人群：一般人皆可

✗不适宜人群：尿频者

■ 别称

赤豆、赤小豆、红小豆

■ 食用功效

利小便、消胀、除肿、止吐、消除疲劳

■ 性味

性寒，味咸

红豆的防病治病功效

1 利尿通水、防水肿

红豆含有丰富的皂角甙，可刺激肠道，有良好的利尿作用，能解酒、解毒、化湿补脾，对心脏病和肾病、水肿患者很有益处。红豆中含有叶酸，产妇多吃红豆有催乳的功效。产妇多食用红豆，还可以消解产后浮肿。

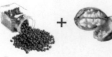

2 预防胆结石

红豆中含有丰富的膳食纤维，膳食纤维能促进脾胃的功能，刺激胃肠蠕动，让身体内的废物和杂质尽快地排出体外，从而有利于预防结石的产生，同时也可以达到减肥的效果。

3 降血压、降血脂、降胆固醇

红豆含有膳食纤维，具有良好的润肠通便、降血压、降血脂、调节血糖、解毒抗癌、健美减肥的作用。红豆味甘性平，有降低血压和降低血液中胆固醇的作用。食疗中常被用于动脉粥样硬化的预防等多种用途。

红豆的搭配宜忌

+ = 消除疲劳 ✓

红豆中含有丰富的铁质；核桃中含有丰富的叶酸和铁质。两者搭配食用，能够促进人体的造血功能，在补血养颜的同时，还有助于消除人体疲劳。

+ = 营养流失 ✗

红豆中含有丰富的钙质；苹果中含有鞣酸。两者搭配食用，会使钙质和鞣酸发生反应，产生一种人体不易吸收的物质，从而影响人体对钙质的吸收，造成营养物质的流失，所以还是分开食用为宜。

红豆的营养元素表(每100g)

★脂肪 0.6g	★钙 74mg
★蛋白质 20.2g	★铁 7.4mg
★纤维素 7.7g	
★维生素E 14.3mg	
★烟酸 2mg	

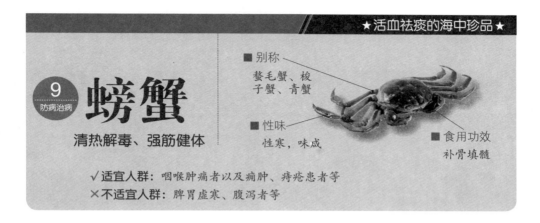

9
防病治病

螃蟹

清热解毒、强筋健体

■ 别称
螯毛蟹、梭子蟹、青蟹

■ 性味
性寒，味咸

■ 食用功效
补骨填髓

√ 适宜人群：咽喉肿痛者以及痈肿、痔疮患者等

✗ 不适宜人群：脾胃虚寒、腹泻者等

☼ 螃蟹的防病治病功效

1 抗结核

螃蟹中含有抗结核物质，有很好的抗结核作用，食后对结核病的康复大有补益。医疗中常常会将螃蟹作为抗结核的辅助药物使用。

2 解毒去肿

螃蟹壳含碳酸钙、甲壳素、蟹黄素、蟹红素以及蛋白质等物质，有解毒去肿的作用，对于血淤肿痛、女人产后血淤腹痛、胸中邪气郁结淤血等一些病症有很好治疗作用。蟹壳煅灰，调以蜂蜜，外敷可治黄蜂蜇伤或其他无名肿毒。

3 防治佝偻病、骨质疏松等

螃蟹中含有丰富的维生素A和钙质，预防皮肤角化的同时，对于老人骨质疏松、儿童佝偻病还有一定的防治作用。

4 治疗跌打损伤

据古代医书记载，蟹肉性寒，有舒筋益气、理胃消食、通经络、散诸热、清热、滋阴之功，可治疗跌打损伤。

↻ 螃蟹的食用宜忌

○ 一般人群皆可食用。

○ 螃蟹宜和荷叶、香芹、姜、醋同食。

✗ 蟹肉食用时要彻底加热，否则易导致急性胃肠炎或食物中毒。

✗ 死蟹、生蟹及凉蟹，存放已久的熟蟹不宜食用。

✗ 患有伤风、发热、胃痛、腹泻以及消化道有炎症的人最好不吃蟹。

✗ 慢性胃炎、十二指肠溃疡、胆囊炎、胆结石、肝炎患者忌食。

✗ 患有冠心病、高血压、动脉硬化、高脂血症的人不应吃蟹黄，否则会加重病情。

● **选购技巧**：选购河蟹时，最好选择青灰色、蟹螯和蟹腿完整、饱满的螃蟹。

● **储存秘籍**：如果选购的螃蟹多，吃不完，最好用浴缸养起来。浴缸一定要够深，避免螃蟹爬出来。这样大约可以保存1个星期左右的时间。

第六章 ---- 防病治病食物TOP20，吃对百病消

🦀 螃蟹的搭配宜忌

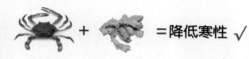 =降低寒性 ✓

螃蟹性寒，是寒利之物；姜性温，味辛，是温热之物。两者搭配食用，姜能够起到暖胃、温补的作用，从而化解螃蟹的寒性，避免食用螃蟹后，寒性太强而对人体造成的伤害。

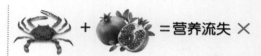 =营养流失 ✕

螃蟹含有丰富的蛋白质；石榴中含有丰富的鞣酸。两者搭配食用，会使鞣酸和蛋白质发生反应，降低螃蟹中蛋白质的营养价值，造成营养物质的流失。因此，应避免两者搭配食用。

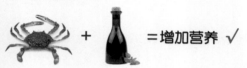 =增加营养 ✓

螃蟹性寒，容易使人发冷；醋有杀菌消毒的作用。两者搭配食用，醋能降低螃蟹的寒性，并且使螃蟹肉质更加细腻而美味。

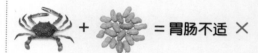 =胃肠不适 ✕

螃蟹性寒，味咸，是冷寒之物；花生富含油脂，是油腻之物。油腻之物遇到冷寒之物，容易引起人体腹泻。因此，应尽量避免将螃蟹和花生搭配食用。

🍴 螃蟹的营养吃法

清蒸螃蟹

材料：

螃蟹1只，料酒6g，姜10g，醋20g，白糖10g，麻油少许。

做法：

将螃蟹清洗干净，用料酒腌制30分钟；姜洗净切成末和醋、白糖、麻油搅拌做调料备用。在锅中加水，放入蒸笼，水开后放入螃蟹蒸制15~20分钟即可取出，佐以准备好的调料食用即可。

功效：

螃蟹味道鲜美，肉质细嫩，用于跌打筋骨损伤，产后腹痛淤血不下。

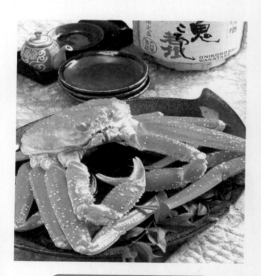

螃蟹的营养元素表（每100g）

★脂肪 2.6g	★钙 126mg
★蛋白质 17.5g	★铁 2.9mg
★维生素E 6.1mg	★锌 3.68mg
★烟酸 1.7mg	

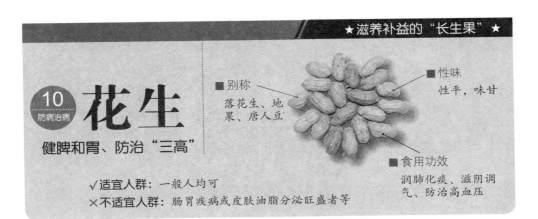

10
防病治病

花生

健脾和胃、防治 "三高"

- 别称
  落花生、地果、唐人豆
- 性味
  性平，味甘
- 食用功效
  润肺化痰、滋阴调气、防治高血压

√适宜人群：一般人均可
×不适宜人群：肠胃疾病或皮肤油脂分泌旺盛者等

花生的防病治病功效

1 防病强身

花生富含蛋白质和脂肪油，是供给身体能量，增强抵抗力，促进生长发育的重要物质。

2 防治动脉硬化和心脑血管病

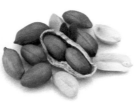

花生中含有白藜芦醇，这是一种生物活性很强的天然多酚类物质。这种物质是预防和治疗动脉粥样硬化、心脑血管疾病的化学预防剂。

花生中含有维生素C，其中的不饱和脂肪酸有降低人体胆固醇的作用，有助于防治动脉硬化、高血压和冠心病。

3 止血

花生中含有维生素K，维生素K有止血作用。花生红色外皮的止血作用比花生仁高出很多倍，对出血性疾病有良好的疗效。

花生的搭配宜忌

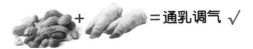
= 通乳调气 √

花生中含有丰富的脂肪、蛋白质和维生素，有滋阴调气的作用；猪蹄中含有丰富的胶原蛋白和钙质，有强身健体、通乳调气的功效。两者搭配食用，富含营养，很适合产妇调养身体。

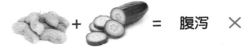
= 腹泻 ×

花生富含油脂；黄瓜性寒，是滑利食物，和油脂食物搭配食用，易引起人体腹泻。因此，尽量避免两者同食。尤其是肠胃功能不好者，更应禁忌食用。

花生的营养元素表（每100g）

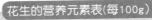

- ★ 脂肪 44.3g
- ★ 蛋白质 24.8g
- ★ 纤维素 5.5g
- ★ 维生素C 2mg
- ★ 维生素E 18.9mg
- ★ 烟酸 17.9mg
- ★ 钙 39mg

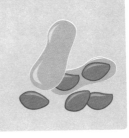

第六章 ---- 防病治病食物TOP20，吃对百病消

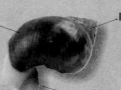

11
防病治病

蜗牛肉

清热解毒、平喘理气

- 食用功效
  消肿止痛、
  平喘理气、
  促进消化
- 别称
  水牛儿
- 性味
  性寒，味咸

✓适宜人群：咽喉肿痛者以及痈肿、痔疮患者等
✗不适宜人群：脾胃虚寒、腹泻者等

☼ 蜗牛肉的防病治病功效

1 预防智力发育迟缓

蜗牛肉含有谷氨酸和天冬氨酸，能够增强人体脑细胞的活力，对于发育期的孩子来讲，食用一些可以起到补脑的作用。对于预防儿童智力发育迟缓以及阿尔茨海默病等症有很好的作用。

2 消肿利尿、平喘

蜗牛肉性寒，含有大量氨基酸、维生素以及微量元素等。有清热解毒、消肿利尿、平喘的作用。

3 防治糖尿病、咽炎、腮腺炎等

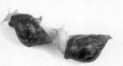

蜗牛肉性寒，味咸，有清热、消肿、利尿等多种功效。可以防治糖尿病、咳嗽、咽炎、腮腺炎、痔疮、动物咬伤等很多种疾病，也是滋补身体的保健佳品。

4 防治消化不良

蜗牛肉含有生物催化剂——酶，能帮助人体消化。

👤 蜗牛肉的搭配宜忌

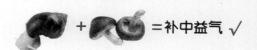
= 补中益气 ✓

蜗牛肉中含有丰富的蛋白质和微量元素，有消肿止痛、平喘理气的作用；香菇中含有丰富的蛋白质和微量元素。两者搭配食用，有补中益气、生津利水的功效。

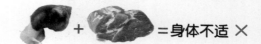
= 身体不适 ✗

蜗牛肉性寒，味咸，是清热败火的寒性食物；羊肉性温，味甘咸，是温热助火之物。两者性温功效不同，不宜搭配食用，会出现身体不适等情况。因此，应尽量避免将蜗牛肉和羊肉搭配食用。

蜗牛肉的营养元素表(每100g)

★水分 82.8g	★铁 2.4mg
★脂肪 1.4g	
★蛋白质 9.9g	
★碳水化合物 4.4g	
★钙 122mg	
★磷 145mg	

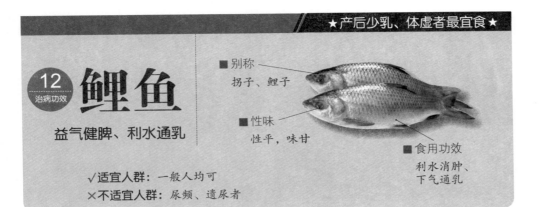

★产后少乳、体虚者最宜食★

12 治病功效

鲤鱼

益气健脾、利水通乳

■ 别称
 拐子、鲤子

■ 性味
 性平，味甘

■ 食用功效
 利水消肿、
 下气通乳

√适宜人群：一般人均可
×不适宜人群：尿频、遗尿者

☀ 鲤鱼的防病治病功效

1 预防夜盲症

鲤鱼的视网膜上含有大量的维生素A，每100g鲤鱼含维生素A25μg。维生素A有助于提高人在黑暗中的视力，对于预防夜盲症有重要的作用。因此，鲤鱼眼睛明目的效果特别好，视力有问题的人可以多食用，有助于缓解症状。

2 防治动脉硬化、冠心病

鲤鱼的脂肪中富含不饱和脂肪酸，有助于降低胆固醇，防治动脉硬化、冠心病，对于人体健康起着很重要的作用。尤其适合老年人食用。

3 防治水肿型疾病等

鲤鱼味甘、性平，有消除黄疸、镇静、利水消肿的作用，适用于水肿、咳嗽、胎动不安、小儿惊风、癫痫等病症。

4 预防发育迟缓

鲤鱼中含有丰富的维生素A和钙质。每100g鲤鱼含维生素A25μg、含钙约50mg。维生素A是儿童生长发育的重要物质；钙有助于儿童骨骼的发育和强健，预防儿童出现骨质疏松、佝偻病等病。

↻ 鲤鱼的食用宜忌

○ 一般人群均可食用。
○ 食欲低下、身体疲惫、情绪低落者宜食。
○ 男性食用雄性鲤鱼有助于补肾。

× 鲤鱼脊上两筋及黑血不可食用。
× 烧焦的鲤鱼禁忌食用。
× 反复加热或者烹调的鲤鱼禁忌食用。
× 尿频、遗尿者不宜。

• **选购技巧**：选购鲤鱼的时候，最好选择活跃新鲜的。新鲜的鲤鱼一般眼睛发亮，较凸。

• **储存秘籍**：鲤鱼要现买现食，避免食用存放时间过长的鲤鱼。如果买的鲤鱼很多，需要存放，最好将鲤鱼宰杀干净后，放在冰箱的冷冻室内储存。

第六章 —— 防病治病食物TOP20，吃对百病消

鲤鱼的搭配宜忌

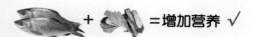 =降低寒性 ✓

鲤鱼富含多种营养，有健脾养胃、利尿消肿的作用；红豆也是利尿消肿的良好食物。两者搭配食用，营养丰富，对于脾虚水肿、妊娠水肿、慢性肾炎水肿等症有很好的食疗作用。

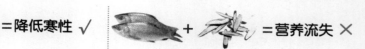 =营养流失 ✗

鲤鱼性寒，味甘，有利水消肿的作用；甘草有清热解毒、祛痰止咳的作用。两者搭配食用，会产生毒素，对人体健康不利。因此，应避免食用。这点在日常生活中很容易被忽视，需要注意。

+ =增加营养 ✓

鲤鱼富含营养，有补脾健胃、生乳的作用；黄芪有补血益气的功效。两者搭配食用，能够起到通乳、生乳的作用。适合产后气血不足引起的乳汁不足等症。

+ = 寒热 ✗

鲤鱼性寒，味甘，是寒性食物；鸡肉性温，味甘，是温补之物。两者性味相反，搭配食用，对人体健康不利。因此，应避免将鲤鱼和鸡肉搭配食用。

 **鲤鱼的营养吃法**

清蒸鲤鱼

材料：

鲤鱼1条，老抽2调羹，料酒、鸡精、盐、白糖、油适量。

做法：

将鲤鱼处理干净，鱼身开花刀，用料酒腌制半个小时左右。然后放入热油中烹炸2分钟取出，撒上料酒、老抽、白糖、盐等调料后，放入蒸锅中再蒸5~8分钟，然后撒上鸡精即可。

功效：

有益气健脾、利水消肿的功效。

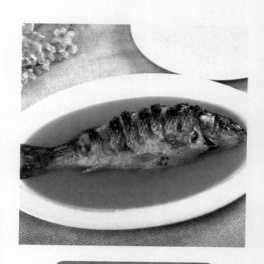

鲤鱼的营养元素表(每100g)

★脂肪 4.1g　　★烟酸 2.7mg
★蛋白质 17.6g　★钙 50mg
★维生素A 25μg　★铁 1mg
★维生素E 1.27mg

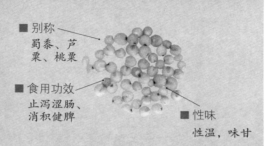

13
治病功效

高粱米

温中理气、预防骨质疏松

- 别称
  蜀黍、芦
  粟、桃粟

- 食用功效
  止泻涩肠、
  消积健脾

- 性味
  性温，味甘

√ 适宜人群：一般人皆可
✕ 不适宜人群：大便燥结及便秘者

☀ 高粱米的防病治病功效

1 预防骨质疏松

经常食用高粱米有利于补充体内钙质的消耗，起到强健骨骼的作用。对防治中老年人的骨质疏松有一定的帮助。

2 治疗腹泻

改善体虚诸症。高粱米的主要功效是补气、健脾、养胃、止泻，特别适用于小孩消化不良、脾胃气虚、大便稀溏等不良症状，患有慢性腹泻的患者常食高粱米粥可有明显疗效。大便干燥者少食。

3 预防"癞皮病"

高粱米蛋白质中赖氨酸含量最低，但蛋白质的含量丰富；高粱米的烟酸含量虽然不多，但易被人体所吸收。因此，对癞皮病、消化不良、便溏、腹泻等症有很好的食疗作用。

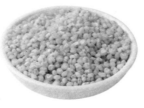

👄 高粱米的搭配宜忌

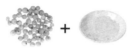

冰糖有润肺止咳、清痰去火的作用；高粱米含有丰富的蛋白质和维生素，有益脾温中、促进消化的作用。高粱米和冰糖熬粥食用，有健脾益胃、促进消化、生津止渴的功效。

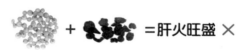

高粱米性温，味甘，有温中利气、止泄涩肠的作用；附子性温，味辛，是温热助火之物。两者搭配食用，易使人体肝火旺盛，气血调节失衡，容易出现头晕、口苦、易怒、口臭、睡眠不稳定、身体烦热等症状，对人体健康不利。因此，应避免将高粱米和附子搭配食用。

高粱米的营养元素表(每100g)

★ 脂肪 3.2g	★ 镁 129mg
★ 蛋白质 10.4g	★ 钙 22mg
★ 纤维素E 1.88mg	★ 铁 6.3mg
★ 核黄素 0.1mg	

第六章 防病治病食物TOP20，吃对百病消

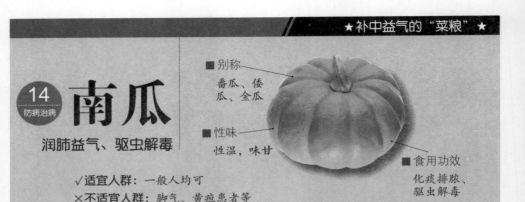

14
防病治病

南瓜

润肺益气、驱虫解毒

- 别称
  番瓜、倭瓜、金瓜

- 性味
  性温，味甘

- 食用功效
  化痰排脓、驱虫解毒

√适宜人群：一般人均可
×不适宜人群：脚气、黄疸患者等

南瓜的防病治病功效

1 预防心血管疾病

南瓜中含有的维生素E以及果酸，有预防胆固醇沉积体内，降低血脂的作用，有利于减少心血管疾病。

2 解毒防癌

南瓜中含有丰富的维生素和果胶，果胶能够吸附人体内的细菌毒素和其他有害物质，加速胃肠蠕动和排泄，能起到很好的解毒和预防肠癌等作用。另外，南瓜中还含有一种分解亚硝酸胺的酶，有利于预防癌症。

3 防治糖尿病、降低血糖

有一种日本的"裸仁南瓜"有一定的降低血糖，预防糖尿病的作

用。目前市面上的南瓜含糖量高，糖尿病患者不宜多吃。

4 治疗前列腺增生

南瓜籽含有不饱和脂肪酸和丰富的泛酸，在治疗前列腺增生中有特殊的作用。

南瓜的食用宜忌

- ○ 一般人群皆可食用。
- ○ 尤适用于中老年人和肥胖者。
- ○ 南瓜宜与绿豆同食，可清热生津。
- ○ 南瓜宜与猪肉同食，可增加营养、降血糖。

- × 南瓜存放时间不宜过长，否则食后易引起中毒。
- × 吃南瓜前一定要仔细检查，表皮有溃烂之处或切开后散发出酒精味道者不可食用。
- × 南瓜最好不与羊肉同食。
- × 脚气、黄疸患者忌食。

● 选购技巧：选购南瓜时，最好选择新鲜、硬实的南瓜。外表腐烂的南瓜切忌食用。

● 储存秘籍：南瓜易储存，常温的状况下，一般可以存放1~2个月的时间。需要注意的是，南瓜储存的时候，尽量避免将南瓜碰破皮，否则不易储存。

🧑 南瓜的搭配宜忌

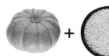 ＝补中益气 ✓

南瓜含有丰富的维生素，有润肺益气、止咳除烦、驱虫解毒的作用；糯米含有丰富的蛋白质，有补中益气的作用。两者搭配食用，能增强其补中益气功效，很适合体质虚弱者食用。

  ＝补益五脏 ✓

南瓜营养丰富，有补中益气、强健筋骨的功效，和补肾益气的牛肉搭配，有补益五脏、强筋壮骨、解毒止痛的作用，适用于体质虚弱者。

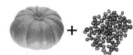 ＝清热解毒 ✓

南瓜有润肺益气、驱虫解毒的作用；绿豆有清热解毒的功效。两者搭配食用，营养丰富，并且有补中益气、清热解毒的作用，是夏季很好的食品。

  ＝消化不良 ✗

南瓜性温，味甘，具有补中益气之功效；羊肉为大热之品，具有补虚祛寒、温补气血、益肾补衰之功效。二者皆为补益之品，但是同时进食，可导致消化不良、腹胀腹痛，应慎重搭配。

🍴 南瓜的营养吃法

南瓜炒山药

材料：

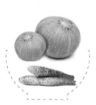

山药200g，南瓜300g、盐、鸡精、葱、姜各适量。

做法：

山药洗净去皮切片，南瓜去皮洗净切片。葱、姜洗净切碎；烧开半锅水，将山药、南瓜焯一下，沥干备用；锅内放入葱花、姜末爆香一下，然后放山药翻炒，炒至五成熟时，加入南瓜、盐、将熟时加少许鸡精即可。

功效：

可以清热解毒、美容养颜、润肺益气。

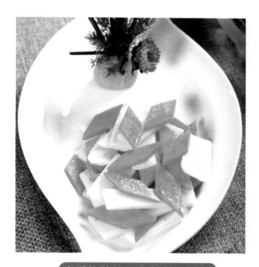

南瓜的营养元素表(每100g)

★脂肪 0.1g　　★烟酸 0.4g
★蛋白质 0.7g　★钙 16mg
★纤维素 0.8g
★维生素C 8mg

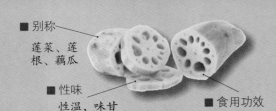

15
防病治病

莲藕

生津凉血、通便止泻

- 别称
  莲菜、莲根、藕瓜
- 性味
  性温，味甘
- 食用功效
  补脾益血、生肌、止泻

√ 适宜人群：一般人均可
✕ 不适宜人群：脾胃消化功能低下、大便溏泄者

☼ 莲藕的防病治病功效

1 通便止泻

莲藕有通便止泻的作用，将鲜藕捣碎成汁，然后用开水送服，对于急性肠炎有很好的疗效。鲜藕中含有很多多酚类物质，对清除人体内的垃圾有很好的作用。

2 消暑清热

莲藕还可以消暑清热，是夏季良好的祛暑食物。熟藕性味由凉变温，补心生血、健脾开胃、滋养强壮；煮汤饮能利小便、清热润肺，并且有"活血而不破血，止血而不滞血"的特点。

3 清凉止血

莲藕中含有丰富的丹宁酸，具有收缩血管和止血的作用，对于淤血、牙血、衄血、尿血、便血的人，以及产妇、白血病患者极为适合，可以用来治疗热性病症。

4 补血

在根茎类食物中，莲藕含铁量较高，故对缺铁性贫血的病人颇为适宜。古医称："主补中养神，益气力。"莲藕的含糖量不算很高，又含有大量的维生素C和膳食纤维，对于患有肝病、便秘、糖尿病等虚弱之症的人都十分有益。

↻ 莲藕的食用宜忌

○ 一般人都可食用。
○ 腹泻、胃口欠佳、口干渴者食用尤佳。
○ 缺铁性贫血、营养不良者宜多食用。

✕ 肥胖者应少食。
✕ 藕性偏凉，故产妇不宜过早食用，一般产后1～2周后再吃藕可以逐淤。
✕ 煮藕的时候需忌用铁器，以免引起食物发黑。
✕ 脾胃消化功能低下、大便溏泄者不宜生吃。

- **选购技巧**：短粗的莲藕淀粉含量高，适宜炖煮。细长的莲藕脆嫩汁多，适合凉拌或清炒。

- **储存秘籍**：储存莲藕，最好选择阴凉、干燥的地方。将莲藕放在5℃左右的环境中，可以储存3~4个月的时间。需要注意的是，储存莲藕时，尽量轻拿轻放不要碰伤。

莲藕的搭配宜忌

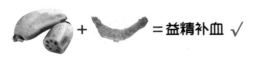 ＝益精补血 √

莲藕有生津止渴、养胃消食的作用；排骨含有丰富的蛋白质、维生素、磷酸钙以及骨胶原等，很适合老人和儿童补钙食用。两者搭配食用，有益精补血、强健骨骼的作用。

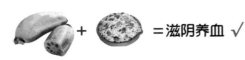 ＝滋阴养血 √

莲藕有生津止渴、除烦去燥、养胃消食的作用；糯米有补中益气的功效。两者搭配食用，熬制成粥，有补中益气、滋阴养血的作用。老妇幼孺、体弱多病者尤宜，但是脾胃消化功能低弱者不宜食用。

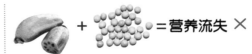 ＝营养流失 ✕

大豆中含有丰富的铁质；莲藕中含有丰富的膳食纤维。两者搭配食用，会造成铁质的流失，降低食物的营养价值。因此，应尽量避免将莲藕和大豆放在一起食用。

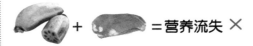 ＝营养流失 ✕

莲藕的纤维素中含有大量的醛糖酸；猪肝中含有大量铜、铁等微量元素。两者搭配食用，会使醛糖酸和铜、铁发生反应，影响人体对铁质的吸收，造成营养物质的流失。

莲藕的营养吃法

凉拌莲藕

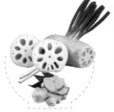

材料：

莲藕1根，姜2片，葱1棵，蒜3瓣，盐、鸡精、醋适量。

做法：

姜、葱、蒜洗净切末；莲藕洗净切片，用开水焯熟后用凉水浸泡一段时间，取出装盘后，加入调料凉拌即可。

功效：

生津凉血、补脾益血。

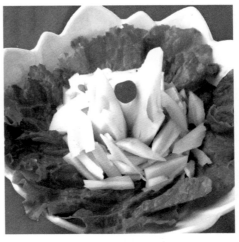

莲藕的营养元素表(每100g)

★脂肪 0.2g	★烟酸 0.3mg
★蛋白质 1.9g	★钙 39mg
★纤维素 1.2g	★钾 243mg
★维生素A 3μg	

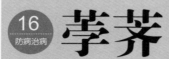

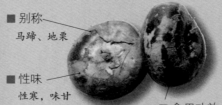

16
防病治病

荸荠

凉血解毒、利尿通便

- 别称
  马蹄、地栗

- 性味
  性寒，味甘

- 食用功效
  利尿通便、清热泻火、美容养颜

√ **适宜人群**：一般人皆可

✕ **不适宜人群**：脾肾虚寒和有血淤者等

荸荠的防病治病功效

1 防治急性传染病

荸荠有预防急性传染病的功能，在麻疹、流行性脑膜炎较易发生的春季，荸荠是很好的防病食品。可以给儿童或者身体虚弱的老人多吃些荸荠。

2 灭菌消炎、降血压

荸荠中含有一种叫"荸荠英"的物质，这种物质对金黄色葡萄球菌、大肠杆菌、产气杆菌及绿脓杆菌均有一定的抑制作用，对降低血压也有一定效果。

3 防治糖尿病

荸荠汁多质嫩，含有大量的淀粉和粗蛋白以及粗脂肪，有润肠通便的功能。并且荸荠多汁，可生津止渴，有助于防治糖尿病患者的多尿症，还可以缓解便秘的症状。

4 防治尿道疾病

荸荠对小便淋沥、尿道感染等疾病也有一定的防治作用。将荸荠熬制成汁饮用，有杀菌消炎、利尿排淋的作用，可以防治尿道疾病，但一定要煮熟后食用。

荸荠的食用宜忌

○ 荸荠是大众食品，儿童和发热患者最宜食用。

○ 食用荸荠既能清热生津，又可以补充营养，发热患者可以多吃。

○ 咳嗽多痰、咽干喉痛、大小便不利、高血压、便秘、癌症患者也可多食。

○ 荸荠有预防急性传染病的作用，春季宜常食荸荠。

✕ 荸荠属于生冷食物，脾肾虚寒和有血淤者忌食。

✕ 老人每次宜吃10个左右，不宜多吃。

● **选购技巧**：挑荸荠要挑选个头比较大一点的，还要新鲜，大的荸荠保存的时间长。

● **储存秘籍**：荸荠放置的时候，最好存放在阴凉干燥的地方。如果要存放更长的时间，一定要放在冰箱的冷藏室里保存，可保存3天左右，最好现吃现买。

荸荠的搭配宜忌

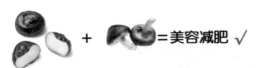 =美容减肥 √

荸荠含有丰富的维生素、粗蛋白，有凉热解毒、清热泻火的作用；香菇含有多种维生素和矿物质，能够促进人体的新陈代谢，有补气强身的作用。两者搭配食用，是减脂的一道上佳菜品。

 =清热祛燥 √

荸荠汁多质嫩，可生津止渴、清热解毒；雪梨也有生津止渴、清热除烦的作用。两者搭配熬汁饮用，能清热祛燥，是春秋干燥季节不可多得的上好饮品。

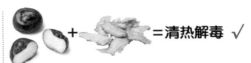 =清热解毒 √

荸荠有清热解毒、利尿通便的功效；当归有补血活血、润肠通便的作用。两者搭配，有清热解毒、健脾利湿的功效。适于咽喉肿痛、心烦口渴者食用。

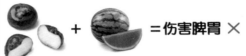 =伤害脾胃 ×

荸荠性寒，西瓜也偏凉性，因此两者不要放在一起食用，否则会造成脾胃气受损，引起胃痛等症状的发生。此外，除了西瓜，一切寒性的东西都尽量不要和荸荠搭配一起吃，或者尽量少吃。

荸荠的营养吃法

红枣荸荠汤

材料：

红枣15g，荸荠30g，豆腐丝10g，盐、香油、鸡精适量。

做法：

将荸荠去皮后清洗干净，红枣用清水冲洗净；将红枣、荸荠放入装有清水的锅中煮，水开后放入豆腐丝再炖半个小时，然后加入盐、香油、鸡精等调料即可。

功效：

清热化痰、开胃消食、生津润燥、凉血解毒、利尿通便、清热泻火、降血压。

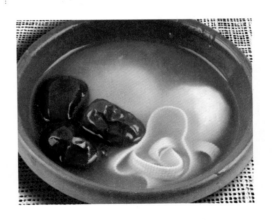

荸荠的营养元素表(每100g)

★ 脂肪 0.2g
★ 蛋白质 1.2g
★ 纤维素 1.1g
★ 维生素C 7mg
★ 维生素E 0.65mg
★ 核黄素 0.02mg
★ 铁 0.6mg

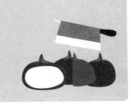

第六章 ---- 防病治病食物TOP20 吃对百病消

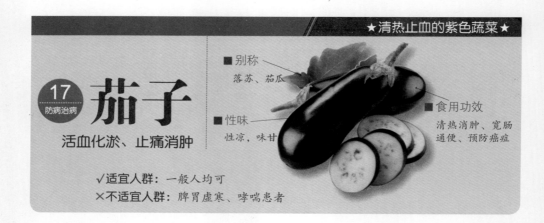

17
防病治病

茄子

活血化淤、止痛消肿

■ 别称
落苏、茄瓜

■ 性味
性凉，味甘

■ 食用功效
清热消肿、宽肠
通便、预防癌症

√适宜人群：一般人均可
×不适宜人群：脾胃虚寒、哮喘患者

☀ 茄子的防病治病功效

1 防治肠胃病

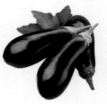

茄子对慢性胃炎及胃炎水肿等有一定的治疗作用。茄皮中含有色素茄色甙、紫苏甙等。现代医学研究证明，上述物质具有一定的生物活性，对人体有很好的保健作用。

2 抗氧化、防癌

茄子具有抗氧化功能，可预防皮肤老化，皮肤干燥症以及口腔黏膜等症。还有预防消化系统肿瘤的作用。

3 防治血管疾病

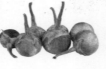

茄子富含维生素P，可软化微细血管，防止小血管出血，对高血压、动脉硬化、咯血、紫癜（皮下出血、淤血）及坏血病均有一定的防治作用。同时也能降低血液中胆固醇含量，预防动脉硬化，可调节血压，保护心脏。

↻ 茄子的食用宜忌

○ 一般人群皆可食用。
○ 肺结核、关节炎患者宜食。
○ 茄子宜与黄酒、蛇肉同食，有凉血祛风之效。

× 油炸茄子会造成维生素P大量损失，挂糊上浆后炸制能减少这种损失。
× 秋后的老茄子含有较多茄碱，对人体有害，不宜多吃。
× 手术前不宜食用茄子，会导致麻醉剂无法被正常分解，拖延患者苏醒的时间。
× 肺结核患者忌食茄子。
× 茄子性凉，体弱胃寒的人不宜多吃。

● **选购技巧：** 选购茄子最好选择肉质比较紧密，皮较薄的茄子，这样的茄子一般口味较佳。

● **储存秘籍：** 茄子放置时间太长容易造成水分流失，影响口味。因此，茄子不宜放置太长时间食用，最好现买现食。另外，切过的茄子用水清洗一遍，也可以避免茄子发黑。

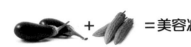 **=美容减肥 √**

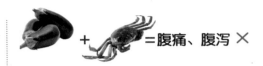 **=腹痛、腹泻 ✕**

茄子含有丰富的维生素、微量元素等营养物质；苦瓜中也含有丰富的营养物质。两者搭配食用，能够增加食物的营养，促进新陈代谢，还有利于美容减肥。

茄子性寒，食用过多，容易引起人体腹痛；螃蟹性寒，也是冷寒之物。两者搭配食用，容易伤人体肠胃，引起腹泻。因此，应尽量避免将茄子和螃蟹搭配食用。

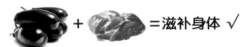 **=滋补身体 √**

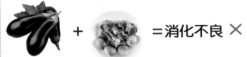 **=消化不良 ✕**

茄子富含维生素P，属于水溶性维生素，人体无法自身合成，可软化微细血管，防止小血管出血，对高血压、动脉硬化、咯血等有一定的食疗作用；羊肉富含营养，有利于滋补身体。两者搭配食用，营养丰富，而且有助于预防心血管疾病。

茄子性寒，食用过多，容易引起人体腹痛；田螺性寒，食多容易引起人体腹泻。两者搭配食用，寒上加寒，易使人腹胀或者腹泻。因此，应避免将茄子和田螺搭配食用。肠胃不适者更应注意。

茄子的营养吃法

麻香茄子

材料：

茄子1个，香葱1棵，姜2片，番茄酱、麻椒、盐、鸡精、花生油适量。

做法：

将茄子洗净去皮，用刀切成小条；香葱洗净切碎；放入花生油，爆香姜片、麻椒，然后倒入茄条翻炒；茄子快熟时，淋入番茄酱，加入调料出锅，然后撒上香葱即可。

功效：

此菜口味香软，清热消肿、宽肠通便。

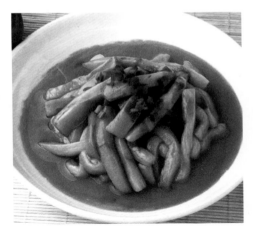

茄子的营养元素表(每100g)

★脂肪 0.2g	★维生素C 5mg
★蛋白质 1.1g	★维生素E 1.13mg
★纤维素 1.3g	★钙 24mg
★维生素A 8μg	

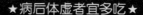

18
防病治病

鸭蛋

滋阴清热、止咳润肺

■别称
鸭卵

■性味
性凉，味甘

■食用功效
生津益胃、清肺、丰肌除热

√适宜人群：阴虚火旺者
×不适宜人群：脾阳不足、寒湿下痢者

☀ 鸭蛋的防病治病功效

1 预防骨质疏松

鸭蛋中含钙量很高，咸鸭蛋含量更高，约为鲜鸡蛋的10倍，特别适宜于骨质疏松的中老年人食用。鸭蛋中的各种矿物质总量超过鸡蛋很多，对骨骼发育有益。

2 止咳养肺

中医认为，鸭蛋性凉味甘、咸，有滋阴清热的作用，对于上火引起的疾病和便秘有很好的治疗作用。可以用来防治肺热、咳嗽、大便干结等症状。

3 治疗牙痛

鸭蛋有养阴、清肺、止痢的功效，还有清热去火的功能，能够治疗上火引起的牙痛。另外，鸭蛋有大补虚劳、润肺美肤的功效。

4 治疗湿疹

咸鸭蛋性凉，儿童多食可治疳积。鸭蛋油外抹可治烫伤、湿疹。咸鸭蛋很容易被人体吸收，味道鲜美，老少皆宜。

🥄 鸭蛋的搭配宜忌

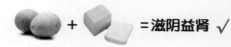

= 滋阴益肾 √

鸭蛋有滋阴清热、生津益胃的作用；豆腐含有丰富的钙质。两者搭配食用，富含营养，味道鲜美，并且清淡可口，很适合燥热上火者食用。

= 脾胃虚寒 ×

鸭蛋性寒，味甘；桑葚也是寒性的食物。两者搭配食用，会加重食物的寒性。食用过多会造成人体不适，尤其是脾胃虚寒者更不能食用。因此，应避免将鸭蛋和桑葚搭配食用。

鸭蛋的营养元素表(每100g)

★蛋白质 11.1g	★硒 27.4mg
★维生素A 192mg	
★核黄素 0.3mg	
★维生素E 4.5mg	
★钙 34mg	
★铁 4.1mg	

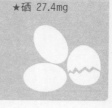

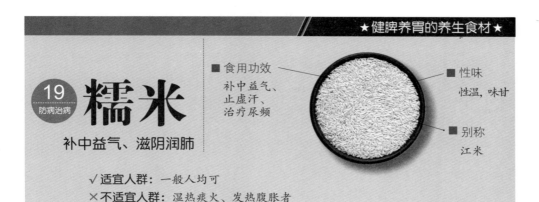

19
防病治病

糯米

补中益气、滋阴润肺

■ 食用功效
补中益气、
止虚汗、
治疗尿频

■ 性味
性温，味甘

■ 别称
江米

√适宜人群：一般人均可
×不适宜人群：湿热痰火、发热腹胀者

☀ 糯米的防病治病功效

1 辅助治疗尿频、盗汗

糯米含有大量的营养物质，有利水消肿、通小便、止汗的作用，并且有很好的收涩作用，可以辅助治疗尿频、盗汗，有较好的疗效。

2 预防心血管疾病和癌症

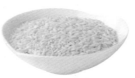

糯米中含有大量的膳食纤维，每100g糯米中含纤维素0.8g。纤维素能够促进胃肠蠕动，有益于消化，并且有很好的排毒作用。以糯米为原料的糯米酒，有舒筋养血、美容益气的作用，常饮用还有助于预防心血管疾病和癌症。

3 防治脾胃虚弱、身体乏力

糯米性温，味甘，含有蛋白质、脂肪、钙、磷、铁、B族维生素等多种营养素，有补脾养胃的作用。对脾胃虚弱、身体乏力等症状有很好的食疗作用。

4 滋阴润肺

糯米的滋养效果很好，对于肺病患者和神经衰弱的人都有补养作用。

↻ 糯米的食用宜忌

○ 一般人群皆可食用。
○ 糯米宜与红豆、红枣、莲子、百合等搭配食用。
○ 糯米宜煮粥食用。

✕ 糯米性黏滞，难于消化，不宜一次食用过多，脾胃虚弱者慎食。
✕ 发热、咳嗽、痰黄、黄疸之人忌食。
✕ 糖尿病、体重过重或其他慢性病，如肾脏病、高脂血症患者不宜多食用。

● **选购技巧**：购买糯米的时候，要选择粒大饱满、丰腴圆润、无黑色斑点的糯米。

● **储存秘籍**：糯米的储存和大米等其他粮食作物一样，需要放在阴凉、干燥的地方。

第六章 ---- 防病治病食物TOP20，吃对百病消

🥄 糯米的搭配宜忌

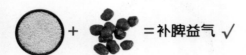

糯米含有丰富的维生素与微量元素，有暖脾养胃、补中益气、利尿的作用；红枣含有丰富的铁质和钙质，有补血养颜的功效。两者搭配食用，不但有助于补脾益气，而且还有美容养颜的作用。

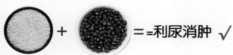

糯米中的维生素和微量元素含量十分丰富，有养脾、利尿之功效；红豆也有利尿消肿的作用。两者搭配食用，可改善脾虚腹泻和水肿的症状。

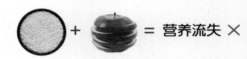

糯米含有丰富的铁质和钙质；苹果中含有大量的鞣酸。两者搭配食用，会发生反应，产生人体不易消化的物质，影响人体对营养物质的吸收，造成营养流失。

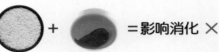

糯米中含有丰富的铁质；茶叶中含有大量的单宁酸。两者搭配食用，会使铁质和单宁酸发生反应，产生人体不易消化的物质，影响人体对铁质的吸收，造成营养物质的流失。

🍴 糯米的营养吃法

红豆糯米粥

材料：

红豆20g，糯米60g，冰糖少许。

做法：

将红豆、糯米淘洗干净，水烧开之后，放入红豆和糯米煮粥，煮粥要顺着一个方向搅动，这样煮好的粥口感才会好。粥熟之后，加入冰糖调味即可。

功效：

此粥口感香甜黏滑，营养丰富，有温暖脾胃、利水消肿、补中益气的作用。

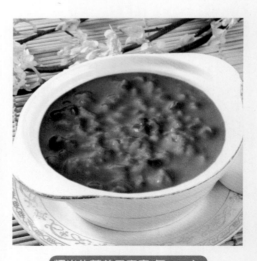

糯米的营养元素表(每100g)

★脂肪 1g	★烟酸 2.3mg
★蛋白质 7.3g	★钙 26mg
★纤维素 0.8g	★铁 1.4mg
★维生素E 1.29mg	

20 防病治病 鱿鱼

滋阴养胃、补血

■ 别称
柔鱼、枪乌贼

■ 食用功效
补虚润肤、维持骨骼
牙齿健康、预防贫血
和心血管疾病

■ 性味
性寒，味咸

√适宜人群：一般人皆可，尤其是骨质疏松者

×不适宜人群：肠胃消化不良以及皮肤过敏者等

☀ 鱿鱼的防病治病功效

1 预防贫血和骨质疏松

鱿鱼含有丰富的钙、磷、铁元素，其中钙对骨骼生长发育有很重要的作用，可以预防人体骨质疏松。铁是制造红细胞的重要营养元素，对造血十分有益，可预防贫血。

2 保护肝脏

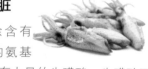

鱿鱼除含有人体所需的氨基酸外，还含有大量的牛磺酸。牛磺酸可预防疾病，缓解疲劳，恢复视力，改善肝脏功能，有助于肝脏解毒、排毒功能，对肝脏疾病也有很好的食疗作用。

3 对抗癌症

鱿鱼中含有维生素E、硒元素、蛋白质等很多营养成分，不仅能为人体提供丰富的营养，还可以提高人体免疫力，能有效地预防正常细胞发生癌变，在日常饮食中要适当地食用。

↻ 鱿鱼的食用宜忌

○ 一般人群皆可食用。

○ 鱿鱼适宜和黑木耳、香菇同食。

× 皮肤过敏、消化不良者避免食用。

× 脾胃虚寒者少食或者忌食鱿鱼。

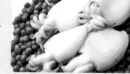

× 高脂血症、动脉硬化者忌食。

× 湿疹、皮肤过敏者忌食。

● **选购技巧**：选购鱿鱼时，如果要选购鲜鱿鱼，最好选择新鲜充满活力的鱿鱼。如果要选择干鱿鱼，要选择颜色正常、闻起来没有酸碱味的鱿鱼。市场上存在很多的干鱿鱼，是经过烧碱泡发过的，食用后对人体健康不利，应避免选择。

● **储存秘籍**：鱿鱼常温下宜变质，不宜存放。如果需要存放鱿鱼，需要用保鲜袋包裹，放在冰箱的冷冻室储存。需要食用时，再拿出来解冻。

第六章 ---- 防病治病食物TOP20，吃对百病消

鱿鱼的搭配宜忌

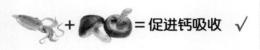

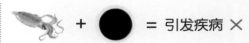

鱿鱼含有丰富的脂肪；香菇中含有丰富的维生素D。两者搭配食用，会促进人体对维生素D的吸收，有利于人体对钙质的吸收，从而可以预防骨质疏松症。

鱿鱼中含有大量的钠，酱油中含钠量也很高。两者搭配食用，人体会因食用太多盐分，而给肾脏造成负担，长期食用，还会引发一些疾病。因此，应尽量避免经常将两者搭配食用。

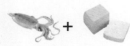

鱿鱼中含有丰富的B族维生素，豆腐中含有B族维生素的同时，还含有丰富的色氨酸。两者搭配食用，有健脑益智的作用，有助于维持消化、皮肤和神经系统的健康。

鱿鱼中含有丰富的蛋白质；茶叶中含有大量的单宁酸。两者搭配食用，会使单宁酸和蛋白质发生反应，生成人体不易消化的物质，从而影响人体对蛋白质的吸收，不利于身体健康。

鱿鱼的营养吃法

青菜炒鱿鱼

材料：

鱿鱼200g，青菜100g，泡红椒50g，姜、盐、生抽、料酒、鸡精各适量。

做法：

鱿鱼去内脏去黑皮洗净,切开摊平，刻十字花刀；青菜洗净；泡红椒切段。锅中加入适量油烧热，放入姜丝、泡红椒煸炒出香味，加入鱿鱼爆炒2分钟。然后加入青菜、料酒继续翻炒，调入食盐、鸡精、生抽，装盘即可。

功效：

滋阴养胃、补虚润肤。

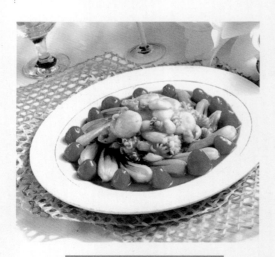

鱿鱼的营养元素表(每100g)

★脂肪 0.8g	★铁 0.5mg
★蛋白质 17g	★钠 134mg
★维生素E 0.94mg	★硒 155μg
★核黄素 0.03mg	
★钙 43mg	

附录

附录1：100种健康食物速查表

附录2：健康食物营养功效速查表

附录3：营养元素分类表

附录4：100种健康食物拼音索引

附录1：100种健康食物速查表

※100种健康食物速查表※

西红柿（P62）	黄瓜 （P64）	芹菜 （P66）	苦瓜 （P68）	胡萝卜（P70）
蔬菜	蔬菜	蔬菜	蔬菜	蔬菜
■ 美容养颜 ■ 抗衰老	■ 清热降火 ■ 排毒养颜	■ 美容养颜 ■ 润肠通便	■ 清热解毒 ■ 排毒养颜	■ 养颜护肤 ■ 清肝明目
平菇 （P105）	花菜 （P106）	韭菜 （P107）	洋葱 （P108）	白萝卜（P109）
蔬菜	蔬菜	蔬菜	蔬菜	蔬菜
■ 舒筋活络 ■ 散寒强身	■ 补肾益精 ■ 强健筋骨	■ 补肾壮阳 ■ 益脾健胃	■ 增强食欲 ■ 益脾健胃	■ 消食行滞 ■ 降气祛痰
白菜 （P124）	茼蒿 （P125）	菠菜 （P130）	冬瓜 （P131）	金针菇（P133）
蔬菜	蔬菜	蔬菜	蔬菜	蔬菜
■ 清热利水 ■ 润肠通便	■ 健肝养胃 ■ 清血养心	■ 补血养颜 ■ 美容减肥	■ 清热解暑 ■ 利尿通便	■ 养胃补肝 ■ 美体瘦身
银耳 （P160）	黄豆芽（P161）	黑木耳（P162）	芦笋 （P163）	大蒜 （P164）
蔬菜	蔬菜	蔬菜	蔬菜	蔬菜
■ 滋阴润肺 ■ 健脑益智	■ 清热解毒 ■ 促脑发育	■ 健脑益智 ■ 强化骨骼	■ 清热解毒 ■ 补脑提神	■ 杀菌解毒 ■ 健脑延年

※100种健康食物速查表※

百合 （P188）	**马齿苋** （P194）	**山药** （P195）	**南瓜** （P208）	**莲藕** （P210）
（蔬菜）	（蔬菜）	（蔬菜）	（蔬菜）	（蔬菜）
■ 清心润肺 ■ 解毒防癌	■ 清热解毒 ■ 散血消肿	■ 益肾强阴 ■ 降血糖	■ 润肺益气 ■ 驱虫解毒	■ 生津凉血 ■ 通便止泻
茄子 （P214）	**苹果** （P74）	**草莓** （P75）	**菠萝** （P76）	**猕猴桃** （P78）
（蔬菜）	（果品）	（果品）	（果品）	（果品）
■ 活血化淤 ■ 止痛消肿	■ 美容养颜 ■ 促进消化	■ 美容养颜 ■ 淡化色斑	■ 排毒美颜 ■ 止渴解烦	■ 利尿通肠 ■ 美容养颜
葡萄 （P110）	**石榴** （P111）	**芒果** （P112）	**木瓜** （P113）	**香蕉** （P127）
（果品）	（果品）	（果品）	（果品）	（果品）
■ 舒筋活血 ■ 清热利水	■ 清血养心 ■ 杀菌防癌	■ 养血防癌 ■ 祛风散寒	■ 强体防癌 ■ 舒筋通络	■ 清热解毒 ■ 健脾开胃
柠檬 （P128）	**柚子** （P135）	**火龙果** （P136）	**杨梅** （P138）	**核桃** （P156）
（果品）	（果品）	（果品）	（果品）	（果品）
■ 美体瘦身 ■ 解毒开胃	■ 健脾养胃 ■ 润肠通便	■ 润肠解毒 ■ 促进代谢	■ 健脾开胃 ■ 排毒养颜	■ 补脑益智 ■ 滋阴补肾

※100种健康食物速查表※

桃子 （P165）	桂圆 （P167）	樱桃 （P169）	葵花子（P170）	板栗 （P197）
果品	果品	果品	果品	果品
■ 补血健脑 ■ 养阴润燥	■ 补血安神 ■ 健脑益智	■ 调气活血 ■ 补脑提神	■ 补脑益智 ■ 美容养颜	■ 补脾养胃 ■ 防治肾虚

梨 （P198）	红枣 （P190）	花生 （P203）	荸荠 （P212）	蜗牛肉（P204）
果品	果品	果品	果品	肉蛋
■ 止咳润肺 ■ 防治呼吸道疾病	■ 温肾助阳 ■ 益脾健胃	■ 健脾和胃 ■ 防治"三高"	■ 凉血解毒 ■ 利尿通便	■ 清热解毒 ■ 平喘理气

猪蹄 （P72）	鸡肝 （P80）	猪血 （P82）	鸡蛋 （P83）	鸽肉 （P96）
肉蛋	肉蛋	肉蛋	肉蛋	肉蛋
■ 淡化色斑 ■ 延缓衰老	■ 排毒养颜 ■ 养气补血	■ 补血养颜 ■ 益气健脾	■ 细腻皮肤 ■ 强化骨骼	■ 强身健体 ■ 祛风解毒

驴肉 （P97）	羊肉 （P98）	鹌鹑蛋（P100）	鸡肉 （P148）	瘦猪肉（P149）
肉蛋	肉蛋	肉蛋	肉蛋	肉蛋
■ 补血安神 ■ 增强抵抗力	■ 补肾壮阳 ■ 强健身体	■ 补脾益气 ■ 强健骨骼	■ 温中益气 ■ 补肾益精	■ 补肾养血 ■ 滋阴养肝

※100种健康食物速查表※

牛肉 （P150）	鹌鹑肉 （P171）	猪肝 （P172）	兔肉 （P174）	乌鸡肉 （P192）
肉蛋	肉蛋	肉蛋	肉蛋	肉蛋
■ 补中益气 ■ 瘦身美体	■ 健脑益智 ■ 温肾助阳	■ 补肝明目 ■ 健脾益智	■ 补中益气 ■ 老年人保健	■ 强健骨骼 ■ 防妇科病

鸭蛋 （P216）	海参 （P85）	草鱼 （P86）	海带 （P87）	虾 （P101）
肉蛋	海鲜	淡水鱼	海鲜	海鲜
■ 滋阴清热 ■ 止咳润肺	■ 遗精壮阳 ■ 美颜养生	■ 舒筋活血 ■ 淡化皱纹	■ 清热利水 ■ 光洁皮肤	■ 益气壮阳 ■ 清热解毒

泥鳅 （P103）	鲫鱼 （P104）	紫菜 （P115）	海蜇 （P139）	扇贝 （P142）
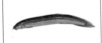			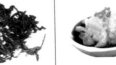	
淡水鱼	淡水鱼	海鲜	海鲜	海鲜
■ 暖中益气 ■ 强健骨骼	■ 健脾开胃 ■ 清血养心	■ 强壮骨骼 ■ 补肾利水	■ 清热解毒 ■ 延缓衰老	■ 滋阴补肾 ■ 健体轻身

田螺 （P143）	沙丁鱼 （P175）	鲈鱼 （P177）	鳝鱼 （P178）	鲳鱼 （P180）
		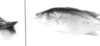		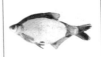
海鲜	海鲜	海鲜	海鲜	海鲜
■ 清热明目 ■ 利尿去肿	■ 健脾养胃 ■ 补脑提神	■ 健脑益智 ■ 舒筋活络	■ 补气益血 ■ 健脑益智	■ 安神补脑 ■ 健脾养胃

※100种健康食物速查表※

螃蟹 （P201）	鲤鱼 （P205）	鱿鱼 （P219）	莲子 （P77）	薏仁 （P89）
海鲜	淡水鱼	海鲜	五谷杂粮	五谷杂粮
■ 清热解毒 ■ 强筋健体	■ 益气健脾 ■ 利水通乳	■ 滋阴养胃 ■ 补血	■ 润肠通便 ■ 美容养颜	■ 祛湿消肿 ■ 抗衰老

黑芝麻 （P90）	燕麦 （P91）	黄小米 （P116）	粳米 （P117）	小麦 （P118）
			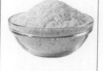	
五谷杂粮	五谷杂粮	五谷杂粮	五谷杂粮	五谷杂粮
■ 乌发美颜 ■ 补脑益智	■ 排毒养颜 ■ 延缓衰老	■ 滋养肾气 ■ 改善失眠	■ 和胃养脾 ■ 补中益气	■ 养心益肾 ■ 防癌安神

绿豆 （P140）	玉米 （P144）	红薯 （P145）	糙米 （P146）	黄豆 （P158）
				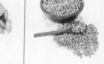
五谷杂粮	五谷杂粮	五谷杂粮	五谷杂粮	五谷杂粮
■ 清热解毒 ■ 止渴利尿	■ 调中和胃 ■ 利尿减肥	■ 补脾益气 ■ 润肠通便	■ 健脾和胃 ■ 排毒养颜	■ 健脑益智 ■ 健脾利湿

黑豆 （P181）	黑米 （P182）	红豆 （P200）	高粱米 （P207）	糯米 （P217）
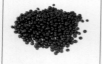				
五谷杂粮	五谷杂粮	五谷杂粮	五谷杂粮	五谷杂粮
■ 清热解毒 ■ 安神补脑	■ 滋阴润肺 ■ 补脑养心	■ 改善贫血 ■ 防胆结石	■ 温中理气 ■ 预防骨质疏松	■ 补中益气 ■ 滋阴润肺

附录2：健康食物营养功效速查表

分类	食物名	主要营养素	食物功效
五谷杂粮类	莲子 [P77]	蛋白质、糖类、膳食纤维、B族维生素、钾、钠、铁、锌、钙、镁、磷	安心宁神、缓解压力、降低血压、强健骨骼、防癌抗老、改善失眠
	薏仁 [P89]	蛋白质、脂肪、维生素E、磷、钠、钾、钙、镁	整肠利胃、除湿益脾、美容养颜、防癌抗癌
	黑芝麻 [P90]	蛋白质、维生素E、脂肪酸、钙、铁、钾	养颜润肤、乌发美发、健脑益智
	燕麦 [P91]	糖类、膳食纤维、B族维生素及维生素E、镁、钙、磷、铁、锌	补血养颜、预防心血管疾病、强健牙齿和骨骼、促进血液循环
	黄小米 [P116]	维生素A、维生素E、蛋白质、膳食纤维、钾、钙、镁	安神美容、滋阴养血、开胃健脾、促进发育
	粳米 [P117]	蛋白质、糖类、膳食纤维、钾、钙、镁、铁	补中益气、健脾养胃、益精强志
	小麦 [P118]	蛋白质、膳食纤维、维生素E、钾、钙、镁、铁	养心益肾、和血健脾、除烦止血、强身健体
	绿豆 [P140]	蛋白质、膳食纤维、B族维生素、钾、钙、镁、磷、铁、锌	清热解毒、降低胆固醇、瘦身通便、消暑止渴
	玉米 [P144]	B族维生素、蛋白质、糖类、膳食纤维、玉米黄素、钾、钙、硒	防癌抗癌、保护眼睛、预防心血管疾病、抗氧化、保护肝脏
	红薯 [P145]	蛋白质、脂肪、维生素A、膳食纤维、钾、钙、镁、磷、铁、锌	润肠通便、防癌抗癌、养肝强身、保护血管
	糙米 [P146]	蛋白质、脂肪、膳食纤维、维生素、钾、镁、磷、铁	润肠通便、降低"三高"、安神抗癌、提高免疫力
	黄豆 [P158]	蛋白质、脂肪、膳食纤维、维生素、镁、钙、铁、锌、铜、钾	健脑益智、养脾解郁、排毒养颜、防癌抗癌
	黑豆 [P181]	蛋白质、脂肪、膳食纤维、维生素、钾、钙、镁、铁、锌	补肾健脾、美容抗衰、解毒养颜、促进消化
	黑米 [P182]	蛋白质、脂肪、维生素E、纤维素、镁、钙、钾、磷、钠	滋阴补肾、保护血管、健脾暖胃、补血明目
	红豆 [P200]	蛋白质、脂肪、膳食纤维、B族维生素、钾、钙、镁、磷、铁、锌	润肠通便、利尿降压、催乳解酒、缓解疲劳
	高粱米 [P207]	蛋白质、脂肪、膳食纤维、维生素、镁、钙、铁、锌、铜	和胃养脾、止痛养虚、促进发育
	糯米 [P217]	蛋白质、脂肪、膳食纤维、维生素、钾、镁、铁、锌	益气补中、强身健体、健脾养胃、舒筋活血

分类	食物名	主要营养素	食物功效
蔬菜类	西红柿 [P62]	蛋白质、B族维生素、维生素A、维生素C、叶酸、钾、钙、镁	补血养颜、预防心血管疾病、生津止渴、健胃消食
	黄瓜 [P64]	维生素K、维生素E、糖类、膳食纤维、钾、钙	利尿通便、润肤美容、调节新陈代谢、瘦身减重
	芹菜 [P66]	维生素C、蛋白质、脂肪、膳食纤维、钾、钙、铁、锌	补血养颜、养血补虚、利尿消肿、清热解毒
	苦瓜 [P68]	苦瓜蛋白、膳食纤维、维生素C、维生素E、钾、钙	清热解毒、排毒养颜、消除疲劳、增强免疫力
	胡萝卜 [P70]	糖类、膳食纤维、类胡萝卜素、维生素A、B族维生素、钾、钙	养颜护肤、清肝明目、润肠通便、增强免疫力
	平菇 [P105]	蛋白质、脂肪、糖、膳食纤维、钙、铁、锌	舒筋活络、祛风散寒、强身健体、预防中老年疾病
	花菜 [P106]	蛋白质、膳食纤维、胡萝卜素、维生素C、钙、铁、磷	健脾胃、益筋骨、填肾精、解毒肝脏、防癌抗癌
	韭菜 [P107]	膳食纤维、维生素A、类胡萝卜素、维生素C、钾、钙、铁、锌	温肾助阳、益脾健胃、行气理血、润肠通便、强身健体
	洋葱 [P108]	硫化合物、硒、烟酸、维生素C、胡萝卜素、钾、钙、硒	增强食欲、润肠利尿、提高免疫力、排毒抗氧化、增强免疫力
	白萝卜 [P109]	蛋白质、膳食纤维、维生素C、钾、钙、铁、锌	促进消化、清热解毒、生津止渴、美容减肥
	白菜 [P124]	维生素C、维生素E、脂肪、膳食纤维、钙、钾、硒	平寒无毒、清热利水、养胃解毒、瘦身美体
	茼蒿 [P125]	脂肪、膳食纤维、胡萝卜素、铁、钙、钾、镁	补脾胃、清血养心、降压、助消化、利二便
	菠菜 [P130]	脂肪、膳食纤维、维生素C、类胡萝卜素、钙、铁、钾	养血、止血、敛阴、美容减肥、保护眼睛、调节新陈代谢
	冬瓜 [P131]	碳水化合物、脂肪、维生素C、钙、磷、铁、锌、钠	清热解暑、利尿通便、美容减肥、祛湿消炎
	金针菇 [P133]	维生素C、碳水化合物、脂肪、膳食纤维、钾、磷、钙、铁	补肝补脑、健脾开胃、美容减肥、防癌抗癌
	银耳 [P160]	脂肪、维生素A、维生素E、锌、钙、钾	滋阴润肺、补脾开胃、补脑提神、强精补肾
	黄豆芽 [P161]	维生素A、维生素C、脂肪、蛋白质、烟酸、铁、钙、磷	滋阴清热、利尿解毒、补脑健脑、补气养血

分类	食物名	主要营养素	食物功效
五谷杂粮类	黑木耳 [P162]	蛋白质、维生素A、维生素E、脂肪、钙、铁、钾、镁	养肝护肤、强化骨骼、补脑益智、降低血糖
	芦笋 [P163]	蛋白质、烟酸、维生素A、胡萝卜素、维生素C、钾、钠	清热解毒、养神补脑、养血补血、促进胎儿大脑发育
	大蒜 [P164]	维生素B$_6$、叶酸、维生素C、锌、硒、钙	杀菌消毒、预防感冒、抗衰老、降低血糖
	百合 [P188]	脂肪、蛋白质、膳食纤维、维生素、烟酸、钙、铁	清心润肺、安神定志、止咳平喘、利大小便
	马齿苋 [P194]	脂肪、蛋白质、胡萝卜素、钙、铁、磷、维生素B$_2$	清热解毒、散血消肿、利水祛湿、止血凉血
	山药 [P195]	蛋白质、膳食纤维、维生素E、维生素A、维生素C、脂肪、钾、钙	益肾强阴、消渴生津、补益中气、美容减肥
	南瓜 [P208]	热量、脂肪、蛋白质、膳食纤维、维生素C、烟酸、钙	润肺益气、化痰排浓、驱虫解毒、治咳止喘
	莲藕 [P210]	维生素C、脂肪、蛋白质、B族维生素、钙、磷、铁	生津凉血、补脾益血、生肌、止泻、排毒养颜
	茄子 [P214]	维生素A、维生素E、脂肪、膳食纤维、类黄酮素、钾、钙	活血化淤、清热消肿、宽肠通便、预防癌症
水果类	苹果 [P74]	维生素C、膳食纤维、有机酸、果胶、维生素E、胡萝卜素	排毒瘦身、增强记忆力、促进新陈代谢、保护心脏血管
	草莓 [P75]	维生素C、蛋白质、鞣花酸、果胶、膳食纤维、维生素E、钙	补血养颜、预防心血管疾病、改善便秘和牙龈出血、防癌抗衰老
	菠萝 [P76]	膳食纤维、维生素C、维生素B$_1$、蛋白质、胡萝卜素、钙、钾	养颜美容、止渴解烦、消肿祛湿、醒酒益气
	猕猴桃 [P78]	维生素C、维生素E、膳食纤维、锌、胡萝卜素、钙、钾	补血养颜、止渴除烦、利尿通便、预防心血管疾病
	葡萄 [P110]	维生素C、维生素E、维生素A、钙、铁、铜、锰	舒筋活血、开胃健脾、强身健体、防癌抗衰老
	石榴 [P111]	蛋白质、维生素C、维生素E、膳食纤维、钙、钾、铁	生津止渴、收敛固涩、提高免疫力、止血明目
	芒果 [P112]	维生素C、蛋白质、糖类、膳食纤维、维生素A、钾、钙	益胃止呕、解渴利尿、强身健体、润泽皮肤、保护视力
	木瓜 [P113]	维生素C、类胡萝卜素、木瓜酵素、木瓜碱、钾、钠	消暑解渴、润肺止咳、提高免疫力、通乳消肿
	香蕉 [P127]	蛋白质、膳食纤维、维生素C、脂肪、钾、钙	清热解毒、生津止渴、润肠通便、瘦身美体

分类	食物名		主要营养素	食物功效
水果类	柠檬	[P128]	碳水化合物、柠檬酸、酒石酸、B族维生素、钙、钾	解暑开胃、祛热化痰、美容减肥、生津止渴、预防心血管疾病
	柚子	[P135]	碳水化合物、脂肪、胡萝卜素、维生素C、B族维生素、钾	健脾养胃、止咳除烦、美容瘦身、治疗冻疮
	火龙果	[P136]	脂肪、蛋白质、维生素C、膳食纤维、铁、钾、镁	润肠解毒、美容保健、清热除烦、减肥瘦身
	杨梅	[P138]	维生素C、脂肪、蛋白质、膳食纤维、钙	健脾开胃、解毒驱寒、生津止渴、消除烦恼
	核桃	[P156]	脂肪、烟酸、蛋白质、维生素、钾、镁、铜	滋补肝肾、乌发美容、强健筋骨、温肺定喘
	桃子	[P165]	碳水化合物、脂肪、维生素C、B族维生素、烟酸、胡萝卜素	补益气血、养阴生津、润燥活血、消除淤血
	桂圆	[P167]	蛋白质、维生素A、维生素C、胡萝卜素、烟酸、钾	补血安神、健脑益智、健脾养胃、补中益气
	樱桃	[P169]	维生素A、维生素E、脂肪、蛋白质、烟酸、钙	调气活血、平肝去热、补中益气、益脾养胃、涩精止泻
	葵花子	[P170]	蛋白质、维生素E、脂肪、钙、铁、维生素B_1、叶酸	补虚损、降血脂、治疗失眠、增强记忆
	红枣	[P190]	维生素C、维生素E、蛋白质、脂肪、维生素B_2	补虚益气、养血安神、美容养颜、降低血清胆固醇
	板栗	[P197]	蛋白质、膳食纤维、维生素C、钙	补脾健胃、补肾强筋、活血止血、抗衰老
	梨	[P198]	脂肪、蛋白质、膳食纤维、维生素C	清热生津、除烦止渴、润燥化痰、润肠通便
	花生	[P203]	维生素C、维生素E、脂肪、蛋白质、膳食纤维	健脾和胃、润肺化痰、滋阴调气、防治高血压、冠心病
	荸荠	[P212]	脂肪、蛋白质、维生素C、膳食纤维、维生素B_2、铁	凉血解毒、利尿通便、清热泻火、美容养颜、防治急性疾病
肉蛋类	猪蹄	[P72]	蛋白质、镁、维生素A、维生素E、钙、铁、钾	增加皮肤弹性、补虚弱、填肾精、通乳
	鸡肝	[P80]	钙、维生素A、维生素C、铁、维生素E、镁	补血益气、滋润皮肤、清肝明目、补肝益肾
	猪血	[P82]	蛋白质、铁、钙、磷、维生素E、镁、钾	排毒养颜、预防失眠多梦、阿尔茨海默病等症
	鸡蛋	[P83]	蛋白质、铁、维生素E、卵磷脂、维生素A、钙	改善皮肤、强健骨骼、预防阿尔茨海默病、滋阴润燥

分类	食物名	主要营养素	食物功效
肉蛋类	鸽肉 [P96]	蛋白质、维生素A、胆固醇、维生素E	滋补益气、祛风解毒、补肝壮肾、促进血液循环
	驴肉 [P97]	蛋白质、维生素A、维生素E、钾、铁、钙	补益气血、养心安神、强身健体、滋阴壮阳
	羊肉 [P98]	蛋白质、维生素A、钙、镁、钾、铁	补肾壮阳、开胃健身、养胆明目、补虚温中
	鹌鹑蛋 [P100]	蛋白质、维生素A、钙、钾、磷	补气益血、强筋壮骨、丰肌泽肤、预防心血管疾病
	鸡肉 [P148]	碳水化合物、脂肪、蛋白质、钙	温中益气、补肾填精、养血乌发、滋润肌肤
	瘦猪肉 [P149]	脂肪、蛋白质、维生素A、铁	补肾养血、滋阴润燥、补虚养肝、抗氧化、增强体力
	牛肉 [P150]	脂肪、蛋白质、维生素A、铁	补中益气、滋养脾胃、强健筋骨、消除水肿
	鹌鹑肉 [P171]	维生素A、脂肪、钙、蛋白质、烟酸、维生素E	补五脏、益精血、止泻痢、温肾助阳
	猪肝 [P172]	脂肪、烟酸、蛋白质、维生素C、铁、锌、硒	补肝明目、养血补血、有助于智力发育、消除疲劳
	兔肉 [P174]	脂肪、钙、蛋白质、维生素B_2、烟酸、铁、磷	补中益气、清热凉血、健脾止渴、利肠胃
	乌鸡肉 [P192]	蛋白质、维生素E、胆固醇、钙、钾、磷	滋阴补肾、养血添精、益肝退热、增强免疫力
	蜗牛肉 [P204]	脂肪、蛋白质、碳水化合物、热量、水分	清热解毒、消肿止痛、平喘理气、促进消化
	鸭蛋 [P216]	维生素A、维生素B_2、钙、铁、硒	滋阴清热、生津益胃、清肺、丰肌除热
海鲜类	海参 [P85]	蛋白质、维生素E、镁、钙、硒、钾、铁	补肾壮阳、益精填髓、补血养颜、抗衰老、改善便秘
	草鱼 [P86]	蛋白质、钙、磷、铁、维生素A、维生素E、镁	泽肤养发、强心补肾、舒筋活血、消炎化痰
	海带 [P87]	维生素B_1、维生素B_2、维生素E、粗蛋白、铁	补肾壮阳、益精填髓、补血养颜、调节新陈代谢
	虾 [P101]	蛋白质、维生素E、钙、镁、锌	补肾壮阳、益气止痛、通乳养血、化痰解毒
	泥鳅 [P103]	维生素A、维生素E、钙、铁、锌	暖中益气、益肾助阳、提高免疫力、祛湿退黄
	鲫鱼 [P104]	蛋白质、维生素、钙、钾、磷	健脾利湿、和中开胃、活血通络、增强体质

分类	食物名	主要营养素	食物功效
海鲜类	紫菜 [P115]	蛋白质、维生素A、维生素C、钙、铁、硒	清热利水、补肾养心、化痰软坚、提高免疫力
	海蜇 [P139]	脂肪、蛋白质、维生素A、钙	清热解毒、化痰软坚、降压消肿、扩张血管
	扇贝 [P142]	脂肪、蛋白质、维生素E、维生素B_2	滋阴补肾、和胃调中、降血脂、预防心脏病
	田螺 [P143]	脂肪、蛋白质、维生素E、维生素B_2	清热明目、利水通淋、解暑、止渴
	沙丁鱼 [P175]	蛋白质、维生素E、维生素B_2、烟酸、脂肪、钙	健脾养胃、补虚健脑、抗老防癌、保护心脏血管
	鲈鱼 [P177]	维生素A、维生素E、脂肪、蛋白质、烟酸、钙	补五脏、益筋骨、和肠胃、治水气
	鳝鱼 [P178]	脂肪、铁、蛋白质、维生素、烟酸、磷、钙	补气养血、补肝脾、强筋骨、祛风通络
	鲳鱼 [P180]	脂肪、锌、蛋白质、维生素E、烟酸、钙、铁	健脾开胃、安神止痢、益气填精、柔筋利骨
	螃蟹 [P201]	脂肪、蛋白质、维生素E、烟酸、钙、铁、锌	清热解毒、补骨添髓、养筋活血、清热解毒、滋补身体
	鲤鱼 [P205]	脂肪、蛋白质、维生素A、维生素E	益气健脾、利水消肿、下气通乳、安胎止咳
	鱿鱼 [P219]	蛋白质、维生素E、维生素B_2、脂肪、钙	补虚润肤、维持骨骼牙齿健康、预防贫血和心血管疾病

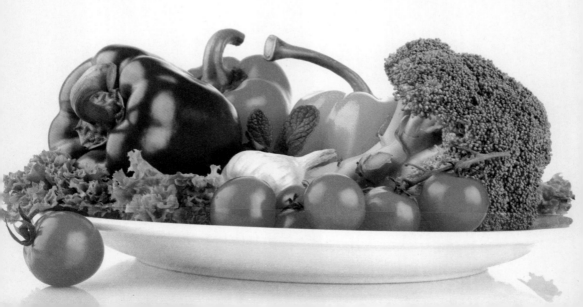

附录3：营养元素分类表

营养素	功能	缺乏症	过多症	主要食物来源
维生素A	保护视力，维持上皮组织和黏膜的免疫、健康功能	干眼症、夜盲症、角膜软化症、皮肤干燥	头痛、眩晕、恶心、呕吐、视力模糊、婴儿脑门鼓胀	动物肝脏；鳝鱼；红薯、南瓜等；木瓜、芒果等；胡萝卜、芦笋、菠菜等
维生素D	协助钙与磷的吸收和利用、协助骨骼的正常发育、与神经传导和肌肉收缩有关	儿童佝偻症、成人和老年人骨质疏松症	恶心、呕吐、高血钙症、食欲不振、忧郁	动物肝脏；鳕鱼等；木耳、香菇、鸡蛋等
维生素E	抗氧化作用、维持生殖机能	皮肤干燥、肌肉萎缩以及不孕症	骨质疏松	紫菜、海带；燕麦、糙米、紫米；动物肝脏；鸡蛋
维生素K	促进血液在伤口凝固、协助强化骨骼	容易皮下出血	尚未发现	黄瓜、菠菜、花菜等蔬菜类；动物肝脏
维生素B₁	促进糖类代谢、保持神经机能正常、预防及治疗脚气病和神经炎	脚气病、手脚麻痹、末梢多发性神经炎、倦怠、暴躁	尚未发现	燕麦、糙米、紫米、绿豆、红豆；猪肉、羊肉、牛肉、鸡肉；动物肝脏；虾
维生素B₂	帮助蛋白质、脂肪以及糖类的代谢，促进皮肤、头发和指甲的生长与再生	口唇干裂、口角炎、舌炎、喉咙痛、脂溢性皮肤炎	尚未发现	动物肝脏；猪肉、羊肉、鸡肉、牛肉、鸭肉等；螃蟹、虾等；紫米、绿豆、红豆、芝麻、木瓜；菠菜
烟碱素	蛋白质、脂肪以及糖类的辅酶、维持皮肤及神经系统的健康	癞皮病、口角炎、舌炎、腹泻、呕吐、消化不良、抑郁	血管扩张、皮肤发红、消化道和肝脏机能障碍	糙米、紫米、绿豆、红豆、玉米等；动物肝脏、鸡蛋、猪肉、牛肉、鸡肉、鸭肉等
泛酸	辅酶的构成成分，协助蛋白质、脂肪、糖类的代谢	疲倦、急躁	尚未发现	糙米、紫米、燕麦、玉米、黄豆等；动物肝脏；猪肉、羊肉、牛肉、鸭肉、鸡肉
维生素B₆	帮助氨基酸的合成与分解，促进脂肪的代谢，神经传导物质的合成成分	皮炎、舌炎、口腔炎、小球型贫血、婴儿抽搐	周边神经炎、末梢感觉神经病变	动物肝脏、猪肉、鸭肉、牛肉、鸡肉等；绿豆、红豆、糙米、紫米、黄豆、黑豆等；食用菌类

营养素	功能	缺乏症	过多症	主要食物来源
叶酸	帮助红细胞生成、预防恶性贫血、促进核酸及蛋白质的形成、使胎儿正常发育	巨球型贫血症、生长迟缓	痉挛	紫菜、胡萝卜、花菜、芦笋、菠菜等蔬菜类；动物肝脏、猪肉、牛肉、鸡肉等肉类；鳝鱼等鱼类
维生素B$_{12}$	帮助红细胞生成、维持中枢神经的机能传导和肌肉收缩有关	恶性贫血、四肢刺痛麻木、注意力难集中、无胃口	尚未发现	鲈鱼、螃蟹、虾等海鲜类；动物内脏、猪肉、鸡肉等肉类；鸡蛋、鸭蛋等
维生素H	维持皮肤和头发健康、帮助蛋白质、脂肪和糖类的代谢	皮肤炎、婴儿成长迟缓、脱毛、末梢感觉异常、嗜睡	尚未发现	动物肝脏、猪肉、羊肉、牛肉、鸡肉等肉类；花菜、菠菜等蔬菜类
维生素C	抗氧化、促进胶原蛋白的生成、促进铁吸收	坏血病、呼吸短促、贫血、婴幼儿生长迟缓、易感染	呕吐、恶心、腹泻以及腹部痉挛	卷心菜、小白菜、花菜等蔬菜类；猕猴桃、龙眼、柚子、木瓜、芒果等水果类
钾	维持体内水分平衡与体液渗透压、促进热量代谢	食欲不振、虚脱	高血钾症、心律不齐	海藻类；食用菌类；菠菜、韭菜、花菜、芦笋、竹笋等蔬菜类；绿豆、紫米、燕麦等谷类
钙	构成骨骼和牙齿的成分、维持心跳和肌肉收缩以及神经正常、使血液凝固	抽筋、影响神经传导、骨质疏松、易骨折	肾结石、高血钙症、乳碱	鸡蛋、鸭蛋等蛋类；鱿鱼、螃蟹、虾、海参、沙丁鱼、鳝鱼等鱼类；黄豆、绿豆、红豆、莲子等谷类
镁	帮助体内酶的运作、构成骨骼的成分、抑制神经兴奋	骨质疏松、肌肉颤抖、神经过敏、神经错乱	腹泻	海藻类；菠菜等蔬菜类；绿豆、红豆、黄豆、糙米、紫米、燕麦等谷类
磷	构成骨骼和牙齿的主要成分、组织细胞核蛋白质的重要成分	低磷血症、减缓成长、软骨症、代谢性酸中毒	高磷血症、非骨骼组织钙化	鸡蛋、鸭蛋等蛋类；螃蟹、虾、鱿鱼、鳝鱼、鲈鱼等海鲜类
铁	血红蛋白的主要构成成分、部分酶的组成成分	贫血、缺乏体力、抵抗力减弱、脸色苍白	呕吐、恶心、便秘	动物内脏、猪肉、鸭肉、牛肉等肉类；鸡蛋、皮蛋等蛋类

营养素	功能	缺乏症	过多症	主要食物来源
锌	许多酶的构成成分、促进细胞合成和新陈代谢、维持生殖机能正常	味觉迟钝、无食欲、伤口愈合缓慢、胚胎畸形、生殖腺机能不足	呕吐、恶心、抑制免疫反应	螃蟹、虾、鱿鱼、鳝鱼等海鲜类;动物内脏、猪肉、牛肉等肉类
钠	调节细胞内外液、维持体内水分平衡与体液渗透压、维持体内酸碱平衡	恶心、腹部抽筋、酸碱不平衡、疲倦	血压上升、浮肿、高血压、肾脏病	鸡蛋、皮蛋等蛋类;海藻类;海蜇、虾、螃蟹、扇贝等海鲜类
碘	甲状腺球蛋白的组成成分、促进基础代谢	甲状腺肿大、心理障碍、生长发育异常	甲状腺炎、过敏反应、甲状腺乳头癌、甲状腺功能亢进	海带、紫菜等海藻类;虾、沙丁鱼等海鲜类
硒	与维生素E的协同作用、防止细胞氧化、有助于防癌和抗衰老	未知	肠胃不适、皮肤疹、指甲易碎裂、神经系统异常	鱿鱼、沙丁鱼等海鲜类;海藻类;动物内脏、鸡肉等
铜	多种酶的组成成分、与血红蛋白的制造有关、协助铁的吸收利用	贫血	尚未发现	动物肝脏;螃蟹、虾等海鲜类;糙米、绿豆等谷类
碳水化合物	热量来源、调节生理机能、参与细胞和神经组织的构成	体重下降、血糖降低、生长发育迟缓	蛀牙、肥胖	燕麦、粳米、糙米、紫米、绿豆、红豆、南瓜、玉米等谷类
蛋白质	构成及修补细胞和组织的主要物质、维持人体生长发育、调节生理机能	成长迟滞、抵抗力差、疲倦、身体乏力	肾功能障碍、心血管疾病、钙排泄量增大	鳝鱼、鱿鱼、螃蟹、虾等海鲜类;动物内脏、猪肉、羊肉等肉蛋类
脂肪	提供热量、细胞膜和血液的构成成分、帮助脂溶性维生素的吸收	生育力降低、生长迟缓、皮肤粗糙	动脉硬化、肥胖、易诱发糖尿病、癌症等	猪肉、牛肉、鸡肉、羊肉、鸭肉等肉类;鱿鱼等鱼类
膳食纤维	改善肠内环境、促进有害物质排泄、延缓血糖上升的速度	痔疮、便秘、肠道环境恶化、肠癌罹患率增高	胀气、腹泻、抑制矿物质的吸收	猕猴桃、百香果、柳橙等水果类;茄子、胡萝卜等蔬菜类

附录4：100种健康食物拼音索引

A

鹌鹑蛋　益气补血的"卵中佳品" .... （P100）

鹌鹑肉　健脑益智的"动物人参" .... （P171）

B

菠萝　帮助消化的热带水果 .... （P76）

白萝卜　清热去火的"廉价小人参" .... （P109）

白菜　清热利水的健康蔬菜 .... （P124）

菠菜　减肥者最宜食的营养蔬菜 .... （P130）

百合　防癌抗癌的"花中仙子" .... （P188）

板栗　腿脚无力的老年人宜食用 .... （P197）

荸荠　生津润肺的"土中雪梨" .... （P212）

C

草莓　肠胃消化不良、贫血者宜食用 .... （P75）

草鱼　淡化皱纹的鱼中佳品 .... （P86）

糙米　降低脂肪的上佳食材 .... （P146）

鲳鱼　安神补脑的美味佳肴 .... （P180）

D

冬瓜　水肿型肥胖者的减肥食材 .... （P131）

大蒜　提高记忆力的补脑佳品 .... （P164）

G

鸽肉　养肝强肾、益气补血的美食 .... （P96）

桂圆　安神健脑的良药 .... （P167）

高粱米　健脾益胃的谷物杂粮 .... （P207）

H

黄瓜　滋润肌肤的补水佳品 .... （P64）

胡萝卜　清肝明目的蔬菜上品 .... （P70）

海参　美容养颜的海中"人参" .... （P85）

海带　延缓衰老的长寿食品 .... （P87）

黑芝麻　须发早白、大便秘结者宜食用 .... （P90）

花菜　健脾补肾的抗癌食品 ....（P106）

黄小米　滋阴养神的养生佳品 ....（P116）

火龙果　美白祛斑的"吉祥果" ....（P136）

海蜇　瘦身美体的美味海产 ....（P139）

红薯　让人有饱腹感的食材 ....（P145）

核桃　减压提神的"益智果" ....（P156）

黄豆　预防大脑老化的"豆中之王" ....（P158）

黄豆芽　清心健脑的低热量食品 ....（P161）

黑木耳　补血补脑的"素中之荤" ....（P162）

黑豆　提高记忆力"植物蛋白肉" ....（P181）

黑米　养心补血的"黑珍珠" ....（P182）

红枣　养血补血的天然维生素丸 ....（P190）

红豆　健脾养胃的佳品 ....（P200）

花生　滋养补益的"长生果" ....（P203）

J

鸡肝　补肝明目、养血祛淤之佳品 ....（P80）

鸡蛋　病后体虚、营养不良者宜多食 ....（P83）

鲫鱼　健脾胃、通气血的滋补食品 ....（P104）

韭菜　通便固精的"壮阳草" ....（P107）

粳米　益气养阴的滋补之物 ....（P117）

金针菇　低热量的健康食材 ....（P133）

鸡肉　脂肪相对少的美味肉品 ....（P148）

K

苦瓜　排毒养颜的食用药材 ....（P68）

葵花子　养心神的美食 ....（P170）

L

莲子　预防皮肤干燥的滋补食材 ....（P77）

驴肉　补气血、养心神的健身良药 ....（P97）

绿豆　便秘的肥胖者最宜食 ....（P140）

芦笋　促进人脑发育的"蔬菜之王" ....（P163）

鲈鱼　补气血、养神经的美味 ....（P177）

梨　化痰止咳、润肺之佳果 ....（P198）

鲤鱼　产后少乳、体虚者最宜食 ....（P205）

莲藕　清热凉血的水中蔬菜 ....（P210）

M

狝猴桃 排毒健体的果中之王 .... （P78）

芒果 止呕健胃的"热带果王" .... （P112）

木瓜 降压顺气的"百益果王" .... （P113）

马齿苋 凉血止痢的"保健菜" .... （P194）

N

泥鳅 延缓衰老的"水中之参" .... （P103）

柠檬 人体糖分和热量的"分化剂" .... （P128）

牛肉 让人体健美不臃肿的肉类 .... （P150）

南瓜 补中益气的"菜粮" .... （P208）

糯米 健脾养胃的养生食材 .... （P217）

P

苹果 养心益气的全方位健康水果 .... （P74）

平菇 补虚活络、强身抗癌的营养品 .... （P105）

葡萄 健脾开胃的"晶明珠" .... （P110）

螃蟹 活血祛瘀的海中珍品 .... （P201）

Q

芹菜 润肠通便、改善肤色的佳蔬 .... （P66）

茄子 清热止血的紫色蔬菜 .... （P214）

S

石榴 生津固涩的美味水果 .... （P111）

扇贝 高脂血症肥胖者最宜食 .... （P142）

瘦猪肉 肥胖者可以食用的肉类 .... （P149）

沙丁鱼 降压养心的"聪明食品" .... （P175）

鳝鱼 益气养血的"赛人参" .... （P178）

山药 补虚养身的"神仙之食" .... （P195）

T

茼蒿 肤色暗沉、虚胖者最宜食 .... （P125）

田螺 富含营养的减肥食材 .... （P143）

桃子 强脑力的"天下第一果" .... （P165）

兔肉 补脑健脑的"保健肉" .... （P174）

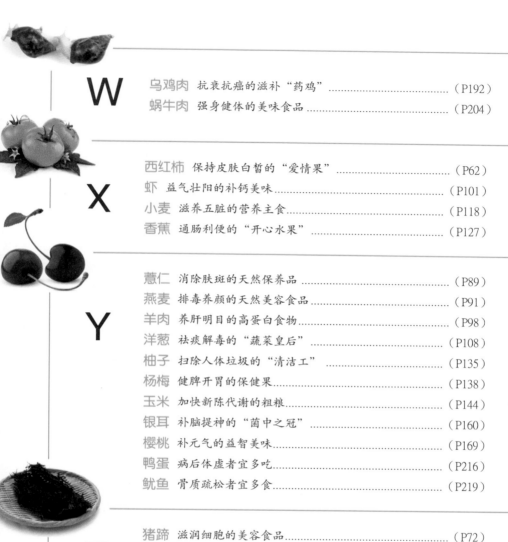

W

乌鸡肉 抗衰抗癌的滋补"药鸡" ....（P192）

蜗牛肉 强身健体的美味食品 ....（P204）

X

西红柿 保持皮肤白皙的"爱情果" ....（P62）

虾 益气壮阳的补钙美味 ....（P101）

小麦 滋养五脏的营养主食 ....（P118）

香蕉 通肠利便的"开心水果" ....（P127）

Y

薏仁 消除肤斑的天然保养品 ....（P89）

燕麦 排毒养颜的天然美容食品 ....（P91）

羊肉 养肝明目的高蛋白食物 ....（P98）

洋葱 祛痰解毒的"蔬菜皇后" ....（P108）

柚子 扫除人体垃圾的"清洁工" ....（P135）

杨梅 健脾开胃的保健果 ....（P138）

玉米 加快新陈代谢的粗粮 ....（P144）

银耳 补脑提神的"菌中之冠" ....（P160）

樱桃 补元气的益智美味 ....（P169）

鸭蛋 病后体虚者宜多吃 ....（P216）

鱿鱼 骨质疏松者宜多食 ....（P219）

Z

猪蹄 滋润细胞的美容食品 ....（P72）

猪血 解毒清肠的理想食物 ....（P82）

紫菜 清热化痰的"海洋蔬菜" ....（P115）

猪肝 增长智力的温补佳品 ....（P172）

图书在版编目（CIP）数据

最优健康食物排行榜速查全书 / 于雅婷，孙平主编；健康
养生堂编委会编著 . -- 南京：江苏凤凰科学技术出版社，
2014.7（2018.7 重印）
（含章·速查超图解系列）
ISBN 978-7-5537-3129-2

Ⅰ . ①最… Ⅱ . ①于… ②孙… ③健… Ⅲ . ①食品营
养 - 基本知识 Ⅳ . ① R151.3

中国版本图书馆 CIP 数据核字 (2014) 第 085063 号

最优健康食物排行榜速查全书

主　　　编	于雅婷　　孙　平	
编　　　著	健康养生堂编委会	
责 任 编 辑	樊　明　　葛　昀	
责 任 监 制	曹叶平　　周雅婷	

出 版 发 行	江苏凤凰科学技术出版社
出版社地址	南京市湖南路 1 号 A 楼，邮编：210009
出版社网址	http://www.pspress.cn
印　　　刷	北京富达印务有限公司

开　　　本	718mm×1000mm　1/16
印　　　张	15
版　　　次	2014 年 7 月第 1 版
印　　　次	2018 年 7 月第 2 次印刷

标 准 书 号	ISBN 978-7-5537-3129-2
定　　　价	45.00 元

图书如有印装质量问题，可随时向我社出版科调换。